Bach et Händel
Deux musiciens dans le noir

Acteurs de la Science

Fondée par Richard Moreau,
professeur honoraire à l'Université de Paris XII
Dirigée par Claude Brezinski et Roger Teyssou

La collection Acteurs de la Science est consacrée à des études sur les acteurs de l'épopée scientifique moderne ; à des inédits et à des réimpressions de mémoires scientifiques anciens ; à des textes consacrés en leur temps à de grands savants par leurs pairs ; à des évaluations sur les découvertes les plus marquantes et la pratique de la Science.

Dernières parutions

Michel ROUFFET, *Mais comment en est-on arrivé là ? La terre de 4000 à 4,5 milliards d'années,* 2016

Roger TEYSSOU, *Jean Wier. Des dieux, des démons, des sorcières,* 2016.

Sofiane BOUHDIBA, *Pavillon jaune, Histoire de la Quarantaine, de la Peste à Ebola,* 2016.

François DEMARD, Pierre MANDRILLON, *Dans l'œil du cyclotron*, 2016.

Gilles GROS, *Pierre Fauchard, ce génie de l'épistémologie en art dentaire*, 2016.

Robert LOCQUENEUX, *L'électricité au Siècle des lumières. Nollet, Franklin & les autres,* 2016.

Jean PERDIJON, *Les physiciens sont-ils des intellectuels ? Petit traité (illustré) de culture physique*, 2016.

Francis WEILL, *Folie du monde et vertige des religions : mémoires d'un vieux médecin,* 2016.

Jean Dominique BOURZAT, *Une dynastie de serruriers à la cour de Versailles. Les Gamain*, 2016.

François TRON, *Maladies auto-immunes. Quand notre système de défense nous trahit*, 2015

Roger TEYSSOU, *Orfila. Le doyen magnifique et les grands procès criminels au XIXè siècle. El decano magnifico*, 2015

Gilles GROS, *Histoire et épistémologie de l'anatomie et de la physiologie en art dentaire, de l'Antiquité à la fin du XXe siècle*, 2015

Simon BERENHOLC, *L'Homme social, à son corps dépendant. Analogies comportementales entre les cellules biologiques et les sociétés humaines*, 2015.

Letizia Jouffroy

Bach et Händel
Deux musiciens dans le noir
Les barbiers à l'aube de la chirurgie

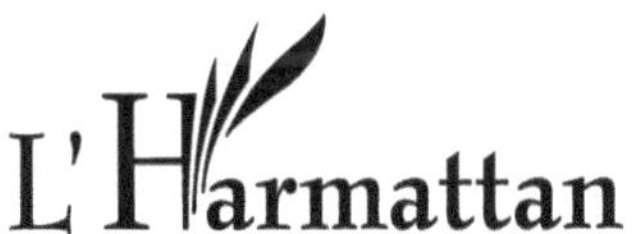

DU MÊME AUTEUR

Vademecum en dermatologie,
300 dermatoses rares et moins rares, classées
de A à Z sous forme de fiches pratiques,
MIMI Éditions – 2000.

5-7, rue de l'Ecole-Polytechnique, 75005 Paris

http://www.harmattan.fr
diffusion.harmattan@wanadoo.fr

ISBN : 978-2-343-10515-4
EAN : 9782343105154

À Paule,
inspiratrice de cet essai.

INTRODUCTION

Le traité de Westphalie a mis fin en 1648 à la guerre de Trente ans (1618-1648), mais l'Allemagne, sur le territoire de laquelle s'est passée la majeure partie du conflit, en est sortie exsangue : le peuple se réfugie dans la foi et se réunit pour prier et chanter. En Angleterre, une époque finissait avec ses trois compositeurs les plus connus : William Byrd mourra en 1623, clôturant la période de la Renaissance, Purcell en 1695, John Blow en 1708. Ce pays commence son essor économique, industriel et démographique. En France, Louis XIV révoque l'Édit de Nantes par l'Édit de Fontainebleau le 18 octobre 1685 et de nombreux huguenots vont émigrer vers la Suisse, l'Allemagne, l'Angleterre et les Pays-Bas. C'est dans ce contexte qu'en l'an 1685 naissent, en Saxe, deux grands musiciens : Georg-Friedrich Händel à Halle, Johann-Sebastian Bach à Eisenach. Ils deviendront aveugles après une opération de la cataracte par un chirurgien-barbier anglais, qui se faisait appeler le « chevalier » John Taylor.

Le résultat catastrophique de ces interventions était chose courante à l'époque : aussi, c'est avec comme fil conducteur cette intervention, subie par Bach puis Händel, que s'est posée toute une série de questions. Que savait-on sur la cataracte, qu'elle était l'histoire des chirurgiens-barbiers et quelle formation recevait le corps soignant en cette fin de siècle, comment exerçaient-ils leurs métiers et avec quels moyens ? Qu'allait faire John Taylor à Leipzig ? Cette étude va tenter de répondre à ces interrogations.

BACH, HÄNDEL ET LA CATARACTE

La cataracte, très fréquente comme de nos jours chez l'homme et l'animal, était traitée par des opérateurs ou par des chirurgiens-barbiers ambulants. Parmi les personnages célèbres atteints de cécité par cataracte se sont trouvés Jean II d'Aragon, totalement aveugle, opéré avec succès des deux yeux, en 1469, par Abiathar ibn Crescas, médecin juif. Il y a aussi Galilée qui souffre de problème de vue à partir de 68 ans et devient aveugle en 1638, Milton aveugle à 43 ans, Goya, Reynolds et enfin plus proche de nous, Monet dont l'évolution de la cataracte peut s'apprécier sur les Nymphéas.
Les deux personnages, point de départ de notre réflexion, sont Bach et Händel, opérés tous les deux à dix ans d'intervalle par le même chirurgien-barbier, John Taylor, accusé de les avoir rendus aveugles.

De quoi se plaignaient-ils ? Quelle était la nature de leurs troubles ?

Bach, opéré le premier, était très gêné par une cécité grandissante depuis 1743, son écriture était devenue hésitante et hachurée, comme constatée dans l'attestation à son élève Bammler du 12 avril 1749. Entre 1740 et 1750, année de sa mort, il avait écrit les « Variations Goldberg » (1742), « L'Offrande musicale » (1747) qu'il a mis beaucoup de temps à finir à cause de ses difficultés de vision. En janvier 1750, il travaillait à la « Messe en si BWV 232 » et à « L'Art de la Fugue », *Die Kunst der Füge* BWV 1080, dont il préparait la première impression. Mais le contrepoint est interrompu à la mesure 239 et ne sera pas repris, bien que Carl-Philipp-Emmanuel ait écrit dans le manuscrit consacré à son père qu'il était mort en complétant la fugue. Cette œuvre est considérée par beaucoup comme son testament. Sur son lit de mort, probablement incapable de travailler, il a dicté, à son gendre Altnickol, un choral et fugue pour orgue, *Vor deinen Thron tret ich hiermit*, BWV 668, (Devant ton trône je me présente), qui sera ajouté par les éditeurs après sa mort à « L'Art de la Fugue ». Sa famille et ses amis le poussaient très fermement à se faire opérer. Il se trouve que John Taylor, précédé comme à son habitude par une campagne publicitaire bien orchestrée, passait par Leipzig au cours de ses pérégrinations à travers l'Europe, pour le plus grand malheur de Bach.

Händel (Haendel, Handel) s'est plaint dès 1750 de troubles de la vision, attribués à la cataracte, il a annoté en marge de la partition de l'acte II de *Jephta :* « Incapable de poursuivre à cause de l'affaiblissement de mon œil gauche. » Il a commencé à l'écrire en janvier 1751 et ne finira qu'en août, après plusieurs interruptions. Romain Rolland écrit : « Son écriture, si sûre au commencement, s'empâte, s'embrouille et tremble. » (1 : note de fin d'ouvrage). Il est devenu aveugle complètement ou partiellement selon les sources, après un quatrième « abattement » du cristallin. Dans les dernières années de sa vie, il ne composait plus mais continuait à jouer orgue et clavecin avec son brio habituel et ses improvisations qui faisaient sa renommée dont l'ornementation[1] toujours renouvelée est à jamais perdue, car non écrite. Il corrigeait et complétait ses partitions et gérait ses affaires de façon très avisée. Il est mort à 74 ans, dans sa maison de *Brookstreet,* le 14 avril 1759, un samedi saint ayant, une dernière fois, dirigé une représentation du « Messie » le 6 du même mois, dans la sérénité comme en ont témoigné ses contemporains. Il a été enterré dans l'abbaye de Westminster selon son désir, une foule immense a suivi la cérémonie. Un monument de Roubilia, érigé en 1762, donne une bonne idée du personnage.

Étaient-ils atteints de la cataracte ?

Bach et plus tard Händel ont tous les deux été traités par abattement du cristallin : Bach des deux yeux par John Taylor en mars et avril 1750, dans une même séance ou l'un après l'autre, avec échec à chaque fois et cécité totale après la seconde intervention. Taylor a-t-il vraiment traité les deux côtés, ou s'est-il contenté d'abattre la lentille de l'œil gauche et alerté par l'importance des lésions de l'œil droit n'a-t-il fait qu'un simulacre d'intervention sans toucher au cristallin ? Bach tomba malade tout de suite après et passa ses dernières semaines de vie dans une chambre obscure ; il retrouva la vision quelques jours avant sa mort, hallucinations visuelles selon certains ophtalmologistes. Bach mourut le 28 juillet 1750 dans sa 66e année, entouré des siens, après un épisode fébrile et une « attaque », malgré l'assistance de deux des médecins les plus réputés de Leipzig, comme l'écrit son fils Carl-Philip-Emmanuel (2 : note de fin d'ouvrage).

Il sera enterré anonymement dans une fosse commune comme cela se faisait au XVIIIe siècle pour les défunts ordinaires[2], dans le cimetière de la *Johanneskir-*

1. Les règles de l'ornementation ont été complétées et notées pour la première fois par Quantz, professeur de musique de Frédéric II, en 1752 dans « Essai d'une méthode pour apprendre à jouer de la flûte traversière », puis par Carl-Philip-Emmanuel Bach en 1753 dans « Essai sur l'Art de jouer les instruments à clavier ».

2. J. S. Bach était un simple employé de la municipalité de Leipzig.

che, car la *Thomaskirche* dont dépendait le logement de Bach n'avait plus de cimetière. La *Johanneskirche* ayant été totalement détruite lors du bombardement de Leipzig le 4 décembre 1943, le cercueil de Bach a été transféré après la guerre dans le chœur de la *Thomaskirche.*

De quoi est-il mort ? Pour les contemporains, suite malheureuse de l'intervention sur les yeux, surinfection, pneumonie selon certains, AVC (accident vasculaire cérébral), complications du diabète dont il aurait été atteint à la fin de sa vie ? Il était vraisemblablement épuisé par les saignées et purges auxquelles il fut soumis d'une part, d'autre part des complications ont pu se déclarer après la deuxième intervention : uvéite, endophtalmie, glaucome secondaire, hémorragie, décollement de rétine, mais sont-elles responsables du décès de Bach ? Il laissait sa seconde femme, Anna-Magdalena, avec la fille aînée de Maria-Barbara, Catharina-Dorothea célibataire âgée de 41 ans, qui l'aidait à élever les cinq enfants à charge dont la dernière avait huit ans avec comme seule ressource les six mois de salaire que le conseil municipal de Leipzig avait amputés des sommes payées comme avance à l'entrée de Bach à l'école. Elle mourra en 1760 à 58 ans dans la pauvreté, les fils musiciens, tous établis par Bach et dont quatre sont des compositeurs réputés (Wilhelm-Friedemann Halle, Carl-Philipp-Emmanuel Berlin, Johann-Christoph-Friedrich Bückburg, Johann-Christian Milan et Londres) ne semblent pas lui être venus en aide. Il est vrai qu'elle était belle-mère des deux aînés et qu'ils avaient peut-être du ressentiment contre elle, mais ses propres fils ne se sont pas plus préoccupés d'elle. Voulaient-ils se détacher de l'emprise familiale, la tutelle de leur père avait été pesante ou plus simplement leurs activités les tenaient éloignés du foyer familial ?

Selon Zegers et Breitenfeld, d'après l'examen du seul portrait authentifié de Bach par Elias-Gottlob Haussmann en 1746, conservé à l'Hôtel de ville de Leipzig, il était myope, mais ne portait pas de lunettes du moins en public ; il n'était pas d'usage d'en porter, et ce jusqu'à il y a peu de temps, car c'était se rabaisser au rang des manuels qui ont besoin de voir leur travail. A-t-on jamais vu le général de Gaulle prononcer ses discours, lunettes sur le nez ? Et nos hommes politiques n'adoptent-ils pas rapidement les verres de contact ? De plus les verres concaves, lunettes pour myope, n'ont été élaborés qu'à la fin du XVe début du XVIe siècle, de même les branches derrière les oreilles assurant leur stabilité n'ont remplacé les simples « bésicles à pont arrondi » et « les lunettes à tempes » que vers 1730 (3 : note de fin d'ouvrage). Aussi n'était-il pas facile de travailler tout en tenant ses lunettes. Toutefois en porter devint à la mode au XVIIIe siècle chez les nobles et les gens cultivés et il était très chic de se faire représenter lunettes sur le nez.

La myopie de Bach ne devait pas être très sévère : est-il possible d'imaginer son exercice d'équilibriste à la tribune pour régler sa position selon la distance entre la partition, comprenant au minimum trois portées, vision moyenne, les claviers, avant-bras à hauteur des touches et dos en arrière pour atteindre le pédalier, pieds à l'extrême droite pour les notes aiguës, à l'extrême gauche pour les graves, de travers pour jouer les notes ensemble (ainsi que Frédéric Lodéon l'explique dans son excellente émission de France Inter), sans parler de la soufflerie. Sans doute savait-il sa partition par cœur ou improvisait-il et avait-il cette mémoire du corps si particulière. Il est écrit partout que sa vision avait été affaiblie par des années de lecture en s'appuyant sur la Nécrologie de C.-P.-E. Bach et J.-F. Agricola : dès son plus jeune âge, il a recopié des partitions, chez son frère, ou plus tard à la lueur des chandelles ainsi que le rapporte son fils Carl-Philipp (4 : note de fin d'ouvrage) : « Sa vue, faible de nature, mais qui fut encore affaiblie par le zèle qu'il apportait à son étude et qui lui faisait passer, surtout dans sa jeunesse, des nuits entières, à la clarté de la lune. » Il poursuivra cette copie sa vie durant ; car de la musique de ses prédécesseurs, de la famille Bach, des musiciens italiens et français, il tirera les thèmes de ses œuvres. Cette détérioration de la vision est-elle possible dans ces conditions ? Cela ne l'a pas empêché d'être reconnu comme un organiste hors pair et de laisser une œuvre considérable. Possédait-il des lunettes et les utilisait-il ? Rien ne le prouve. Selon Ludewig, porter des lunettes lors de ses prestations publiques aurait été difficile, la perruque s'accommodant mal des branches. En privé, sa myopie favorisait le travail sans lunette. Enfin, le cerclage des verres des lunettes trouvées dans l'héritage de Carl-Philipp était en laiton et les branches en écaille, tous matériaux inconnus du temps de Bach.

Plusieurs hypothèses sont évoquées pour expliquer cette cécité : d'après Breitenfeld, le portrait d'Elias-Gottlob Haussmann montre une asymétrie faciale, séquelle d'une attaque avec paralysie faciale droite. Il aurait eu à partir de la soixantaine une obésité favorisant une hypertension artérielle, un diabète est évoqué avec ses conséquences rétiniennes, une DMLA, sans que l'on puisse en affirmer ou infirmer aucune de ces hypothèses : à l'époque aucun examen n'était envisageable. Le diagnostic de cataracte n'est pas retenu par cet auteur qui pense plutôt à un glaucome hémorragique.

Les épreuves rencontrées au cours de sa vie ont façonné son caractère, et peut-être ont-elles eu une influence sur sa santé. Bach, orphelin à neuf ans, a reçu toutefois une bonne formation en latin, grec et théologie à l'école d'Eisenach puis à celle d'Ohrdruf, mais il n'a pas pu aller à l'université, peut-être faute d'argent, ce qui a nui à sa carrière. Grâce à un travail acharné, il s'est formé comme compositeur par lui-même, par l'étude des manuscrits de ses prédécesseurs ou contemporains qu'il a recopiés et étudiés toute sa vie. Si bien

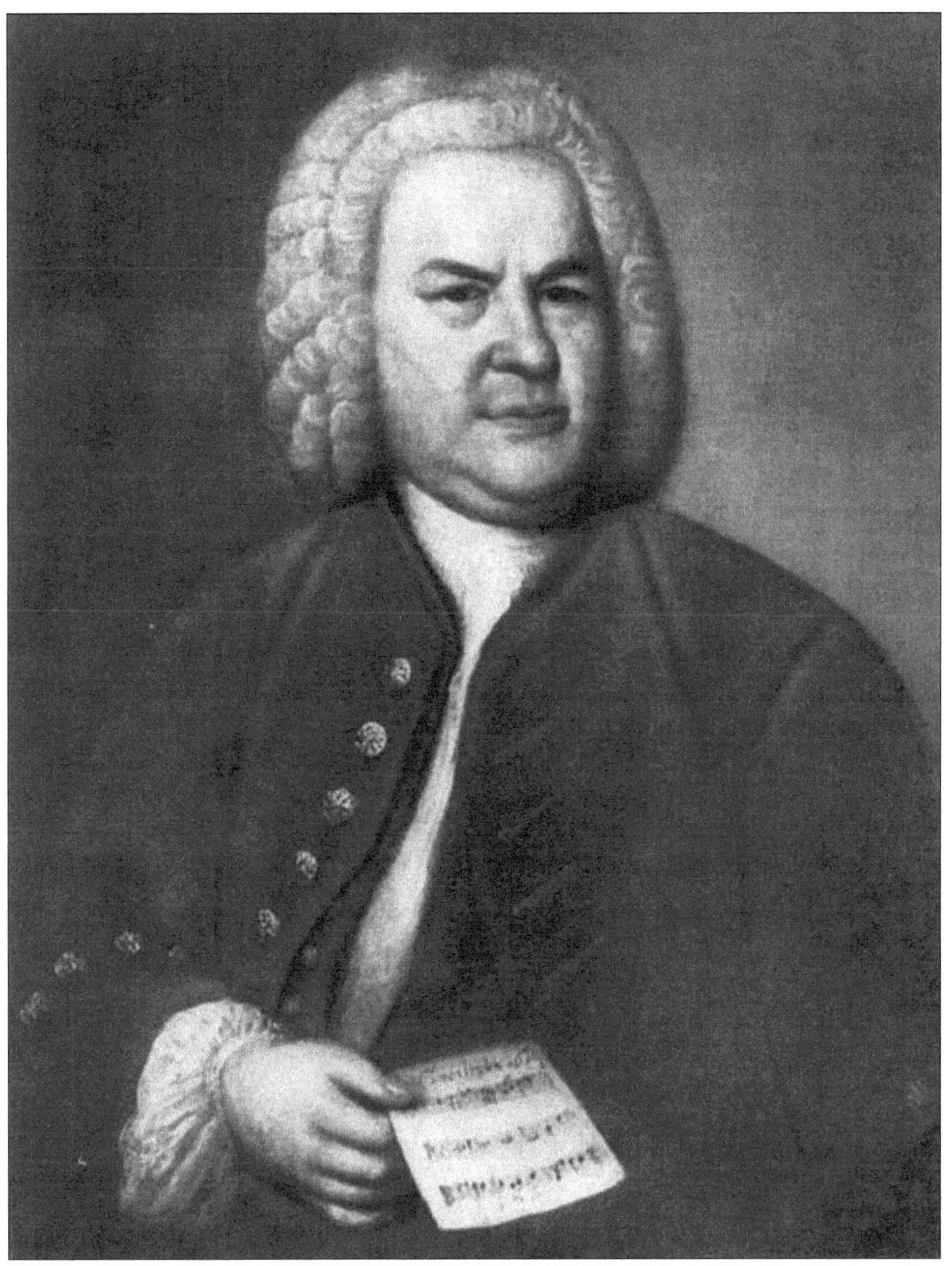

Portrait de Johan-Sebastian Bach par Elias Gottlob Haussman (1746).

qu'à son arrivée à Leipzig en 1723, c'était un bon latiniste et théologien et un excellent musicien. Après les chagrins, suite à la mort de sa première femme Barbara en son absence (il accompagnait à cette époque le prince Léopold à Carlsbad), la mort de plusieurs enfants, l'idiotie de Gottfried-Heinrich et l'instabilité de Johan-Gottfried-Bernhard, il a dû subir une série d'humiliations à Leipzig. Il a été engagé à contrecœur par la municipalité comme *cantor musices*. Le candidat choisi, Telemann a finalement renoncé à ce poste, devant les honoraires plus importants proposés à Hambourg. Comme *cantor*, il était chef de chœur des élèves de la Thomasschule et devait leur enseigner le latin

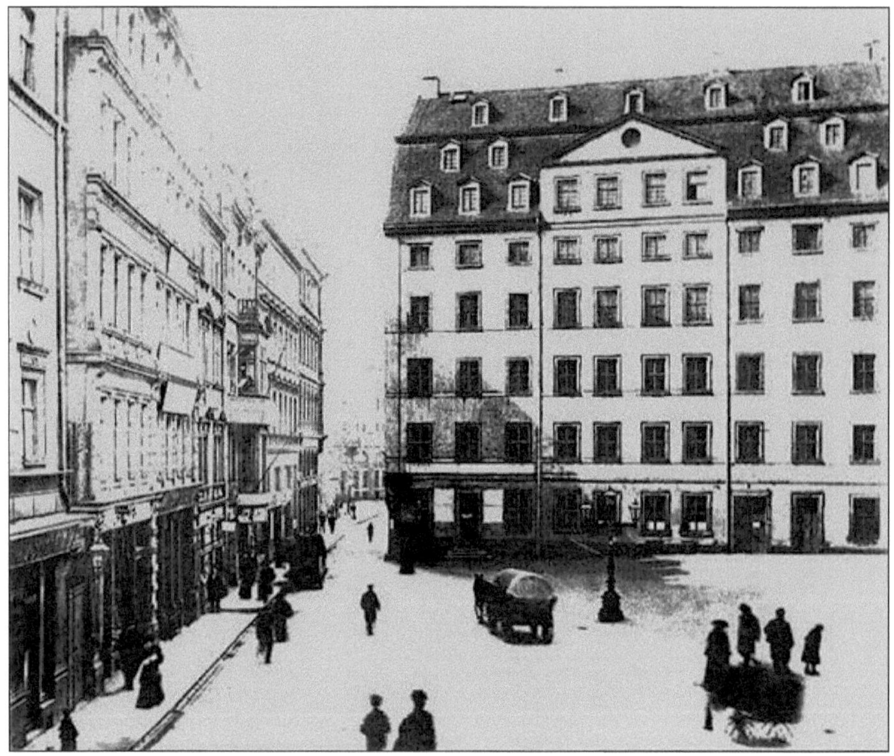

Leipzig Thomas Schule.

et le catéchisme. Le recteur de l'université, Ernesti, n'aimait pas la musique et ne voulait pas d'un autodidacte : il traitait Bach avec condescendance. Il ne sera pas nommé *Kappelmeister* de l'orchestre de l'université qu'il ne conduira qu'en de rares occasions. De caractère emporté, il défendait ses idées avec énergie, examinait avec soin ses contrats, sourcilleux quant au respect de leurs clauses. C'était un homme simple, fidèle à ses amitiés, bon, illuminé par une foi ardente, sévère mais impartial dans ses jugements. Bon époux et bon père de famille, sans autre ambition que de faire de la musique comme les autres membres de la « tribu Bach » et de demeurer en Thuringe proche d'elle. Il n'hésitait pas à porter secours, même aux parents éloignés si le besoin s'en faisait sentir. Il s'occupait personnellement de l'éducation de ses enfants, garçons comme filles excellents musiciens dont il était très proche, domination sans doute pesante. Mais il est certain que Bach était un bon vivant ! Il ne dédaignait ni la table, ni la boisson, il aimait à se réunir chez lui ou au *Café Zimmermann* où, après un repas copieux et bien arrosé, il chantait en chœur avec amis, élèves ou famille des chorales profanes comme la « Cantate du café BWV 211 » ou la « Cantate des paysans BWV 212-213 ». D'après les biographies de son second fils Carl-Philipp-Emmanuel en 1754 et de Johann-Nikolaus Forkel organiste et musicologue, écrites en 1802 selon les entretiens avec l'aîné, Wilhelm-Friedeman, plus de cinquante ans après la disparition de Bach, il jouissait d'une bonne santé. Une reconstitution de la tête de Bach à l'heure de sa mort, faite à Berlin le 3 mars 2008 par l'anthropologue écossaise Caroline Wilkinson, montre un homme à la mâchoire puissante, aux yeux enfoncés, aux sourcils asymétriques. Mais la santé de Bach devait s'être altérée, il n'exerçait plus son rôle de cantor à la *Thomaskirche* depuis 1740 : était-il déjà malade ou voulait-il se consacrer à la publication de son *Clavier Übung* ? Le 8 juin 1749, un an avant sa mort, le conseil municipal de Leipzig convoquait Gottlob Harrer en vue d'une succession éventuelle de Bach. Suprême affront, Harrer exécute son examen d'entrée dans la salle de concert du *Drey Swahnen* et la nouvelle arrive jusqu'à Bach. Les lettres, de la période où son neveu Johann-Elias Bach était son secrétaire qui nous sont parvenues, évoquent cette visite de Harrer à Leipzig. Cependant la plupart des papiers de Bach ont disparu : après la mort de son père, Wilhelm-Friedemann, toujours à court d'argent, a vendu et éparpillé une partie des manuscrits reçus en héritage ; quant à ceux de Carl-Philipp-Emmanuel, soigneusement classés et répertoriés, ils ont suivi un curieux parcours jusqu'à Kiev après la seconde guerre mondiale. Harrer fut effectivement installé à Leipzig en 1750.

L'état physique de Händel était différent. Deux problèmes ont jalonné sa vie : des « attaques », avec toutes les incertitudes que recouvre ce terme, et une cécité, décrite comme totale, dans ses dernières années d'existence. Il a de plus, tout au long de sa carrière, subi de graves difficultés financières. Parti à la conquête de l'Angleterre en 1711, dans le but d'acquérir fortune et notoriété, il a essayé d'introduire la mode de l'opéra italien à Londres ; bien accueilli au début par la cour et la bourgeoisie cultivée, très friandes de ce genre, il finira par susciter jalousies, cabales et coups bas qui seront à l'origine de ses difficultés financières. Toutes ces attaques finiront par altérer sa santé. Soutenu par le roi, il avait fondé la *Royal Academy of Music*, dont le siège était au *Haymarket theater* dans lequel il produisait ses opéras. Il en était le codirecteur avec

Bononcini et Ariosti ; mais, soutenu par le Prince de Galles, Bononcini, qui le secondait dans la gestion du théâtre, tentera de l'évincer. En 1728 le *Beggar's*

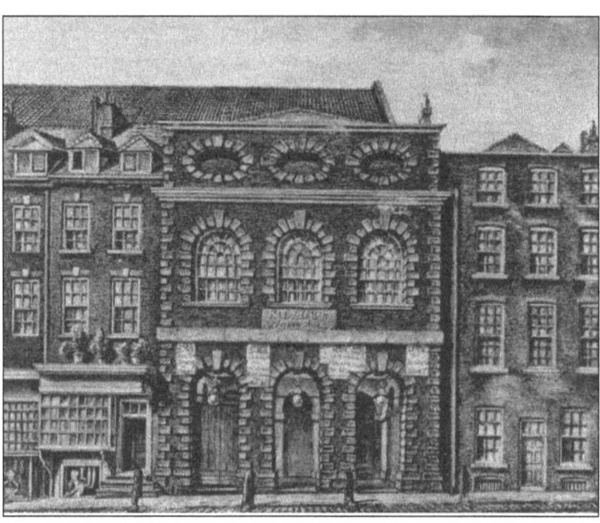

Haymarket theatre.

opera, satire de la *Royal Academy*, a fait un tabac à Londres et Händel, au bord du gouffre financier, a dû fermer son théâtre. En 1729 la *Royal Academy* est renflouée, mais en plus de toutes ses tâches d'administrateur et de directeur musical, il doit écrire deux opéras par an. Enfin Porpora dirige le *King's theater* qui entrera en concurrence avec le sien et aboutit à la deuxième faillite de l'*Academy*. Il ouvrira alors son théâtre à *Covent Garden*. Il ira sur le continent, en Saxe mais aussi en Italie, pour recruter chanteurs et musiciens : c'est lors d'une de ces visites en 1730 que Bach, par l'intermédiaire de Wilhelm-Friedemann, l'a invité à venir le voir à Leipzig, mais Händel refusera, car il était pressé de retourner à Londres. Quand il reviendra à Halle en 1750, Bach était mort depuis plus d'un mois. Le 13 avril 1737, à la suite d'une répétition houleuse et d'une période de surmenage, il a eu une « attaque » avec paralysie du membre supérieur droit. La relation très lyrique de l'accident par Stephan Zweig dans « Des heures étoilées » (5 : note de fin d'ouvrage) évoque le diagnostic d'AVC (accident vasculaire cérébral) qui semble plausible. *Le gros homme était étendu sur le dos et gémissait ou plutôt de brefs soupirs qui allaient s'affaiblissant s'échappaient de ses lèvres.* Et plus loin : *Le docteur Jenkins se pencha un peu plus au-dessus de lui. Il remarqua qu'un œil, le droit, était fixe et l'autre vivant. Afin de mieux se rendre compte, il lui souleva le bras droit. Il retomba comme mort. Il fit la même chose avec le gauche, qui garda sa nouvelle position.* On croirait lire l'énoncé d'une question de cours de l'ictus hémiplégique. Mais

Zweig n'était ni historien, ni médecin : d'où tirait-il ses sources ? Cependant Händel était incapable de se servir de sa main et n'a pas pu écrire pendant quatre mois, il avait du mal à marcher. Il fit une cure de vapeur d'eau chaude à Aix-la-Chapelle. Est-il miraculeusement guéri ou simplement délivré du stress, des calomnies et attaques violentes dont il était l'objet. Il s'est reposé, a retrouvé son pays natal, sa langue et la religion luthérienne de son enfance : nous dirions qu'il a fait une cure de thalassothérapie, dont il est sorti revigoré. Cette crise a été terrible, tant sur le plan santé que financier, car ses adversaires ont réussi à l'acculer à la faillite. Il abandonnera l'opéra italien après l'échec

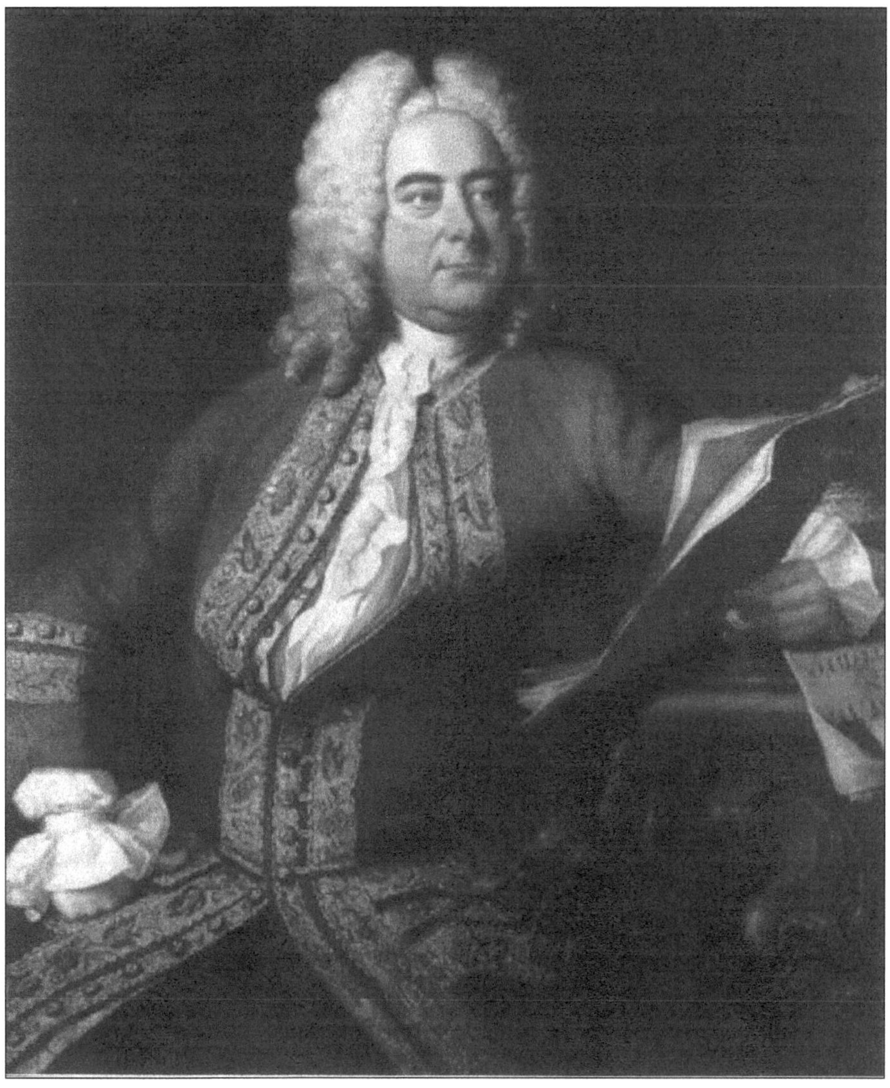

Portrait de Georg Friedrich Händel par Thomas Hudson (1741).

de *Deidamia* en 1741 : il écrira des opéras anglais dont *Semele*, puis des oratorios à partir de 1747; oratorios sur des textes bibliques, en anglais, dans lesquels la séparation nette entre les bons et les méchants était plus accessible à un public populaire, la mise en scène plus simple coûtait moins cher, et désormais la vente des billets se fera sur place et s'adressera à toutes les classes de la société. De plus, il les produira pendant le carême, période pendant laquelle la musique sacrée était admise les mardis et vendredis dans les théâtres, alors que toutes les autres distractions étaient interdites. Six oratorios seront au programme du carême de 1743.

C'est ainsi qu'est écrit le « Messie » d'après les textes de l'Ancien et du Nouveau Testament choisis par Charles Jennens, un riche propriétaire terrien qui se piquait de littérature, déjà auteur des livrets de « Saül et Israël en Égypte » (1739), dans une période de grande dépression et de soucis financiers, en trois semaines (août 1741-14 septembre 1741), dans un état de tension et d'exaltation extrême pendant lequel il ne dort pas et repousse la nourriture que son valet lui apporte: *Durant cette période*, écrit Stefan Zweig (6: note de fin d'ouvrage), *Händel n'eut plus aucune notion de l'heure, il ne distinguait plus le jour de la nuit: il était entraîné par ce fleuve qui jaillissait de lui de plus en plus impétueusement... Jamais encore il n'avait été en proie à une pareille fièvre créatrice, jamais il n'avait autant vécu, autant souffert en composant.*
Il va le produire à Dublin en avril 1742 sur l'invitation de William Cavendish, duc de Devonshire et Lord Lieutenant d'Irlande, car les opéras italiens ont définitivement passé de mode et sont dédaignés par le public anglais. Il aura d'autres épisodes similaires en 1743, 1745 et 1752 qui inquiéteront ses familiers et fera d'autres séjours dans des villes d'eau, qui lui seront favorables. À partir de cette date de 1752, il n'écrira plus rien. Dès 1750, il s'est plaint de difficultés de vision de l'œil gauche, attribuées à l'époque à la cataracte; mais s'agissait-il bien d'une cataracte? À partir de 1753, il semble avoir eu une diminution importante de la vision des deux yeux. Mais selon la description de Stefan Zweig (5: note de fin d'ouvrage) de l'accident de 1737, il aurait eu une hémiplégie droite avec atteinte oculaire du même côté, or c'est de l'œil gauche que Händel se plaint. Certains auteurs parlent d'une thrombose de l'artère centrale de la rétine, conséquence de l'atteinte vasculaire cérébrale, faut-il supposer qu'il s'agit de l'œil droit? Il a subi deux abattements par Samuel Sharp, puis un en 1752 par William Bromfield, qui ont été des échecs: de quel œil? En janvier 1753, la presse a annoncé qu'il était aveugle. Alors qu'il séjournait à *Tunbridge Wells* pendant l'été 1758, il a rencontré John Taylor: ce dernier a-t-il pratiqué un *couching*, comme il le dit dans son autobiographie, avec un quatrième échec? Il est écrit partout qu'il est devenu complètement aveugle, mais quel œil Taylor avait-il opéré? sans doute, selon son habitude,

le gauche. Qu'en est-il du droit? Quoi qu'il en soit pendant l'année qui lui reste à vivre, il ne composa plus, mais avec l'aide des deux fidèles Smith, il revoit et corrige ses partitions. En voyage avec le roi en 1716, il avait rencontré Christopher Schmidt, un ancien condisciple, et l'avait persuadé de le suivre en Angleterre : ce dernier deviendra son copiste et secrétaire, jusqu'à sa mort et anglicisera son nom en Smith, comme son fils John.

Händel était un bon vivant, personnage complexe, haut en couleur, bourré de contradictions : d'un côté, l'insatiable curieux qui explorait tous les styles musicaux et les utilisait dans ses compositions, l'être indépendant qui n'hésitait pas à travailler aussi bien pour les calvinistes, les catholiques, les anglicans si l'occasion s'en présentait, sans toutefois renier sa foi luthérienne à laquelle il restera fidèle jusqu'à la fin, malgré les tentatives de conversion de part et d'autre, libre dans ses voyages, sans protecteur dont il ne recevra jamais aucun salaire ; de l'autre, l'homme, *Impétueux, brutal et péremptoire dans ses manières et sa conversation, mais totalement dépourvu de méchanceté ou de malveillance*, (7 : note de fin d'ouvrage) solide gaillard, grand, massif, obèse selon nos critères actuels, à la démarche balourde, déambulant dans Londres en se parlant à lui-même, indifférent à son aspect physique, il était souvent négligé, bourru, « le gros ours » comme le surnommaient affectueusement les Londoniens. Gros mangeur, goinfre, amateur de bons vins et de porto. D'aucuns prétendaient qu'il servait à ses hôtes un vin médiocre et se levait de temps en temps pour passer dans la pièce à côté savourer un bon cru.

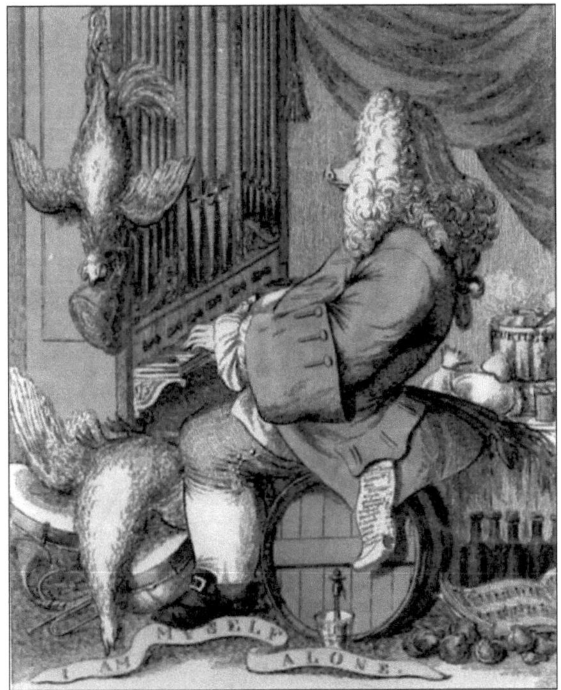

Un de ces épisodes sera à l'origine de sa brouille en 1733 avec Joseph Goupy, caricaturiste, auteur des décors de ses opéras, ami de longue date, qui se vengera en le représentant sous la forme d'un cochon installé devant un orgue, assis sur un tonneau entouré de victuailles et d'une quantité de bouteilles. La réédition en 1754 de cette caricature, « *The charming brute* » (image ci-contre), était

particulièrement cruelle car à cette date, Händel était âgé, malade et avait de sérieux problèmes de vision que tout le monde connaissait à Londres.
Cette boulimie est interprétée par certains comme une manifestation d'anxiété. Il était plein d'humour mais colérique, ne supportant pas la contradiction, poussant des coups de gueule contre tous, chanteurs, musiciens, nobles, jurant comme un charretier dans un charabia tonitruant mêlé de français, allemand, italien, anglais, mais terminant l'algarade dans un grand rire lumineux. Il était d'une générosité sans égal et doué d'une formidable créativité et d'une vitalité sans pareille qui le faisait rebondir après un échec. C'était un travailleur acharné, dont toute la vie était concentrée sur la musique : il avait gardé le besoin de solitude d'une enfance isolée dans un monde peu apte à le comprendre, mais en même temps, le contact avec les autres était indispensable à sa réflexion. Célibataire, on ne lui connaît aucune liaison, ni féminine ni masculine, dans ce siècle très libertin où tout se savait dans ce petit monde. Aussi le soupçonne-t-on d'homosexualité, car il fréquentait tous les jeunes aristocrates de la cour souvent adeptes de ce genre de vie. Argument bien mince et cela a-t-il un intérêt ? Très ambitieux, il avait fait des projets de carrière dès son séjour en Italie et s'il a choisi l'Angleterre, c'est qu'il espérait y faire fortune et y trouver la gloire. Orgueilleux, il était très conscient de la valeur de son œuvre par laquelle il voulait acquérir la notoriété, une position sociale supérieure à celle de son père, simple chirurgien-barbier, puis chambellan successivement du duc de Saxe et du Prince électeur de Brandebourg. Cette ascension sociale, idée fixe de ce père, qui voulait la lui faire acquérir par des études de droit, qui lui auraient fourni une position sociale solide et respectée à l'époque, Händel en a monté les degrés par la musique, car il a été adopté par les Anglais comme leur « grand musicien ». Certes il était indépendant, comme dit plus haut, certes il fréquentait la meilleure société parmi les gens de cour et les gens d'esprit, et était à l'aise dans des milieux très divers, mais la position des musiciens était encore très incertaine et peu considérée. Les musiciens faisaient partie de la « maison » des rois et princes et prenaient place à la table des domestiques. Est-il besoin de rappeler le stratagème mis au point par Haydn dans la symphonie n° 45 en fa dièse mineur dite « Les adieux », pour faire comprendre au Prince Esterhazy que ses musiciens et lui n'étaient pas corvéables à merci et qu'ils avaient envie de rentrer chez eux à Vienne : au fur et à mesure du déroulement du concert les musiciens, les uns après les autres, éteignaient leur bougie et s'éclipsaient, si bien qu'à la dernière mesure il n'y avait plus que Haydn et le premier violon sur scène !
Cependant Händel était un homme d'affaires à la tête d'une entreprise qu'il fallait faire tourner, il était donc à l'affût des réactions de son public, car en Angleterre commençait à exister, en dehors de la cour et des grands seigneurs, un public le *middling sort* qui regroupait des artisans enrichis et des propriétaires

aisés, des juristes, des médecins, des ecclésiastiques qui avaient les moyens financiers d'aller au théâtre et à l'opéra et constituaient le public de Händel.

David Hunter, d'après l'examen de portraits, pense que tous ses troubles, crise de paralysie, goutte, troubles de l'élocution et de l'idéation, cécité sont la conséquence de sa boulimie et d'un saturnisme[3], dû à l'absorption en grande quantité de vins et de porto conservés dans des tonneaux dont les parois étaient enduites de plomb utile au transport et à la conservation de ces derniers. La guérison miraculeuse d'Aix-la-Chapelle serait en fait le résultat d'une cure de désintoxication. Que l'obésité soit source de troubles vasculaires avec comme conséquence des lésions rétiniennes soit, que ces troubles soient améliorés par la diète, certes, mais il est difficile d'admettre que le saturnisme ait été guéri par une cure de vapeur d'eau. Il est dit qu'il était cyclothymique, qu'il avait une maladie bipolaire, mais qui pourrait résister au stress causé par ces violentes querelles et les difficultés financières dans lesquelles il se débattait pour maintenir à bout de bras ses théâtres ouverts et y faire représenter ses opéras. En 1744, son entourage considérait son état psychique inquiétant, mais c'est l'année de « Sémélé », son plus bel opéra. Il était harcelé par ses créanciers, bien qu'il n'ait pas fait banqueroute : ses comptes à la Banque d'Angleterre resteront toujours approvisionnés malgré toutes les vicissitudes de sa vie d'artiste et les faillites de ses théâtres, qu'il a dû fermer en 1737. De plus la reine Caroline, épouse de George II, sa plus fidèle protectrice, qui l'a connu enfant, meurt le 20 novembre 1737. C'est pour lui un très grand chagrin : il écrit en son hommage un *Funeral anthem*. En fait, il dépendait de son public, il mettra du temps à comprendre que ce dernier s'était lassé des opéras italiens qu'il fallait délaisser au profit d'un autre genre, les innovations de sa musique n'étant pas toujours comprises de son public et de son meilleur librettiste Charles Jennens. Mais il fera ce revirement, car il a toujours admirablement géré sa carrière musicale. Surtout il est surmené : entre 1721 et 1737 il a écrit vingt-huit opéras, six musiques d'église. En 1738 c'était un *concerto grosso* tous les deux jours, douze en tout et il composera le Messie en moins de trois semaines ; son dernier opéra *Deidamia*, qui n'aura pas de succès, date de 1741. Bach était lui aussi soumis à ce rythme : à Leipzig une cantate nouvelle par semaine dont il reste environ deux cent cinquante, de même que Telemann. Il a eu une phase de découragement pendant l'hiver froid anglais de 1739, qui a correspondu au début de la Guerre d'Espagne, pendant lequel les théâtres furent fermés. Mais de là à penser que Händel avait probablement des troubles

3. Le saturnisme, intoxication par le plomb, comporte à la phase chronique des manifestations digestives, des manifestations rénales, des taches grisâtres sur la rétine, une hypertension artérielle, des manifestations neurologiques transitoires, troubles de l'humeur, du sommeil et des acquisitions, enfin les paralysies périphériques sont tardives et bilatérales. Le traitement est lourd, un produit chélateur injecté par voie intra-veineuse, va capter le plomb, éliminé ensuite par voie urinaire.

psychiatriques… C'était un artiste et un créateur soumis à ses émotions et à une grande tension ; toute création n'est-elle pas source d'exaltation, d'angoisse et de découragement ?

Comment ont-ils supporté leur cécité ? Pour Bach, il n'y a pas de témoignage : Bach écrivait peu, il n'en avait pas le temps, il s'exprimait par la musique et s'adressait à Dieu, représentation du père qui lui avait tant manqué. À la fin de sa vie, il ne pouvait plus s'installer à sa table de travail au Collège Saint-Thomas pour composer, son gendre Altnickol travaillait avec lui les partitions et la maison résonnait comme d'habitude de rires et de la musique de famille et amis. En revanche pour Händel, le premier moment est douloureux quand il a du mal à terminer *Jephta*, où il est écrit : *Notre joie s'en va en douleur, comme le jour s'en va dans la nuit*, pendant l'année suivante *il n'a plus la force de jouer de l'orgue aux exécutions de ses oratorios et le public, ému, le voit blêmir et trembler, en entendant l'admirable plainte de son Samson aveugle* (8 : note de fin d'ouvrage), il ne montre plus ensuite qu'une attitude digne. Selon Labie (9 : note de fin d'ouvrage), Jephta *est un admirable témoignage de ce qu'a pu être son comportement intérieur, un mélange de résignation stoïcienne et d'acceptation chrétienne transparaît dans la musique de ce dernier des grands oratorios.* Le chœur chante à la fin de l'acte II : *What ever is, is right,* que tout ce qui est, est juste.

Cataracte : où en étaient les connaissances sur la cataracte au XVIIIe siècle ?

Le terme de cataracte, chute d'une grande hauteur d'un cours d'eau selon la définition du dictionnaire Larousse, semble inapproprié pour définir cette opacification du cristallin. Il apparaît à Salerne au Moyen-Âge sous la plume de Constantin l'Africain avec la traduction arabe de l'*hypochysis* grec : chute d'eau. Les médecins grecs d'Alexandrie pensaient que la cataracte était due à la condensation de l'eau formant une membrane devant l'iris et la dénommait *hypochyme* ou *hypochysis*, sans distinction entre cataracte et glaucome, les romains Celse et Galien, *suffusio*, pensant qu'il s'agissait d'une accumulation et d'une solidification d'un liquide, la traduction de ces termes par les Arabes donne « eaux bleues » qui deviendra cataracte après une ultime traduction de l'arabe en latin.

La cataracte est connue de tout temps : Tobite dit dans la Bible (livre de Tobie retrouvé dans les manuscrits de la Mer morte) (10 : note de fin d'ouvrage), chapitre II, « L'Aveugle » : *Je ne savais pas qu'il y avait, au-dessus de moi, des moineaux dans le mur. De la fiente me tombe dans les yeux toute chaude. Il s'ensuivit des taches blanches… et finalement la cécité fut complète.* L'ange

Raphaël indique à son fils Tobias le traitement par bile, cœur et foie de poisson, qui lui redonnera la vue. Elle figure dans la stèle d'Hammurabi (vers 1750 avant Jésus-Christ), on la trouve décrite dans des manuscrits hindous vers 600 avant Jésus-Christ par le docteur indien Sushruta. Est-elle identifiée dans le papyrus d'Ebers (vers 1251 avant Jésus-Christ) sous forme de « suspension ou montée des eaux » ? Des instruments susceptibles d'être utilisés pour l'abattement de la cataracte, datant de 1000 à 2000 ans avant J.-C., ont été trouvés en Grèce. La technique est décrite par Celsius dans *De re Medicina.*

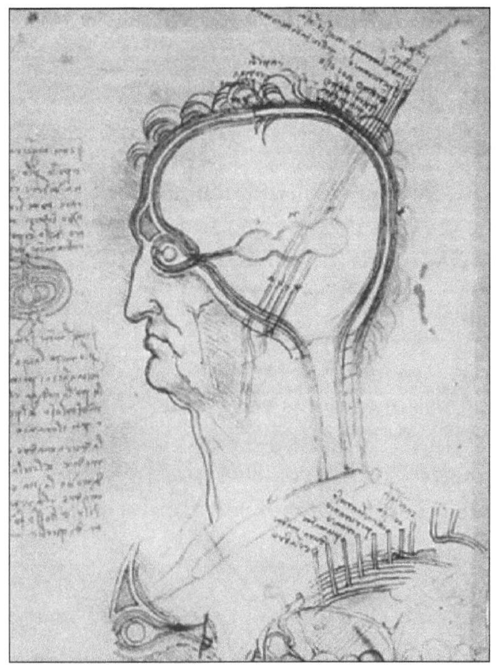

On a longtemps pensé que le cristallin était l'organe essentiel de la vue : il « trônait » au centre du globe oculaire selon Celse et Galien. Léonard de Vinci dissèque l'œil : il le fixe dans du blanc d'œuf chauffé et coagulé, le coupe en deux et en fait la description : il l'assimile à une chambre noire où la lumière se concentre sur la rétine. Mais il place toujours le cristallin au centre de l'œil, un canal part de la pupille et y conduit dans le dessin de la coupe sagittale de 1490 (image ci-contre). Il en est de même pour Vésale en 1543 : le cristallin est toujours au centre de l'œil, séparé de la pupille par un grand espace vide.

La conception de la vision a évolué de l'Antiquité jusqu'au siècle des Lumières. La loi de la réfraction de la lumière est déjà connue au IVe siècle avant J.-C. Pour Épicure, des rayons lumineux sortent des yeux et sont ensuite réfléchis sur le cristallin qui est le lieu de la vision. Ibn al-Haytham (Alhazen en latin) pense que la lumière va de l'objet vers l'œil, mais attribue lui aussi au cristallin, dans « L'Optique », le rôle essentiel. Platter, docteur officiel de Bâle, ancien élève de Montpellier, dit en 1583 dans son *De corporis humani structura et usu* que le cristallin a seulement un rôle optique et intervient dans la mise au point des images. Il est le premier à définir correctement sa place, car jusque-là, rappelons-le, pour tous les auteurs le cristallin trônait au centre de l'œil. Fallope le décrit comme un sphéroïde enfermé dans sa capsule. Bartisch publie en 1583 un grand traité d'ophtalmologie, rédigé en allemand, le premier en son genre, *Ophtalmodouleia,* avec des planches dessinées par l'auteur qui illustrent la description des maladies oculaires et palpébrales et des interventions. La conception de Platter est reprise par les travaux de Kepler dans *Astronomia pars optica* de 1604. Dans le « Paralipomène à Vitellion » de 1604, il compare l'œil à une chambre noire. Les connaissances sur la lumière se sont singulièrement approfondies : il étudie la fonction de l'œil et affirme que l'image vue se forme sur la rétine, c'est donc la rétine qui assure la perception des images et non le cristallin, *(«* Dioptrique » 1611*)*, il pense que le cerveau est capable de remettre droite l'image à l'envers qu'il reçoit. Pour Scheiner, mathématicien et astronome, le cristallin n'est plus au centre de l'œil, c'est une lentille biconvexe dont les bords sont irréguliers. Il porte une attention particulière sur le nerf optique et la rétine. Peut-être a-t-il observé l'image rétinienne sur le fond d'œil. Ses découvertes sont publiées dans *Oculus.* Roijen Snell, mathématicien et astronome, professeur de mathématiques à l'Université de Leyde, fait ses travaux sur la réfraction de la lumière en 1621. Descartes en 1637 formule les lois de réflexion et réfraction de la lumière dans son traité de « Dioptrique », annexe du « Discours de la Méthode ». Rémy Lasnier et François Quarré diffusent les idées de Kepler. Enfin Newton, dans sa « Théorie des couleurs » envoyée en 1672 à la *Royal society* et publiée dans les *Philosophical Transactions,* démontre que la lumière blanche est le combiné de sept couleurs fondamentales. Il émet l'hypothèse d'une structure corpusculaire de la lumière. Ses travaux sont confirmés dans *Opticks* en 1704. Goethe fait des recherches sur la couleur entre 1790 et 1823 et publie en 1808 un *Farben Lehre* (« Traité des couleurs »), il s'intéresse également à la perception visuelle.

Cependant au XVIIe siècle, les idées sur la cataracte ne sont pas claires, l'image de la membrane flottant devant l'iris a toujours cours et la distinction entre cataracte et glaucome n'est pas réalisée. Aussi, à l'Académie des sciences, les esprits s'échauffent, les discussions vont bon train et les communications se succèdent pour ou contre la théorie du voile tendu devant l'iris. Quarre, médecin et chirurgien à Paris, pense vers 1643 que le cristallin est le siège de la cataracte. Lasnier, oculiste et lithotomiste, affirmait dans sa thèse, présentée en 1651 devant le Collège des chirurgiens de Paris, que c'était le cristallin que l'on « détrônait » lors de l'intervention sur la cataracte. Rolfinck, nommé professeur à l'Université de Iéna, enseigne la chirurgie, l'anatomie et la botanique ; en 1656 il dissèque un œil de criminel exécuté et confirme que le cristallin altéré est le siège de la cataracte. Maître-Jan, déjà, avait demandé une dissection d'un œil atteint de cataracte sur un cadavre, soutenu par Heister, proposition rejetée par l'Académie des sciences. Pierre Brisseau pense que le cristallin est le siège de la cataracte. Son fils, Michel Brisseau

de Tournai, dissèque lui aussi un œil après abattement et en fait état dans une présentation à l'Académie royale des sciences le 12 novembre 1705. *La cataracte est en réalité le cristallin devenu opaque et que lorsque l'on croit abaisser une membrane de devant le cristallin, c'est le cristallin lui-même que l'on abaisse* (11 : note de fin d'ouvrage). En 1707, Maître-Jan réalise l'extraction d'une cataracte abaissée et luxée dans le vitré et conseille Jean-Louis Petit en 1708 lors d'une intervention. Brisseau distingue la cataracte du glaucome, maladie de l'humeur vitrée, et ajoute que le cristallin n'est pas indispensable à la vision. Cette thèse, confirmée par Morgagni, est définitivement admise en 1707 par Maître-Jan dans son « Traité des maladies des yeux et des remèdes propres pour leur guérison », publié en 1722, selon lequel la cataracte est une opacité et un durcissement du cristallin, ce n'est pas une membrane tendue dans la chambre antérieure de l'œil mais un corps rond et épais. Soutenu par Boerhaave, Pourfour du Petit, Saint-Yves, Hecquet, doyen de la Faculté de médecine de Paris, il est en butte à de nombreux contradicteurs, dont La Hire, partisan de la théorie du voile et l'Académie en général, Pott en Angleterre et Woolhouse, oculiste anglais de Jacques II, en exil à la cour de Louis XIV, enseignant aux Quinze-Vingts. En 1708, les académiciens admettent enfin que la cataracte n'est pas une membrane tendue devant la pupille mais le cristallin opacifié, qui sera désigné sous le terme de cataracte, et que la vision par un œil sans cristallin est possible avec un verre convexe. Lors de l'abattement, le cristallin est luxé dans le vitré.
Diderot, dans le sillage de Berkeley, Leibniz, Voltaire et Condillac,[4] s'interroge sur les perceptions et sensations des aveugles de naissance lorsqu'ils ont retrouvé la vue brutalement. Ce problème posé dès 1688 par Molyneux, savant et homme de loi irlandais, à Locke, a été la grande affaire du XVIIIe siècle. Comment perçoivent-ils, dans le test de « l'aveugle clairvoyant », les choses autrefois reconnues par le toucher ?

À la fin du XVIIIe siècle, en 1788, c'est-à-dire après la mort de nos deux musiciens, le chirurgien, anatomiste et ophtalmologiste Tenon écrit une monumentale étude (8 : note de fin d'ouvrage), « Mémoires et observations sur l'anatomie, la pathologie et la chirurgie » dont deux planches sur sept et douze mémoires sont dédiées à l'ophtalmologie. Il décrit la capsule de Tenon, entre la conjonctive et la sclérotique qui maintient l'œil dans la cavité osseuse.

4. John Locke (1632-1704), philosophe anglais, auteur de « L'essai sur l'entendement » en 1690, pense que l'expérience est à l'origine de la connaissance. Etienne Bonnot de Condillac (1715-1780) écrit le « Traité des sensations » en 1755, fondateur du sensualisme, place la sensation à l'origine de toutes les connaissances et toutes les facultés.

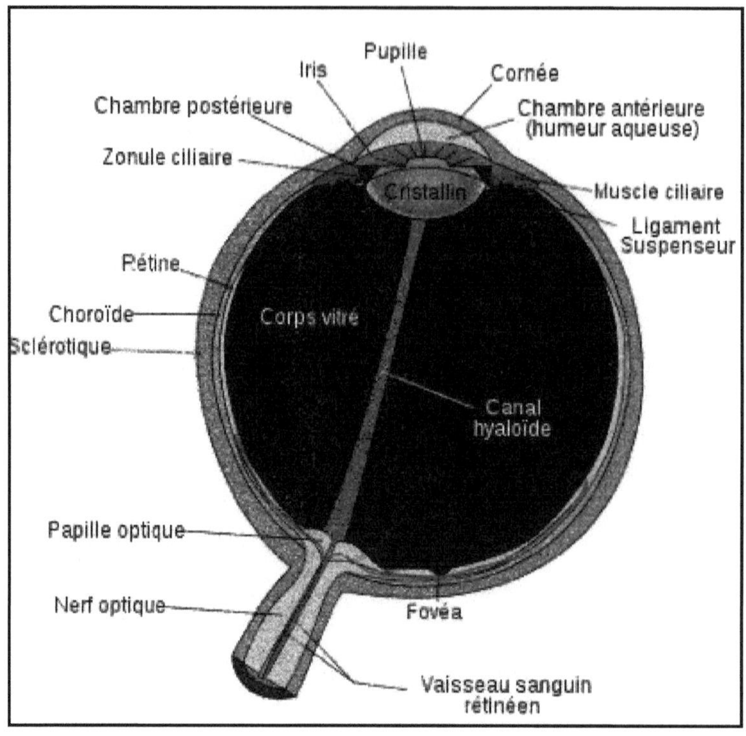

Anatomie de l'œil

Un peu d'anatomie de l'œil permettra de comprendre les différentes phases et techniques du traitement de la cataracte.

L'œil est formé de trois membranes ou tuniques : la première tunique, tunique externe, fibreuse comprenant en arrière la sclérotique ou « blanc de l'œil », opaque, percée à l'arrière pour le passage du nerf optique, se prolonge en avant par la cornée, membrane transparente. Le limbe délimite la frontière entre sclérotique et cornée. La sclérotique est entourée à sa face antérieure par la conjonctive, fine membrane transparente qui tapisse la face interne des paupières. La deuxième tunique ou tunique uvéale, encore appelée uvée, comprend l'iris, la pupille, le corps ciliaire et la choroïde. L'iris donne sa couleur à l'œil, il est percé d'un trou, la pupille. Le corps ciliaire s'étend en couronne derrière l'iris. La choroïde, riche en vaisseaux sanguins, apporte à la rétine les éléments nutritifs dont elle a besoin. La troisième tunique, nerveuse ou rétine, tapisse le fond de l'œil. Elle contient des neurones photorécepteurs : les cônes, peu sensibles à la lumière assurent la vision des couleurs dans la vision diurne et les bâtonnets, très sensibles à la lumière mais pas aux couleurs, permettent

une vision en noir, blanc et gris dans des conditions de faible luminosité, ils assurent la vision de nuit.
Les trois autres milieux sont les milieux transparents. L'humeur aqueuse est un liquide transparent entre la cornée et le cristallin, dans la chambre antérieure de l'œil ; son renouvellement est permanent, cette humeur aqueuse règle la pression oculaire dont l'augmentation est responsable du glaucome. Le corps vitré ou humeur vitrée, entre la face postérieure du cristallin et la rétine, est une masse gélatineuse, contenant 90 % d'eau ; il maintient la rétine contre la paroi de l'œil. Le cristallin, situé en arrière de l'iris et de la pupille, est une lentille biconvexe transparente, avasculaire, non innervée, constituée de fibres d'origine épithéliale, en relation avec l'humeur aqueuse en avant et le vitré en arrière. Enveloppé dans une membrane élastique, la capsule antérieure et postérieure, il est relié au muscle ciliaire par un ligament : la zonule de Zinn.
La chambre antérieure de l'œil, entre la cornée et l'iris, est remplie par l'humeur aqueuse, drainée par le canal de Schlemm vers les veines de la circulation générale, la chambre postérieure est située entre l'iris et la face antérieure du cristallin, la chambre vitrée, entre la face postérieure du cristallin et la rétine, contient le corps vitré ou humeur vitrée.
Le cristallin sert à l'accommodation ; la contraction du muscle ciliaire permet la mise au point des images sur la rétine en vision de loin et de près.
Les deux nerfs optiques croisent leurs fibres au niveau du chiasma optique, situé sous la partie antérieure de la base du cerveau.
La rétine reçoit les faisceaux lumineux, conduits au cerveau par le nerf optique.

L'iris est un diaphragme qui ajuste la quantité de lumière allant vers la rétine.
La cataracte est donc le résultat de l'opacification du cristallin. Elle provoque une baisse progressive de la vision avec sensation de flou et modification des couleurs (cf. les *Nymphéas* de Monet) ainsi qu'une photophobie, surtout pour les lumières fortes comme le soleil et la nuit. C'est un voile gênant la vision s'accompagnant de larmoiement. Elle aboutit à la cécité quand l'opacification du cristallin est totale. Ce dernier change de couleur et devient verdâtre.

Techniques opératoires

Le traitement de la cataracte a longtemps été abandonné aux barbiers-chirurgiens, puis aux « experts » de Louis XIV, qui étaient considérés comme habiles dans une pratique. Ni les uns, ni les autres n'avaient de formation médicale. Au XVIIIe siècle les chirurgiens s'emparent de la technique et John Taylor sera le premier d'entre eux à s'y intéresser.

Pendant des siècles, la cataracte a été traitée par l'abattement (abaissement ou *couching* en anglais) luxation du cristallin dans le vitré, sans aucune notion de nature, ni de localisation de l'organe. Cette technique était déjà utilisée en Inde par Sushruta. En Égypte, Galien, médecin grec né vers 129, utilisait une longue aiguille pour ce faire. Elle a été améliorée au Moyen-Âge par les Arabes qui aspiraient les débris du cristallin avec une aiguille creuse montée sur une seringue métallique, inventée vers l'an 1000 par Ammar ibn'Ali-al-Mawsili de Mossoul. Franco décrit l'opération de la cataracte par abaissement dans le « Traité des hernies » de 1561. Les sorciers africains utilisent encore de nos jours cette méthode.

Les complications de l'abattement sont l'infection ou endophtalmie, la rupture de la capsule qui entraîne une uvéite[5], une hypertonie (glaucome) et le décollement de la rétine.

En 1707, Saint-Yves fait la première extraction en présence de Méry : c'est un échec, le malade devient aveugle. Jean-Louis Petit extrait les morceaux du cristallin flottant dans la chambre antérieure de l'œil, le 17 avril 1708. En 1722, Saint-Yves publie une monographie des maladies de l'œil, de sa structure et des traitements, largement diffusée en Europe.

La première extraction extra-capsulaire a été réalisée par Daviel en 1745 et c'est cette approche extra-capsulaire qui est encore utilisée de nos jours, avec toutes les améliorations de la médecine moderne. À l'heure actuelle, l'intervention, sous anesthésie locale dans la majorité des cas, réalise l'ablation de la lentille par phacoémulsification aux ultrasons, suivie d'aspiration avec conservation de la capsule postérieure, ce qui permet l'insertion d'un implant à la place du cristallin. La chirurgie intra-capsulaire, avec extraction totale du cristallin et de ses capsules antérieure et postérieure, n'est plus pratiquée de nos jours.

Qu'en était-il au XVIIIe siècle ? Les opérations de la cataracte étaient encore très barbares et dangereuses, en absence d'anesthésie et d'asepsie. L'anesthésie, utilisée dans les siècles précédents par éponge imbibée d'opium et de jusquiame, dite « éponge soporifique », mise sur le visage ou dans le nez, avait été abandonnée faute de dosage rigoureux des ingrédients, la pinte d'alcool et l'opium faisaient alors communément office d'anesthésiant. Quant à l'asepsie, personne n'y songeait, que ce soit pour le lieu d'intervention, les mains de l'opérateur, ses vêtements, les instruments et bien sûr l'opéré. L'intervention se faisait sur les places publiques, les arrière-salles de café, les marchés au milieu des badauds, des étales et des estrades où certains opérateurs entretenaient des acteurs ou des musiciens pour étouffer les cris des patients.

5. L'uvéite est une inflammation de l'iris, du corps ciliaire et de la choroïde.

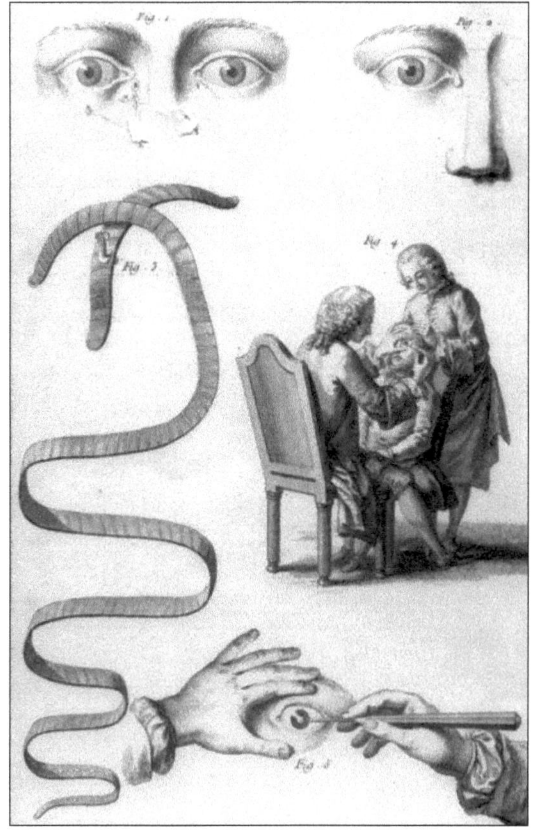

Quand il s'agissait de personnes de qualité, cela devenait un véritable spectacle auquel étaient conviées les personnalités. Où Bach a-t-il subi l'intervention ? Dans la *Gasthaus, Drey Schwahnen* ? Plus vraisemblablement chez lui. Après la deuxième opération, il est aveugle ; il reçoit cependant dans son appartement un collègue organiste et aurait dicté à son gendre Atnickol *Vor deinen Thron tret'ich hiermit,* choral pour orgue, BWW 668.

Le *modus operandi* de l'abattement est très bien décrit par Diderot dans « L'Encyclopédie », Première édition, tome II : il demande une grande dextérité et une grande rapidité.

Opération de la cataracte : *modus operandi*

Le patient, ligoté sur une chaise, fermement tenu par un aide placé derrière lui, était installé face à la lumière, l'opérateur assis en face de lui, les jambes entre celles du patient, sur une chaise un peu plus haute, pour être mieux à main. Il opérait de la main droite pour l'œil gauche et vice versa : John Taylor, pas très à l'aise avec sa main gauche, opérait parfois un œil sain, en laissant l'œil atteint sans intervention ! Si un seul œil était opéré, une compresse était posée sur l'œil sain, l'œil atteint était tenu ouvert et tourné vers le nez. L'opérateur pose l'index droit (si œil droit) au-dessous du sourcil et le pouce sur la pommette, pour tenir les paupières ouvertes. Il appuie le petit doigt et l'annulaire sur la tempe pour empêcher sa main de vaciller. De la main gauche, il piquait du côté de l'angle externe de l'œil avec une aiguille, perçait la conjonctive, au niveau du limbe, la cornée, l'uvée, pointait l'aiguille vers la partie supérieure du cristallin et d'un geste rapide l'abaissait au-dessous de la pupille et le faisait tomber dans l'humeur vitrée avec si besoin des mouve-

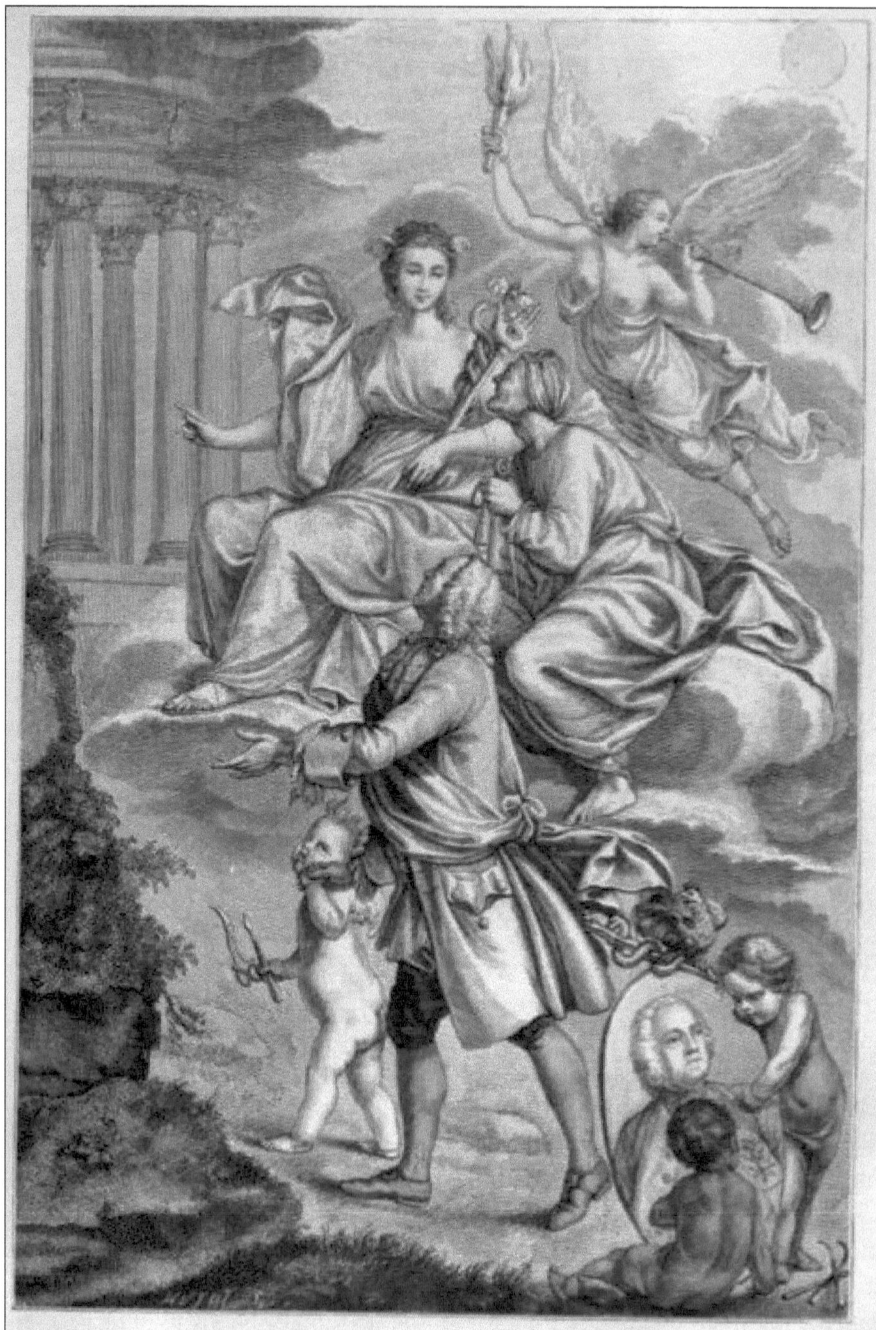

Allégorie en l'honneur du chirurgien Daviel, qui pratiqua le premier en France l'opération de la cataracte.
Gravé par le Mire, d'après de Voge (communiqué par la famille Daviel).

ments de torsion pour le libérer de ses attaches. Il maintenait quelque temps le cristallin abaissé. S'il remontait, il recommençait le mouvement. Daviel apporta une grande innovation dans la technique : alors qu'il venait, en 1745, de rater un abaissement sur l'ermite d'Eiguilles près d'Aix-en-Provence, lui revient en mémoire, en un éclair, une technique déjà présentée par Jean-Louis Petit à l'Académie royale des sciences en 1708 : ouverture de la cornée dans sa partie inférieure avec des ciseaux courbes, passage du cristallin au travers de la pupille et bascule dans la chambre antérieure de l'œil d'où il est extrait par la même ouverture et évacuation du sang. Il décida alors que cette ouverture de prime abord serait utilisée.

Soutenu par Mareschal, il travailla à Marseille sur la mise au point de sa méthode d'extraction de la cataracte, tout en la comparant à la traditionnelle qu'il continuait à pratiquer. Après de multiples expériences, sa technique prête, il la présenta à l'Académie royale de chirurgie, présidée par La Martinière les 13 avril et 15 novembre1752. Il se méfiait de l'Académie des sciences, jugée trop conservatrice par ses avis négatifs sur la vision sans cristallin et publia ses résultats. Bien sûr une polémique intense se fit jour et dura plus d'un siècle. En Angleterre, Pott a été un farouche opposant à l'extraction. Woolhouse, oculiste anglais de Jacques II, réfugié en France à la cour de Louis XIV, exerçant aux Quinze-Vingts, était aussi contre l'ouverture. Toutefois, Daviel continua à pratiquer l'abattement en améliorant la technique et les instruments, bien qu'il pensât que l'extraction donnait moins de complications post-opératoires que l'abattement. Au cours de sa vie, il aurait opéré 206 malades avec 182 bons résultats. Cette polémique eut l'avantage de faire naître la spécialité d'ophtalmologie. En effet, la création de la première chaire « d'ophtalmoïatrie » est due à l'initiative de la Martinière le 10 novembre 1765.
L'opération réalisée, des gouttes à base de Baume péruvien et d'eau chaude ou un collyre au safran ou au sang de pigeon, du sucre ou du sel pulvérisé étaient instillés dans les yeux. Ensuite de quoi les paupières étaient fermées et une compresse trempée dans une mixture contenant de l'eau de rose, de l'eau de plantin et du blanc d'œuf, bien sûr non stérile, était mise en place. John Taylor utilisait du sang de pigeon, du sucre en poudre ou du sel passé au four. Le malade, saigné et purgé la veille de l'intervention, était à jeun et de nouveau saigné ; il avait un lavement pour prévenir l'inflammation et devait garder la chambre à plat dans son lit, les yeux bandés une semaine. Dans les infections sévères Taylor prescrivait du mercure. Les complications étaient nombreuses : infection, glaucome, décollement de rétine, récidive. Si bien que l'opérateur disparaissait rapidement après l'intervention pour aller vers d'autres villes et laissait le malade sans ressource avec un succès ne dépassant pas les 40 %, face bien souvent à une issue fatale. Le résultat de l'opération était apprécié

comme il est dit dans les « Cours d'opération » de Dionis : *On a coutume de montrer aux malades deux verres, dans l'un desquels il y a de l'eau et dans l'autre du vin rouge. S'il distingue les couleurs, on est sûr que l'opération est bien faite.*

JOANNES TAYLOR MD. IN OPTICA EXPERTISSIMUS
MULTISQUE IN ACADEMIIS CELEBERIMIS SOCIUS.

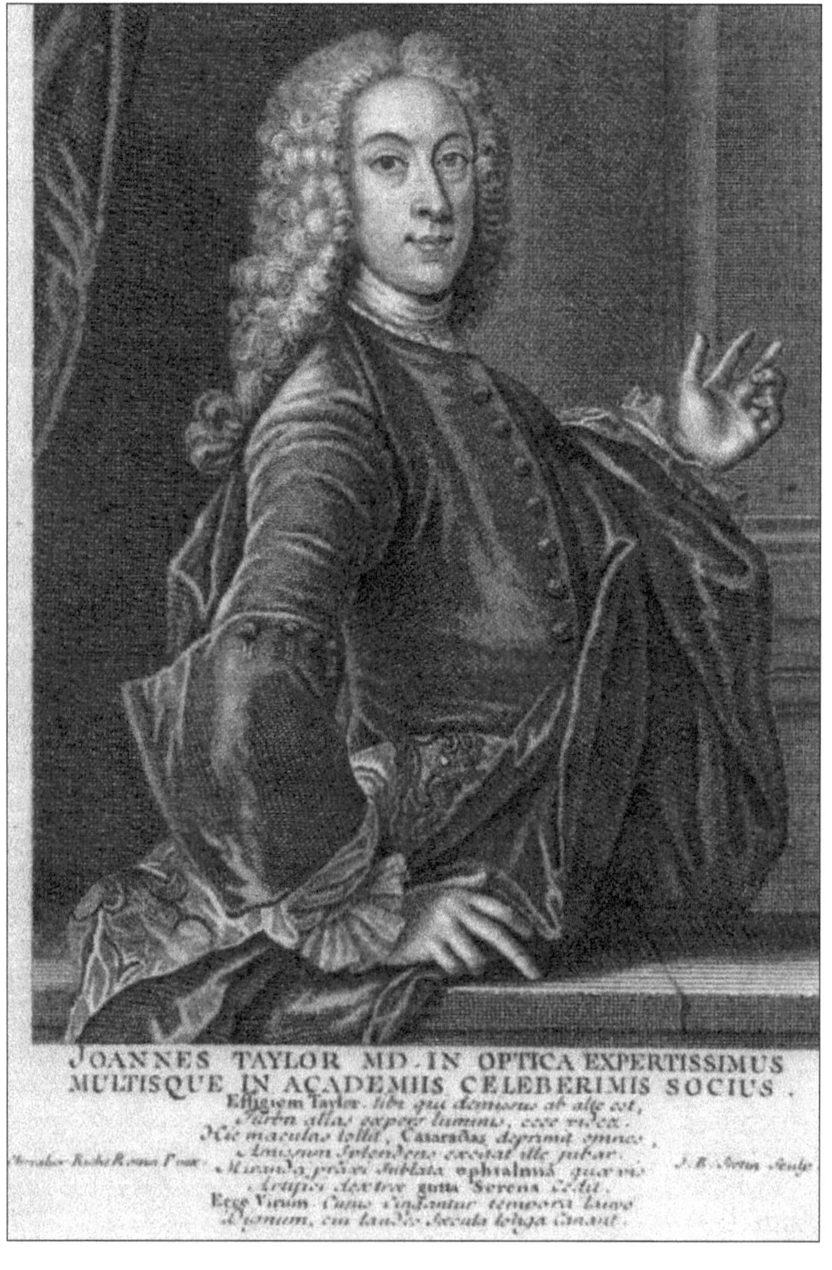

Quels étaient les opérateurs au XVIIIe siècle ?

L'abaissement de la cataracte avait été jusqu'alors le domaine des barbiers et de nombreux charlatans. Au XVIIIe siècle, cette opération commence à intéresser des personnages à la formation plus poussée. Les praticiens connus étaient relativement nombreux. Parmi eux John Taylor, né en Angleterre, qui a opéré Bach et Händel à dix ans d'intervalle avec un résultat désastreux, appartenait à une catégorie de praticiens aux contours imprécis, celle de chirurgiens-barbiers, que Diderot définit ainsi dans « L'Encyclopédie » (1re édition, tome XI, p. 342) *l'oculiste : chirurgien qui s'applique particulièrement à toutes les maladies des yeux, ocularius chirurgus, ophtalmiater... Il aura le titre d'expert pour les yeux, sans pouvoir y adjoindre celui de chirurgien.* Le chevalier John Taylor avait, lui, fait des études de médecine. Il était issu d'une famille médicale : son père était un chirurgien connu, il y avait des médecins parmi ses ascendants, sa mère était apothicaire. Il avait fait ses études au *Thomas' Hospital* de Londres sous la direction de Cheselden ; il a commencé par être lithotomiste comme son maître qui, réputé dans ce domaine, l'a initié à la chirurgie. La spécialité d'ophtalmologie n'existait pas à l'époque, mais Cheselden s'était intéressé à la chirurgie des yeux, il avait en particulier mis en pratique l'iridectomie. Taylor a exercé comme chirurgien-chef à Norwich, sa ville natale. C'est Desaguliers, member associé de la *Royal Society* et ami de Newton, qui l'orienta vers les maladies des yeux. Il alla s'instruire à Leyde auprès de Haller chez Boerhaave, puis à Paris chez Jean-Louis Petit. C'était donc le premier chirurgien qui se consacrait aux maladies des yeux, domaine jusque-là des charlatans.

Cependant, ayant fortement déplu à ses collègues par son arrogance et sa flagornerie, il commença à voyager en 1727, d'abord en Angleterre, puis à travers toute l'Europe. Il se dit spécialiste du *couching* de la cataracte (abaissement ou abattement) et commença à la traiter à partir de 1730. Certes il a eu beaucoup d'échecs, mais sont-ils plus nombreux que ceux de ses contemporains ? Il semble qu'il ait été plus habile de la main droite que de la gauche or l'œil droit est opéré par la main gauche et inversement, il aurait ainsi opéré un certain nombre d'yeux sains.

Il y avait un curieux mélange chez cet homme : d'un côté l'incontestable scientifique ayant écrit des ouvrages dans plusieurs langues, *An Account of Mechanism of the Eyes* est une étude de l'accommodation. Il s'est intéressé comme Newton au chiasma optique. Un certain nombre de ses collègues le classait parmi les habiles opérateurs et ses travaux sur la vision binoculaire et le strabisme, qu'il opérait avec efficacité, méritent d'être reconnus. C'était d'un autre côté un bateleur assurant sa promotion par des méthodes de charlatan. Certes il avait du bagout et s'était de plus désigné lui-même comme

« l'ophtalmiatre du roi », mais ses échecs étaient nombreux et il était parfois banni après ceux-ci ou expulsé, comme par Frédéric II, qui le soupçonnait d'être « un agent anglais ». Son habileté et sa dextérité n'étaient pas remises en cause : outre l'abattement de la cataracte, dont il avait amélioré la technique en brisant le cristallin en petits morceaux, il opérait aussi l'ectropion, le ptosis, les opacités cornéennes et le strabisme. Il n'intervenait pas s'il jugeait le résultat mauvais ou si l'intervention sur les deux yeux pouvait, en cas d'échec, entraîner la cécité.

En Angleterre, Sharp, également élève de Cheselden, avait fait son apprentissage de la chirurgie à Paris en 1720. Il était devenu chirurgien au *Guy's Hospital* de Londres où son cours d'anatomie était renommé. Le monde anglo-saxon revendique qu'il était l'inventeur avec Daviel de la technique d'extraction extra-capsulaire de la cataracte. En fait, il n'était que l'ambassadeur auprès de la *Royal Society of Sciences* de la supériorité du couteau de La Faye utilisé par Daviel pour faciliter l'extraction du cristallin selon Dora B. Weiner.

En Allemagne, les bases de l'ophtalmologie ont été établies à Dresde à la fin du XVIe siècle par Bartisch. Ce dernier a illustré dans les planches de son traité, *Ophtalmodouleia. Das ist die Augendienst,* les maladies de l'œil et les techniques de traitement. Une quinzaine d'oculistes ont exercé leur art à Berlin au cours du XVIIIe siècle. Eisenbarth, très connu en Allemagne sous le titre de « docteur » quand bien même il n'avait aucune qualification, était un chirurgien ambulant qui voyageait dans tout le pays, accompagné d'une troupe de comédiens et arlequins. Il s'est rendu plusieurs fois à la résidence royale prussienne. Pallas et Henckel, tous deux chirurgiens, ont donné des cours d'ophtalmologie au *Collegium Medico-chirurgicum.* La première extraction de la cataracte aurait été réalisée en 1755 par un chirurgien militaire français huguenot, Tavernier, selon la technique de Daviel, apprise à Paris auprès d'Allichamp. Mursinna pratiqua cette méthode en 1787 alors qu'il était professeur de chirurgie au *Collegium.*
En Autriche, l'impératrice d'Autriche Marie-Thérèse, atteinte d'un blépharochalasis, fit venir de Paris, sur le conseil de Swieten, le chirurgien germanophone Wenzel, sous le prétexte d'une cataracte chez une amie. La formation chirurgicale des médecins viennois sera confiée à Wenzel, Barth et Beer ; ce dernier a formé de nombreux opérateurs et occupera la première chaire d'OPH en Europe centrale.

En France, Jacques Daviel (portrait ci-contre) avait appris l'anatomie à l'Hôtel-Dieu de Paris, il était parti à Marseille en 1720 comme « chirurgien de la peste », puis à Toulon où il avait reçu la maîtrise de chirurgie en 1722, en

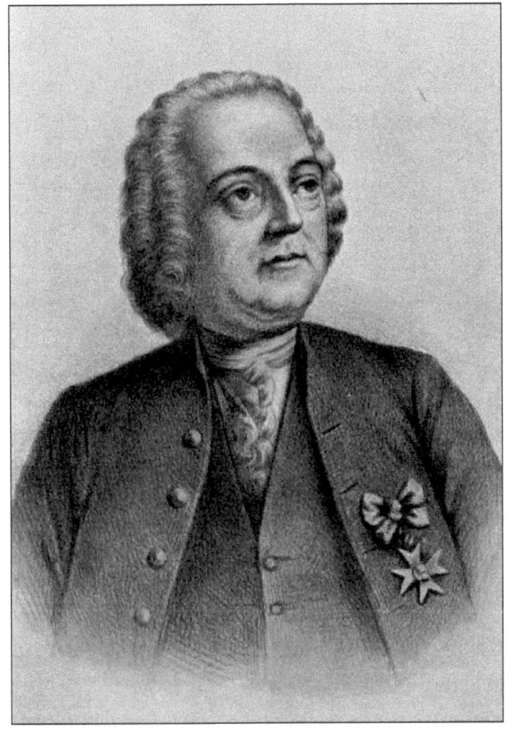

remerciement de son action lors de l'épidémie. Il était démonstrateur d'anatomie à Marseille, s'intéressait à l'ophtalmologie, il vaudrait mieux parler de « maladies des yeux » à partir de 1734. Lors de son passage à Marseille en 1734, John Taylor l'avait impressionné et lui avait donné l'idée d'organiser sa publicité, en particulier dans « Le courrier d'Avignon », journal diffusé à Paris, en province et à l'étranger. De plus il s'estimait meilleur opérateur que Taylor: chirurgien des galères de 1736 à 1746, il avait disséqué quantité d'yeux au cours des autopsies de galériens qu'il était amené à pratiquer. Il était devenu, grâce à cela, un bon connaisseur de l'œil. Il pourra ainsi prétendre à la spécialité de maladies de l'œil et acquérir, par là, la notoriété dans ce domaine. Il devint chirurgien ordinaire en survivance et par quartier de Louis XV en 1745: il assistait La Martinière, premier chirurgien, un trimestre par an et devint chirurgien oculiste du roi en 1749. Daviel était reconnu dans ce domaine. Diderot dans la « Correspondance littéraire, philosophique et critique » de Grimm écrit: *Qui est-ce qui n'a pas connu ou entendu parler du fameux Daviel? J'ai assisté plusieurs fois à ses opérations* (12: note de fin d'ouvrage).

Les Frères Grandjean (Henri et Guillaume) de Liège, disciples de Daviel, deviendront oculistes du roi, après la mort de ce dernier, en 1762.
Le Cat, à Rouen, opérait les cataractes par abaissement, il était renommé pour la précision de son geste.
Tenon utilisait la technique de Daviel. La création en 1765 d'une chaire de chirurgie oculaire au collège Saint-Côme entérinera la reconnaissance de cette spécialité. À partir de 1784, il y aura un chirurgien-oculiste en titre à l'Hôtel-Dieu de Paris.
En 1860 le couteau de Graff permettra l'ouverture dans la partie supérieure de la cornée. C'est cette voie d'abord, avec toutes les améliorations de la chirurgie moderne, qui est encore utilisée de nos jours.

Choix de Taylor

Comment a-t-il été recruté? La nouvelle de son arrivée dans les villes qu'il visitait, se propageait grâce aux « affiches et placards », nombreux en Allemagne, qui permettaient d'annoncer les événements importants. Les informations circulaient aussi par les « nouvelles écrites à la main » et les journaux contribuaient à cette diffusion bien qu'ils aient été en concurrence avec toutes ces « feuilles volantes ». Bien qu'à cette époque les musiciens dussent trouver un protecteur qui les mettait au rang de domestique portant livrée, Bach dans son costume noir de *Cantor,* en dépit de ses relations tumultueuses avec le Conseil municipal de Leipzig, était malgré tout au centre des informations. Cantor de la T*homasschule* et directeur de musique dans les églises de la ville, il avait de nombreux élèves. Il était directeur du *Collegium musicum.* Il sera à Dresde le *Kapellmeister* et le compositeur de la cour royale d'Auguste le Fort, roi de Pologne et prince électeur de Saxe. Il allait à la cour donner des concerts d'orgue, faisait de la musique avec des musiciens comme Pisendel, Zelenka, Hasse qui, en retour, se réunissaient chez lui à Leipzig. Bach avait une notoriété allemande comme organiste virtuose, improvisateur et facteur d'orgue: *le plus grand virtuose allemand de l'orgue et le premier expert de cet instrument* selon Karl Geiringer (13: note de fin d'ouvrage), les cours ou municipalités des villes l'invitaient pour inaugurer leur orgue ou le sollicitaient pour en faire l'expertise. De plus sa maison était une véritable ruche où se côtoyaient ses enfants (il en a eu vingt, dont treize ont survécu), les élèves musiciens qu'il logeait et les nombreux musiciens allemands de passage à Leipzig qui n'auraient pour rien au monde manqué de venir saluer le Maître et qui apportaient les nouvelles de tout le pays. Mais famille et amis de Bach n'avaient sans doute pas connaissance des critiques à l'encontre de Taylor. Ce dernier arriva à Leipzig le 28 mars 1750 et organisa, comme à son habitude une conférence à la grande salle de concert *zum Drey Schwahnen*: Bach était dans l'assistance et sollicita un entretien. C'est ainsi que fut fixée la date de la première intervention entre le 28 et le 31 mars 1750.

Händel, à Londres, était très proche de la famille royale et de la noblesse. Il était compositeur de la Chapelle royale et donnait des leçons aux princesses Anne-Caroline et Amélia, petites-filles de Georges II. Il écrivait des *Te Deum* pour célébrer les victoires anglaises, a composé son fameux *Zadok the Priest* pour le couronnement de Georges II, et une ode funèbre, *Anthem*, pour la mort de la reine Caroline. Bien qu'indépendant, premier musicien à vivre des recettes de ses concerts et de la publication de ses œuvres[6], comme le fera

6. Il a toutefois bénéficié d'une « rente royale » à vie en remerciement du *Te Deum pour la Paix* et l'Ode pour l'anniversaire de la Reine Anne.

plus tard Boieldieu, il a été à plusieurs reprises hébergé par des membres de la noblesse, et y rencontrait toute l'intelligentsia de l'époque : en 1712, il a habité chez le comte de Burlington, il y est entré en relation avec Pope et Swift. Vers 1717, il s'installera pour deux ans chez le duc de Chandos, dont il a été le maître de musique de la chapelle privée et composa les *Chandos anthems*. Mais il aimait aller dans les cafés boire une tasse de ce breuvage et fumer sa pipe avec des gens de sa condition, enfin il a rencontré le chevalier Taylor, à *Tunbridge Wells* lors d'une de ses cures annuelles.

Les sources thermales étaient très nombreuses en France, comme en Allemagne et se sont beaucoup développées en Angleterre à la fin du siècle, ainsi « prendre les eaux » était très prisé tout au long du XVIIIe siècle par la bonne société ; la cour s'y transportait en été et Bath et Tunbridge devinrent à la mode. Cependant le voyage et la cure étaient coûteux, ce qui restreignait la clientèle. Il y avait des fêtes, des concerts, des représentations théâtrales et les nouvelles, ragots, potins en tout genre circulaient. En France, le caractère ferrugineux des eaux de Forges-les-Eaux est découvert dès 1573 : Louis XIII, accompagné d'Anne d'Autriche et de Mazarin, va y faire une cure dans l'espoir de favoriser une grossesse, puis ce sera la Grande Mademoiselle qui entraîne à sa suite toute la cour, plus tard on y verra le duc de Saint-Simon, Buffon, Voltaire et là encore ce ne sont que fêtes, spectacles, jeux et bien sûr rencontres et bavardages… Bach en juillet 1720, suivait le Prince Léopold de Cöthen à Carlsbad et tandis que Mozart se mourait à Vienne, Constance prenait les eaux à Baden, Telemann allait faire des cures à Bad-Pyrmont en Basse-Saxe et Händel faisait de même de fréquents séjours dans les villes d'eau. Les eaux de Forges, recommandées à Louis XIV par son premier médecin, l'Archiâtre Vallot, étaient apportées tous les matins à Versailles par des officiers à cheval. Marie-Thérèse, Impératrice d'Autriche, s'était investie dans la commercialisation des eaux en bouteille à Spa.

Les nouvelles affluaient dans toutes ces cours princières, ces villes, stations thermales et salons fréquentés par toute la haute société de l'époque : Mercier s'exclame : *Il faut avouer que la conversation à Paris est perfectionnée à un point dont on ne trouve aucun exemple dans le reste du monde* (14 : note de fin d'ouvrage) et comme on le sait, Taylor y faisait une intense publicité. C'est ainsi que la famille Bach, ayant eu vent de la renommée de Taylor, de passage à Leipzig, a profité de ce séjour pour lui faire opérer notre musicien.

Enfin, dernière hypothèse, Bach, Händel et Telemann se sont-ils communiqué des noms, des adresses ? Les trois musiciens se connaissaient par leurs œuvres. Si Bach et Händel ne se sont jamais rencontrés après deux rendez-vous manqués, chacun connaissait les œuvres de l'autre : Bach avec enthousiasme, Händel avec un peu de condescendance. Händel et Telemann ont gardé toute leur vie des relations amicales. Händel, lors de son séjour à la Faculté de droit de Halle, s'était lié d'amitié avec Telemann, amitié de toute une vie. Ils adoraient l'un comme l'autre les fleurs, surtout les « plantes exotiques », et dans une lettre de 1750, Händel annonce à Telemann l'envoi d'une caisse de plantes. Quant à Bach et Telemann, ils se sont rencontrés vers 1709 lors du séjour de Telemann à Eisenach comme *Konzertmeister* : Bach, né dans cette ville, occupait alors ce même poste à Weimar. Telemann avait tenu le second fils de Bach, Carl-Philipp-Emmanuel sur les fonts baptismaux, alors qu'il était directeur de musique à Francfort-sur-le-Main depuis 1712. Carl-Philipp succédera à son parrain à Hambourg après la mort de ce dernier. Cette hypothèse ne semble pas plausible pour Bach, car Taylor était connu de sa famille et il avait fait sa campagne publicitaire à Leipzig. Pourquoi Händel, qui avait consulté Sharp et avait été opéré deux fois par ce dernier, a-t-il eu recours à un opérateur accusé de charlatanisme par ses collègues, et tourné en dérision par ses contemporains ? Händel avait sans doute eu connaissance de la mort de Bach un mois avant son passage à Halle en 1750 : mais les journaux de Berlin bruissaient du succès de l'intervention sur Bach, que Taylor annonçait contre toute réalité, et dont il se vantait, ce qui alimentait sa réputation douteuse. Mais, là encore, il n'y a pas d'archives à ce sujet.

LES CHIRURGIENS-BARBIERS ET LES BARBIERS-CHIRURGIENS

Qui étaient les chirurgiens-barbiers : quelle était leur histoire ? Cette profession est rencontrée sous les noms de barbiers, barbiers-chirurgiens, chirurgiens-barbiers, chirurgiens. Leur histoire est confuse, la différence entre les trois corps de métiers s'est faite progressivement pour aboutir au cours du XVIIIe siècle au chirurgien.
Des conciles de Nicée (325) et de Constantinople (mai-juillet 381) aux Ordonnances royales de Louis XV en 1743, scellant la séparation des chirurgiens et des barbiers et plus tard, l'autonomie des chirurgiens par rapport aux médecins, la route sera longue et semée d'embûches pour que chacun acquière enfin son autonomie en France. En Angleterre, le problème ne sera pas aussi aigu qu'en France, car il n'y avait pas de Faculté de médecine à Londres et le souverain est le « chef suprême », depuis Henri VIII, de l'Église anglicane[7].
En Allemagne, l'organisation de la chirurgie a été lente, causée par l'éclatement du Saint-Empire par le traité de Westphalie.
Grâce à l'esprit des « Lumières » qui soufflera du XVIIe au XVIIIe siècle, la curiosité d'esprit, l'esprit critique, le sens de l'observation ont eu peu à peu raison de la psalmodie des textes anciens d'Hippocrate, Aristote et Galien, interprétés à la lumière du dogme. C'est ainsi que les connaissances médicales sur l'œil, tout particulièrement le cristallin, progressèrent et que la technique chirurgicale de la cataracte a été mise au point en France à la fin du XVIIIe siècle, améliorée de nos jours par les nouvelles ressources de la médecine.

Émergence de la profession

Après les grandes invasions barbares des IVe et Ve siècle (Huns, Francs, Lombards, Normands) et la chute de l'Empire romain d'Occident en 476 (déposition de *Flavius Romulus Augustulus* par Odoacre, roi de la tribu

7. L'anglicanisme est religion d'État (officielle) depuis Elisabeth Ire, par « l'Acte de suprématie » 1559 qui exige des évêques serment de fidélité à la reine « gouverneur suprême de l'Église ».

germanique des Hérules), le savoir gréco-romain avait été dispersé ou détruit (ultime destruction, par les Arabes, de la grande bibliothèque d'Alexandrie, en 642).
La transmission des textes gréco-romains au monde chrétien pendant le Moyen-Âge est encore sujet à controverses. Pour les uns, la transmission s'est faite par les arabo-musulmans après la conquête de l'Espagne (711) et l'arrivée des médecins juifs et arabes traduisant les transcriptions arabes des écrits grecs en latin, et celle de Constantin l'Africain, originaire de Carthage, qui a apporté au XIe siècle des textes gréco-latins à l'Université de Salerne. Pour d'autres, la majorité des textes grecs ont été traduits directement en latin par des chrétiens syriaques avant le passage par l'Espagne et Salerne. De surcroît, des textes grecs et latins, transmis lors des échanges très nombreux et vivants entre Byzance et le reste du monde gréco-romain pendant la période séparant la chute des deux empires, ont été cachés dans les monastères, puis retrouvés. Comme le raconte Umberto Ecco dans son roman, « Le nom de la rose », ces textes, lentement rassemblés dans les *scriptorium* et traduits directement en latin, sans passer par l'arabe, calligraphiés par les moines de Cluny, de Cîteaux et de Clairvaux, ont été diffusés dans toute l'Europe entre le XIIe et le XIIIe siècle. Enfin des personnalités, abbés et penseurs, sont parties d'Europe, de leur propre initiative, à la recherche des textes gréco-latins. Lors des croisades, de nombreux échanges ont eu lieu entre le monde arabe et les chrétiens.

L'Empereur Constantin réussit à imposer son autorité sur les différentes Églises d'Orient et d'Occident, agitées et divisées par de nombreuses hérésies. Au concile de Nicée (325), Constantin se déclare « évêque du dehors » et accorde des privilèges aux Églises. Le catholicisme devient « Religion d'État » sous Théodose en 391 ; de nouveaux privilèges sont accordés aux églises ainsi que d'immenses richesses, provenant de la spoliation des sites païens. Les liens entre Église et État se resserrent. Le clergé, très riche, prend alors tous les pouvoirs, pouvoir spirituel et temporel, l'Empereur, *premier empereur romain baptisé au début de son règne* étant devenu *le bras armé* du Pape (15 : note de fin d'ouvrage).

C'est localement dans les monastères[8] et les églises que les premiers centres de soins ont été organisés. La première abbaye bénédictine, édifiée par Saint Benoît de Nursie au Mont-Cassin en 529, essaime partout en Europe et de nombreuses abbayes sont érigées en pleine campagne. Les premiers médecins sont des moines dont la mission est de guérir les âmes, la maladie étant due

8. Les premières abbayes ont souvent été édifiées par des femmes dont le meilleur exemple est Fabiola qui ouvre un hôpital à Rome en 400. Cf, Régine Pernoud « Les femmes au temps des cathédrales ».

au péché. Pendant longtemps les ordres religieux seront les seuls à délivrer des soins: la parole des évangiles, tolérance, amour et compassion pour les humbles et les malades, conduit tout naturellement les moines à prodiguer leurs soins à leurs frères et aux pèlerins de passage, car les monastères étaient souvent édifiés le long des routes de pèlerinage. Par la suite, la lente émergence de la science médicale a été rythmée et freinée par les conciles[9] successifs.

Jusqu'à la fin du Xe siècle médecine et chirurgie étaient réunies dans un même corps. Mais au concile de Clermont en 1130 et à celui de Reims, en 1131, Rome tente d'interdire la médecine au clergé régulier. Au concile de Tours, en 1163, la scission entre médecins et chirurgiens est accomplie: *Ecclesia abhoret a sanguine* (« L'Église a horreur du sang »): elle interdit aux clercs, médecins pour la plupart d'entre eux, de verser le sang; elle ne redoute pas tant de répandre le sang que d'ouvrir le corps, car elle craint que cela ne conduise au décès. De plus, toucher au corps, c'est toucher aussi à l'âme. Les prêtres ne doivent pas pratiquer la chirurgie, pas même la saignée, qui sont confiées désormais aux laïcs. En 1215, le IVe concile de Latran interdit aux moines de sortir de leurs couvents pour soigner: les moines allaient dans les villes et les châteaux donner leurs soins à leurs malades et certains négligeaient leurs devoirs sacerdotaux. Il leur interdit l'exercice de la chirurgie et les méthodes manuelles, en suite de quoi la petite chirurgie est laissée aux mains des arracheurs de dents, aux marchands ambulants, aux barbiers, devins, ermites, sorciers, alchimistes, charlatans en tout genre qui seront au centre de la préoccupation du pouvoir pendant des siècles. La chirurgie tombe alors à son plus bas niveau. Enfin, une bulle du pape Boniface VIII (13 février 1300), *Detestandae feritates abusum*..., frappe d'excommunication ceux qui font bouillir les cadavres pour les désarticuler[10] et ramener les corps des croisés pour les enterrer dans leurs terres natales, elle interdit aussi le démembrement du corps et sa division. Cette technique, adoptée par les rois de France dans la deuxième moitié du XIIIe siècle et les membres du clergé, est devenue une mode chez les gens du commun pour l'expiation de leurs péchés; elle autorise toutefois la dissection. Cette bulle, mal interprétée, aboutira à l'interdiction de la dissection pendant des siècles et freinera l'étude de l'anatomie. Toutefois, les Papes Sixte IV, Jules II et Clément VII en avaient levé l'interdiction par l'Église, mais elle était de toute façon superflue puisque Galien avait tout décrit... sur des animaux, la dissection des humains étant interdite sous Marc-Aurèle dont il était le médecin.

9. Les conciles sont des assemblées d'évêques et de théologiens qui discutent de la doctrine et de la discipline ecclésiastique.
10. Ce sera le cas du corps de Saint Louis, mort à Tunis le 25/8/1270 lors d'une épidémie de « peste » (dysenterie ou typhoïde) et ramené à la basilique de Saint-Denis, par morceaux, après un long périple.

Après le concile de Nicée, le christianisme a donc pris un rôle considérable dans l'organisation de l'État et les soins, étant dispensés par des clercs, sont passés sous l'autorité du clergé qui a les richesses et le pouvoir. Par conséquent, les premières universités, fondées par des clercs au Moyen-Âge, autour des monastères ou des cathédrales, étaient cléricales (1300). Aussi l'accès au savoir des livres anciens gréco-latins, gardés, traduits et recopiés dans les monastères et les universités sera interdit aux chirurgiens pour des siècles. L'influence de l'Église restera prépondérante jusqu'au XVIIIe siècle. Cependant, des écoles laïques apparaissent en particulier à Salerne, Tolède et Montpellier qui resteront indépendantes. Aussi le moine dans les jardins entourant les monastères ou le clerc dans l'enclos des cathédrales est le seul maître de la santé : il soigne et délègue les pansements et petits actes aux barbiers munis de leur rasoir dont la fonction principale est de s'occuper des soins corporels : rasage, coiffure, tonsure des clercs. Après le concile de Tours, comme dit ci-dessus, le soin de guérir les corps, la médecine en somme, est confié exclusivement aux clercs, médecins qui sont des savants ayant fait de longues études, de plus les seuls habilités à enseigner sous l'appellation de Docteur Régent. Il n'y avait donc qu'un seul corps de métier. Les actes manuels sont laissés aux barbiers.

Il est vraisemblable que subsistaient des îlots de chirurgiens, rompus aux pratiques gréco-latines, et que des échanges avaient lieu entre ces derniers et les moines. Dans cette Europe désorganisée par les flux d'invasions barbares, des écoles de médecine existaient en Gaule et en Italie dès le VIe siècle. Des ateliers faisaient la traduction en latin des manuscrits grecs conservés, les commentaient et les paraphrasaient. Ces îlots de conservation de la culture grecque se trouvaient surtout dans les régions éloignées, peu touchées par les invasions : Sicile, Calabre, Naples. Le plus célèbre d'entre eux est Salerne, avec son « École », florissante jusqu'au XIIe siècle, remplacée par Bologne où *Theodoricus et Guillaume de Saliceto*, éminents chirurgiens, ont formé des élèves, célèbres en Italie. En 1231 Frédéric II de Hohenstaufen, empereur du Saint-Empire romain germanique et roi des Deux-Siciles, confère à l'École le droit de décerner le diplôme de médecin après cinq ans d'études, un an de stage probatoire et l'étude de l'anatomie sur le cadavre.

Du XIIIe au XIVe siècle existent deux catégories de praticiens : les chirurgiens instruits et lettrés issus des universités, licenciés ou maîtres en chirurgie et en médecine. Ils avaient la connaissance des médecines antique et arabe : parmi eux se trouve Henri de Mondeville qui fait sa médecine à Montpellier, puis étudie la chirurgie à Bologne auprès de Théodoric et de Guillaume de Saliceto et à Paris avec Lanfranc. Il devient maître dans les deux disciplines et forme des élèves dans toute l'Europe. Il écrit la « Chirurgie » que la maladie ne lui permettra pas d'achever. Guy de Chauliac étudie la médecine à Toulouse ou à Montpellier et devient maître en médecine en 1325, il fait un apprentissage en chirurgie à Bologne. Sa *Chirurgia magna* (1363) est connue de toute l'Europe, il sera le médecin de plusieurs papes. Ce sont tous les deux des clercs. Il y a aussi des chirurgiens laïcs, les chirurgiens jurés dont l'enseignement est assuré par des professeurs de l'université où la formation est faite par des maîtres

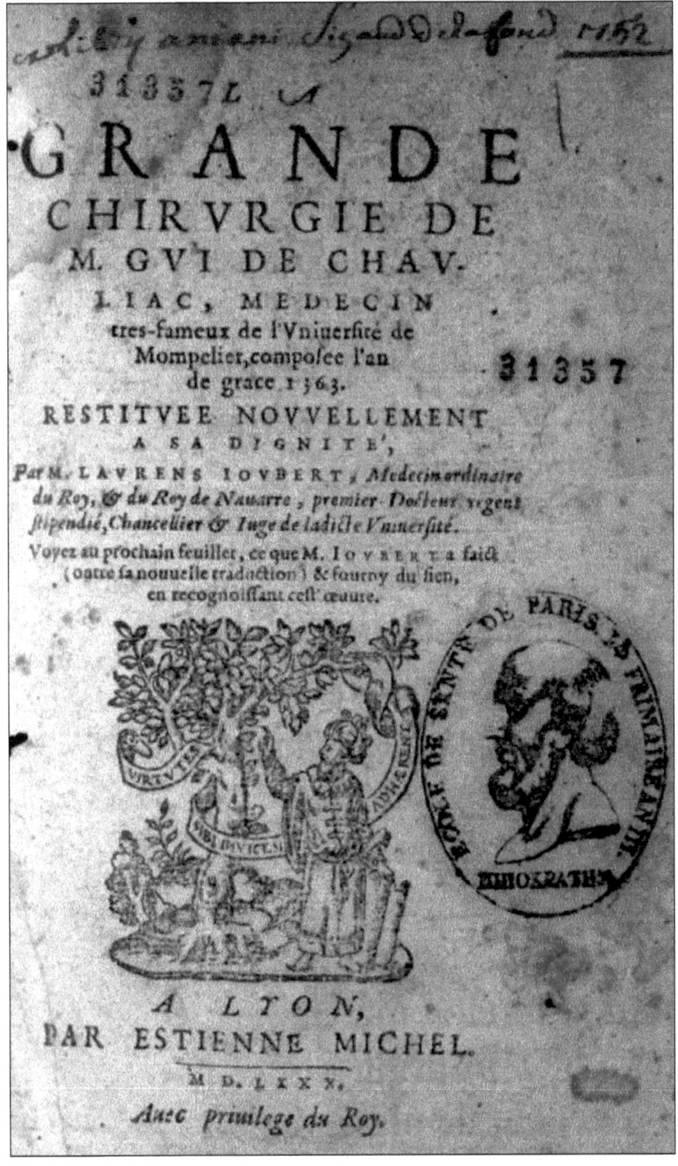

GRANDE
CHIRVRGIE DE
M. GVI DE CHAV-
LIAC, MEDECIN
tres-fameux de l'Vniuerfité de
Mompelier, compofee l'an
de grace 1363.
RESTITVEE NOVVELLEMENT
A SA DIGNITE',
Par M. LAVRENS IOVBERT, *Medecin ordinaire du Roy, & du Roy de Nauarre, premier Docteur regent ftipendié, Chancellier & Iuge de ladicte Vniuerfité.*
Voyez au prochain feuillet, ce que M. IOVBERT a faict (outre fa nouuelle traduction) & fourny du fien, en recognoiffant ceft œuure.
A LYON,
PAR ESTIENNE MICHEL.
M. D. LXXX.
Auec priuilege du Roy.

La grande chirurgie de Guy de Chauliac.

compétents. À côté d'eux, les empiriques, « inciseurs » de hernie, de pierre ou abatteurs de cataracte, sont incultes.

Devant l'ignorance de la plupart de leurs confrères, un certain nombre de ces chirurgiens, soutenus par l'arrivée à Paris des chirurgiens de l'École de Bologne, chassés d'Italie par la rivalité Guelfes, Gibelins[11] et sans doute aussi par Henri de Mondeville, fondent en 1268 à Paris, autour de Jean Pitard[12], premier chirurgien de Philippe le Bel et de Louis VI le Hutin, la « Confrérie de saint Côme et saint Damien » en présence du prévôt de Paris et des officiers royaux. Des femmes se rencontrent parmi eux : elles étaient exclues, comme les hommes mariés, de la faculté et ne pouvaient pratiquer que des actes manuels. C'est la première séparation entre chirurgiens-barbiers et simples barbiers (*rasor et minutor sanguinis)* dont le champ d'action est désormais limité aux bains, au rasage et à la phlébotomie. Le but de cette confrérie : se rapprocher du statut des médecins par un système de diplômes copié sur celui de la Faculté. En 1311, un édit de Philippe le Bel impose

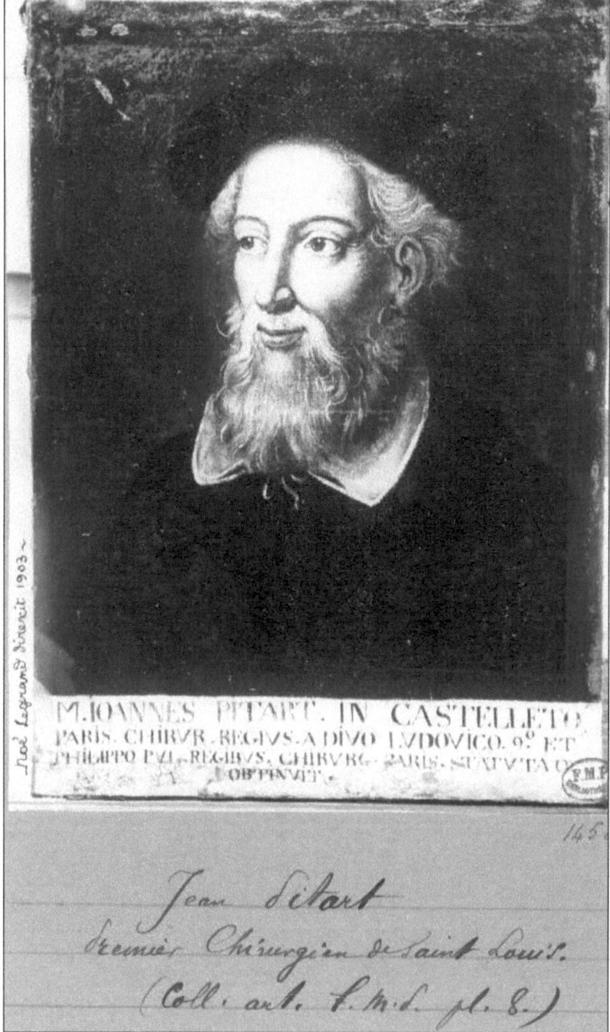

Portrait de Jean Pitart.

11. Ces deux factions se sont disputées pendant 30 ans, de 1240 au début du XIVe siècle en Italie, la succession au trône du Saint Empire romain germanique. Les Guelfes et le Pape soutenaient les Welfs de Bavière, les Gibelins, les Hohenstaufen de Souabe.

12. Pitard et Mondeville partageaient le service de santé de la maison royale.

aux « chirurgien et chirurgienne » un examen devant les chirurgiens-jurés du roi. Les premiers statuts des chirurgiens de la « Confrérie » ont été perdus, seuls sont connus ceux de 1379 confirmés par le roi. La hiérarchie est calquée sur celle de l'université avec mise en place de cours théoriques en latin. Il y est précisé que les confrères se doivent mutuelle assistance, qu'ils doivent impérativement savoir le latin et ne peuvent pas prendre un apprenti ne connaissant pas cette langue. De plus les blessures par armes doivent être déclarées à la police, comme de nos jours.

En 1437, la Confrérie fut admise à l'université et les chirurgiens purent suivre les cours en latin de la faculté de médecine, en tant qu'écolier à condition de savoir la grammaire et le latin.

Les mêmes droits et privilèges qu'aux universités leur sont accordés par lettres patentes de 1360, 1498, confirmés en 1544. Un arrêt du Parlement de 1552 oblige les chirurgiens à recevoir des maîtres chirurgiens devant 4 docteurs commis par la faculté de médecine.

Sur le plan pratique, la formation se faisait sur le mode corporatif. Les chirurgiens étaient organisés en corporation[13] ou jurande à laquelle ils prêtaient serment. Ils étaient sous la direction du premier barbier-chirurgien du roi, du prévôt perpétuel et de quatre prévôts élus ; le nom de chirurgien-barbier leur était toujours appliqué, source de déconsidération de leur profession. Ils avaient toutefois les mêmes grades que les médecins depuis François Ier (1544).

Les barbiers, en tant qu'artisans, étaient soumis à différentes corvées dont les gardes de nuit, les piquets d'incendie, le logement des militaires, dont les médecins étaient dispensés, privilèges auxquels ils tenaient beaucoup. Selon les statuts de 1371 et 1383, les barbiers sont sous l'autorité du Maître barbier et valet de chambre du roi, ils ont le droit de saigner et de panser, curer et guérir toutes les manières de « clous, boces et plaies ouvertes » en cas de péril et autrement si les plaies n'étaient pas mortelles, sans pouvoir en être empêchés par les chirurgiens. Ces statuts sont adoptés par toutes les villes du royaume. Les barbiers ont pour enseigne un bassin et un plat à barbe.

Tant que la formation des médecins n'a pas été codifiée, l'apprentissage se faisant de maître à élève, les femmes rentraient dans le moule, et pouvaient être médecins, encore connus sous le nom de physiciens, comme de nos jours en Angleterre, ou mires. Parmi elles, Sainte-Hildegarde von Bingen, abbesse de l'abbaye bénédictine de *Disibodenberg,* auteur de son célèbre *Liber simplicis medicinae,* connu sous le nom de *Physica,* et Trotula de Salerne à laquelle sont

13. La Corporation, assemblée de personnes exerçant la même profession (métiers manuels pour les chirurgiens), avait ses propres règlements que ses membres devaient « jurer » de respecter d'où le nom de « Jurande » devant les autorités de la ville où ils pratiquaient et ses privilèges. La hiérarchie y était stricte, l'enseignement se faisait sur le mode compagnonnage : apprentis, compagnon, maître. Les chefs choisis parmi les maîtres s'appelaient « chirurgiens jurés ».

attribués trois écrits : « Les maladies des femmes, Traitement pour les femmes et Soins cosmétiques pour les femmes », réunis sous le terme *Trotula.* Son existence est contestée par certains, mais d'autres pensent qu'elle a été une obstétricienne de talent.
Mais dès l'apparition des universités, les femmes sont exclues de la faculté, au même titre que les hommes mariés et les ordres mineurs et mendiants. Elles pouvaient être chirurgiens, pratique indépendante de la faculté. Un certain nombre d'entre elles sont répertoriées dans le « Livre des métiers » d'Etienne Boileau[14]. Entre le XIIe et le XVe siècle, la situation des femmes s'est considérablement dégradée : un mouvement misogyne fait surface. En 1484, un édit de Charles VIII interdit totalement aux femmes la pratique de la chirurgie, au motif qu'elles font concurrence aux hommes, mais elles continuent à exercer la chirurgie jusqu'à la fin du XVIe siècle.

Rivalité chirurgiens et barbiers

Pour simplifier l'énoncé du problème, seront évoqués les chirurgiens (chirurgiens-barbiers) et les barbiers (barbiers-chirurgiens) auxquels il faut ajouter les religieux chirurgiens, en particulier les Frères de la Charité. Ces derniers entendaient faire valoir leur antériorité dans le métier.
Entrés à l'université en 1437, les chirurgiens doivent jurer obéissance au Chancelier. ce dernier est le représentant du Pape auprès de l'université, qui rappelons-le, est sous l'autorité de l'Église. Très rapidement, ils confient aux barbiers le soin de pratiquer les actes sur les plaies ne mettant pas la vie en danger tels pansements, saignées, lavement, sangsues, en somme les actes de première urgence. Toutefois, les chirurgiens gardent le droit de raser la barbe, ce qui les met dans une position inférieure par rapport aux médecins.

Les hostilités commencent en 1491. Les élèves barbiers sont autorisés à suivre des cours d'anatomie et de chirurgie en latin avec commentaires en français à la Faculté de médecine de Montpellier en 1490, 1494 à Paris, à la grande fureur des chirurgiens, car pour eux, l'enseignement en latin y était obligatoire. Peu à peu, les barbiers empiètent sur le territoire des chirurgiens, d'où des querelles sans fin et des procès attisés par ailleurs par les médecins qui craignent l'ascension et la concurrence des chirurgiens et veulent les maintenir dans un statut inférieur.
La Faculté ayant imposé un uniforme au XIIIe siècle, bonnet rouge pour le doyen et robe longue pour les médecins, les chirurgiens endossent en 1505,

14. Etienne Boileau, Prévôt de Paris de Saint Louis, réglemente les métiers dans un recueil de cent statuts de métiers parisiens, enregistré au Châtelet.

avec l'accord de la Faculté, la « robe longue » ; avec leur longue robe noire, ils sont dits « chirurgiens de robe longue ».
À partir de 1505, les barbiers, ayant un pied à la Faculté, passent un contrat avec les médecins devant le prévôt de Paris : les médecins sont leurs supérieurs, ils doivent s'inscrire à la Faculté et payer un droit, les médecins assistent aux examens. Ces barbiers prennent le titre de barbiers-chirurgiens : *tonsores chirurgici* et non plus *barbitonsores* ou « chirurgien de robe courte ».

Malgré le désir des chirurgiens de se voir reconnus comme corps enseignant et corporation professionnelle, la Faculté refuse la formation de cette cinquième faculté. Mais, soutenus en 1544 par des lettres patentes de François Ier, la Communauté de Saint-Côme devient « Collège » ; les lettres patentes de 1360, 1498, conférant les mêmes droits et privilèges qu'aux universités, sont confirmées en 1544. Des bacheliers, licenciés, maîtres y sont formés, qui portent la robe longue et le bonnet carré. Un arrêt du Parlement de 1552 oblige les chirurgiens à recevoir les Maîtres chirurgiens devant 4 docteurs de la Faculté de Médecine.
Une nouvelle demande d'affiliation des chirurgiens à la Faculté est refusée, mais protégé par Henri III en 1577, le Collège Saint-Côme devient un corps de l'Université, prend le titre de « Faculté de chirurgie » et a le droit de faire de l'enseignement à ses élèves. La Faculté, très inquiète de ces dispositions, signe un nouveau contrat avec les barbiers en 1577 : ils doivent suivre quatre ans de cours à la Faculté, sanctionnés par quatre examens sur l'ostéologie, l'anatomie, la phlébotomie et la pharmaceutique en présence du doyen et de deux médecins. Ils ont désormais le *droit de traiter toute sorte de blessures* rendant la concurrence avec les chirurgiens très grande. Les médecins restent cependant les supérieurs des barbiers qui doivent leur jurer obéissance. La Faculté refuse une nouvelle fois d'y admettre les chirurgiens à Paris. Ces derniers s'adressent alors au pape Grégoire XIII et lui demandent une grâce ou *indult* en 1579, leur permettant de recevoir la consécration du Chancelier de l'Université, ce qui les ferait rentrer dans le corps de la Faculté. Comme dit plus haut, ce dernier représentait le Pape dans une Université encore sous l'autorité de l'Église. Après des tergiversations, le Parlement enregistre l'indult en 1594, qui ne sera pas appliqué.

À partir du XVIIe siècle, la Faculté va être confrontée à trois groupes d'opposants favorables aux réformes : les rois et leurs ministres, les premiers chirurgiens parmi lesquels Félix de Tassy au service de Louis XIII et Louis XIV, Mareschal de Louis XIV, Gigot de La Peyronie, La Martinière, de Louis XV, ce dernier entretenant avec le roi des relations privilégiées déférentes, et aussi les médecins de cour. Ils vont tous, chacun à leur manière, avec le soutien de leur souverain, relancer la lutte contre l'hégémonie de la Faculté (de médecine) et reprendre les réformes : enseignement, exercice et lieu d'installation, rapports entre les différents acteurs, médecins, chirurgiens, barbiers, apothicaires. Ils vont se trouver confrontés à l'hostilité de la Faculté de Paris, arc-boutée sur ses privilèges, et inquiète de l'ascendant des premiers chirurgiens sur le roi. Son doyen de 1650 à 1652, Guy Patin, très conservateur, connu pour son art de la polémique, sera très actif dans cette lutte pour garder le monopole de l'enseignement, l'installation exclusive à Paris des médecins diplômés de cette ville, chasse gardée dont sont exclus les « étrangers » provinciaux, la surveillance et la distribution des médicaments au détriment des apothicaires. Ils veulent enfin garder le contrôle de la publication des ouvrages médicaux, obtenu par un arrêt du Parlement du 3 mai 1535.

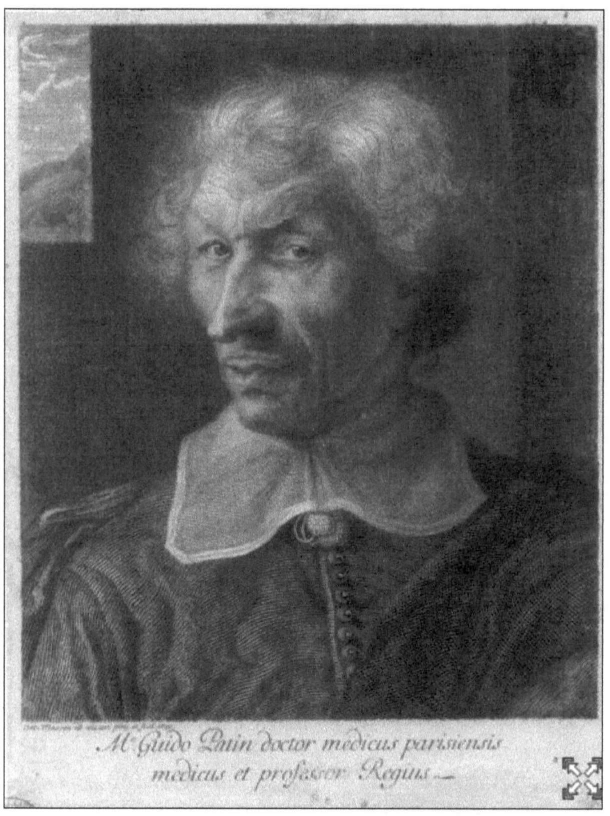

Portrait de Guy Patin par Antoine Masson.

Les rois vont peu à peu se libérer de cette emprise. C'est ainsi que sous Louis XIII, Théophraste Renaudot, médecin montpelliérain, protégé par Richelieu et « son éminence grise » le Père Joseph (François Leclerc du Tremblay) est un novateur, promoteur qu'il est de la médecine des pauvres. C'est aussi un réformateur dans son rêve de fonder une université libre, débarrassée de la scolastique chère à la Faculté parisienne. Successivement en 1612 « conseiller et médecin ordinaire du roi », puis en 1618 « Commissaire Général des pauvres et invalides du Royaume », il entre en lutte avec la Faculté et son doyen Guy Patin par ses idées sur l'organisation de la santé et de l'enseignement. Il présente au roi dans sa « Requête au roi en faveur des pauvres » ses projets pour l'amélioration de leur condition. En 1630, il ouvre dans l'île de la Cité à l'enseigne du Grand Coq, rue de la Calandre, un « bureau d'adresses et de rencontres » par lequel il prévoit d'employer les vagabonds à des travaux de salubrité publique (ramassage des ordures, nettoyage des rues). Cet organisme élargit rapidement ses activités et fournit aux pauvres toutes les adresses utiles à la recherche d'un emploi. Dans son dispensaire, tenu par médecins, chirurgiens et apothicaires parisiens et provinciaux en délicatesse avec la Faculté, il soigne gratuitement les pauvres dans des « consultations charitables » ouvertes avec l'autorisation du roi par des lettres patentes de 1640. Il a installé son laboratoire dans ce lieu. Des apothicaires y mettent au point des remèdes chimiques selon les principes de Paracelse enseignés à Montpellier, en particulier le vin émétique à base d'antimoine, il donne un enseignement de la pharmacopée aux apothicaires. Enfin, il souhaite ouvrir « un hostel des consultations charitables » où un enseignement clinique au lit du malade viendrait en complément de l'enseignement théorique, donné dans sa société savante, auquel les étudiants de la Faculté assistent en grand nombre. Car il organise dans la salle du Bureau d'adresses *des conférences ou assemblées de gens doctes et curieux des sciences et des arts* (16 : note de fin d'ouvrage). Les séances ont lieu une fois par semaine en français ; dans cette société savante ouverte au public où scientifiques de tous bords et de toutes régions se retrouvent, sont débattues toutes sortes d'idées, politiques, religieuses, philosophiques.

Toutes ces innovations visent finalement à permettre aux « étrangers » d'exercer librement à Paris, quelle que soit leur faculté d'origine, à établir un enseignement parallèle de qualité à celui de l'Université et à promouvoir l'introduction des médicaments chimiques de Paracelse, honnis par la Faculté, car assimilés à l'alchimie. Cette dernière voit la chose d'un très mauvais œil, car elle la considère comme une concurrence au monopole qu'elle exerce sur les médicaments, sur l'enseignement et l'exercice de la médecine et de la chirurgie : selon les statuts de la Faculté de Paris, en dehors des médecins et chirurgiens du roi, seuls les titulaires d'un diplôme parisien ont le droit d'y exercer. Enfin, par une ordonnance royale du 27 mars 1637, le « Mont de piété » est créé qui fait des prêts sur gages à des taux très bas pour venir en aide aux pauvres et organise des ventes aux enchères. La Faculté, très hostile et irritée par toutes ces innovations, aura finalement le dessus après la mort de Richelieu en 1642 : elle intente un procès à Renaudot pour exercice illégal de la médecine, lui fait retirer par le Parlement tous ses titres et privilèges mais, grâce à l'appui de Mazarin, son journal, la Gazette, est conservé.

Des lettres patentes ayant confirmé le statut du Collège Saint-Côme, des cours sont organisés : Séverin Pineau, anatomie, Jacques de la Marque, bandage et interventions, Charles Guillemeau, ostéologie.

Les barbiers, également soumis à la tutelle de la Faculté, ne sont pas contre le rapprochement proposé en 1611 par les chirurgiens pour former une seule communauté, union accordée en 1613 mais aussitôt dénoncée par les chirurgiens. En octobre 1655, la Faculté veut faire un contrat d'union entre chirurgiens et barbiers-chirurgiens sous sa surveillance et sous la juridiction du premier barbier du roi. En 1656, les deux communautés des chirurgiens et des barbiers, espérant profiter des privilèges des uns et des autres, fusionnent dans un contrat commun. Les barbiers peuvent exercer la chirurgie tout en gardant le droit de pendre à leur porte le bassin blanc pour les barbiers, le bassin jaune pour ceux qui pratiquent de surcroît la chirurgie. Les chirurgiens de robe longue peuvent tenir partout une boutique de chirurgie et pendre au dehors une enseigne de chirurgien aux armes du roi. Ainsi dans la communauté existent deux types de chirurgiens, source inévitable de conflits.

En 1657, les médecins déposent une requête devant le Parlement pour l'annulation des lettres patentes de 1656. Ils estiment que les chirurgiens ont pris trop d'indépendance et que les barbiers oublient leurs obligations vis-à-vis de la Faculté : ils veulent que les contrats conclus avec les barbiers s'appliquent aux deux communautés. Les chirurgiens refusent ces clauses et perdent en 1660 leur procès contre la Faculté. Le Parlement reconnaît la communauté des chirurgiens-barbiers de Saint-Côme régie par les contrats passés entre les médecins et les barbiers. L'arrêt du Parlement dissout l'école de chirurgie qui disparaît, c'est la fin du Collège Saint-Côme. Les médecins excluent, en 1660, les chirurgiens de leurs grades, la qualification doit se faire par la Faculté, lieu de l'enseignement théorique, la délivrance de la maîtrise et l'autorisation d'exercer est accordée en présence d'un Docteur Régent. Le serment d'obéissance au médecin est à renouveler tous les ans, saignées et opérations doivent être prescrites par un médecin. La chirurgie, complètement déconsidérée, est au plus bas. Les chirurgiens demandent leur réincorporation dans la communauté des barbiers-chirurgiens et leur soumission au premier barbier du roi, Retz de Villeneuve. De tout temps, c'était le premier barbier, valet du roi qui avait la charge de la barberie et de la chirurgie. Louis XIV s'y oppose et nomme en 1668 son premier chirurgien, Félix de Tassy, « chef et garde des charges et privilèges de la chirurgie et barberie du royaume » soit des deux corporations.

En 1686, Louis XIV, souffrant d'une fistule anale, subit la « grande opération » dans la chambre royale à Versailles, en présence de Madame de Maintenon, du Père La Chaise, de Louvois, de Monseigneur le Dauphin et comme préconisé par le Parlement, du premier médecin ou archiâtre, Daquin. Elle est pratiquée par Félix, car les emplâtres, purges et saignées, prescrites par Fagon, ont échoué. Félix s'est longuement exercé sur des fistuleux de Paris, réquisi-

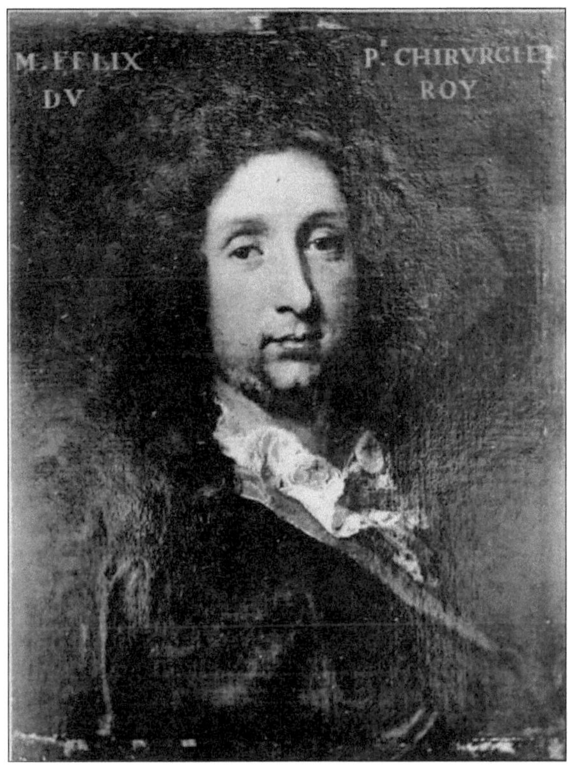

Portrait de Félix de Tassy.

tionnés dans les hôpitaux et les prisons. Une deuxième intervention, quinze jours plus tard, sera nécessaire à la guérison : c'est un succès éclatant. Félix sera remercié par la terre des Moulineaux qui l'anoblit avec le titre de Félix de Tassy et 50 000 écus. La guérison du roi sera célébrée en 1687 par un *Te Deum* célèbre de Lully, mort pendant les répétitions. Ce chant repris par Händel serait à l'origine du *God Save the Queen*. La chirurgie retrouve alors une certaine cote, d'autant plus que la reine Marie-Thérèse, atteinte d'un abcès du creux axillaire, avait succombé en juillet 1683, victime de l'entêtement de ses médecins, Daquin (ou d'Aquin) et Fagon, à la saigner alors qu'une incision préconisée par le chirurgien Dionis, aurait évité l'ouverture dans le thorax, suivie d'une septicémie. Les premiers chirurgiens du roi, dans lesquels ce dernier a toute confiance, auront dès lors une grande influence, source d'inquiétude pour les premiers médecins.

Félix fait annuler l'ordonnance de 1660, les chirurgiens retrouvent leurs grades universitaires et peuvent de nouveau apprendre leur métier au Collège Saint-Côme. 1692 est l'année de la séparation des chirurgiens d'avec les barbiers-perruquiers. Ils ne doivent plus tenir boutique. Les chirurgiens demeurent toutefois des artisans soumis aux règles de leur corporation et à l'autorité du premier médecin en 1699.

Louis XIV, par l'édit de Marly de 1707 (17 : note de fin d'ouvrage), qui se déclare *perpétuel et universel*, combat les charlatans, *empêcher que des personnes sans titre et sans capacité continuent d'exercer la médecine sans y apporter souvent d'autres dispositions que l'Art criminel d'abuser de la crédulité des peuples.*

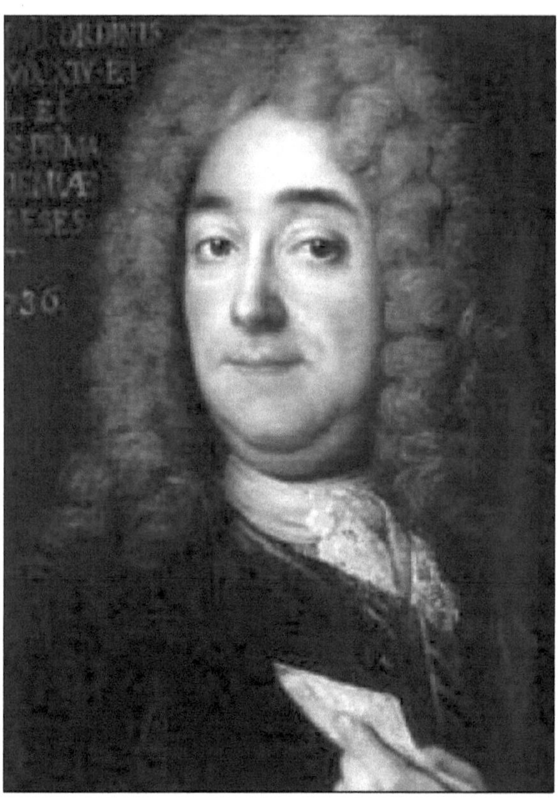

Portrait de Georges Mareschal de Bièvre par Noé André Legrand.

En 1719, la Communauté des chirurgiens de Versailles reçoit un statut royal. De fait, la réorganisation du corps de santé s'avère indispensable : ce sera chose faite par Mareschal en 1730 : les statuts généraux des chirurgiens du royaume sont copiés sur ceux de la Communauté des chirurgiens de Versailles.

En 1742, Louis XV rétablira l'égalité hiérarchique entre médecins et chirurgiens, fixée par François Ier. Cette accession à l'égalité de rang social se répand dans le reste de l'Europe : en Angleterre, le chirurgien John Hunter est élu *Fellow of the Royal Society* (membre) en 1767, il devient chirurgien au *St George's Hospital.* En 1743, la « Déclaration des droits du chirurgien » instaure à Paris la séparation entre les chirurgiens de robe longue et les barbiers, chirurgiens de robe courte ; elle fixe le cadre juridique de la profession de chirurgien et fait cesser la Communauté de 1660. Elle instaure l'autonomie à l'égard de la Faculté. Cette charte est étendue en 1745 à Montpellier qui avait déjà, depuis 1728, un doctorat en chirurgie. Un Hôtel Saint-Côme y est construit pour servir d'amphithéâtre de chirurgie grâce au legs de La Peyronie. Enfin, à partir de 1743, le grade de licencié ès arts est désormais obligatoire pour devenir maître-chirurgien, rendant égaux les titres universitaires des médecins et des chirurgiens. Cette séparation préfigure la disparition des barbiers-chirurgiens qui a suscité bien des interrogations ; pour les uns, elle est la conséquence de l'amélioration et la modernisation du savoir des chirurgiens, égal à celui des médecins au milieu du siècle, pour les autres, c'est le résultat d'une crise économique et politique. Les garçons et compagnons constituent une main d'œuvre bon marché et volatile, allant d'une profession à une

autre, cette volatilité finit par mettre en péril l'organisation de la profession de chirurgien, d'où l'intervention de l'état pour soutenir l'activité des chirurgiens par la suppression du barbier-chirurgien. En vertu des contrats entre barberie et chirurgie passés avec la Faculté, le premier chirurgien du roi devait prêter serment dans les mains du premier médecin du roi, ces contrats ayant été rompus par la déclaration de 1743, le serment d'obéissance au premier médecin du roi disparaît, à la grande satisfaction de La Martinière, premier chirurgien, qui n'est plus le subordonné de ce dernier; ses relations avec Chicoyneau, premier médecin de 1732 à 1752, qu'il n'appréciait guère, ont été tendues. Un arrêté du conseil d'État du 12 avril 1749 définit les rapports entre médecins et chirurgiens: les chirurgiens jurés, maîtres ès arts, passent un examen public en latin devant un jury de chirurgiens docteurs de la Faculté. Ils ont le droit de porter la robe longue et le bonnet, un bassin en laiton pend devant leur porte. Les barbiers-chirurgiens à robe courte sont des artisans, issus du compagnonnage. Les opérateurs ambulants n'ont suivi aucun enseignement et ne font partie d'aucune confrérie.
En 1770, l'égalité médecin/chirurgien, tous deux diplômés de la Faculté, est enfin proclamée.
En 1772, l'apprentissage chez les maîtres chirurgiens est supprimé, remplacé par des « Écoles de chirurgie » dans les communautés quand elles existent, où un enseignement public d'anatomie et de chirurgie est donné. Le Collège de Saint-Côme devient le « Collège royal de chirurgie » sous l'autorité exclusive du roi: les places de professeurs ou de démonstrateurs y sont attribuées par décision collective des membres du collège.

Ces violentes querelles entre le XVe et la moitié du XVIIIe siècle contribueront à maintenir la confusion entre chirurgiens et barbiers et à déprécier les chirurgiens: cet état de choses durera jusqu'aux Ordonnances royales du 23 avril 1743 séparant définitivement les chirurgiens de robe longue, des barbiers-chirurgiens de robe courte. C'est grâce à l'impulsion et à la ténacité de La Martinière, soutenu par Louis XV, que la chirurgie devient une profession à part entière à la fin du XVIIIe et que le chirurgien perd son statut subalterne.

En Angleterre aussi, la situation était complexe: de nombreuses Guildes des chirurgiens militaires, barbiers, chirurgiens, étaient éparpillées dans le pays. Le conflit entre chirurgiens et barbiers a été moins violent qu'à Paris car il n'y avait pas de faculté de médecine à Londres et la Faculté d'Oxford était de création plus récente. Il n'y avait donc pas d'autorité, jalouse de ses privilèges, pour arbitrer les débats. Tous ces personnages étaient toutefois sous la domination de l'église: le chef unique et suprême de l'Église anglicane était le souverain et non le pape depuis Henri VIII, par « l'Acte de Suprématie » voté en 1534. La religion anglicane était devenue religion d'état (officielle) depuis Elizabeth Ier par « l'Acte de suprématie et d'Uniformité », rétabli en 1559, qui exigeait serment de fidélité des évêques à la reine. À l'origine, tous ces artisans étaient regroupés en corporations religieuses : une charte leur avait été accordée en 1462 par Edouard IV. La guilde des chirurgiens a été fondée trente ans plus tard. Ces deux branches artisanales furent réunies et la corporation des barbiers a été amalgamée à celle des chirurgiens sous le nom de *United Barber Surgeons Company* confirmée en 1540 par une charte accordée par Henri VIII. Ils avaient droit au titre de *Master* ou *Mister* car ils n'étaient pas médecins : *Mr.* reste l'appellation encore utilisée pour les chirurgiens de nos jours, en Angleterre. Le premier maître de cette *Company* fut Thomas Vicary, médecin du roi et superintendant du *St Bartholomew's Hospital.*

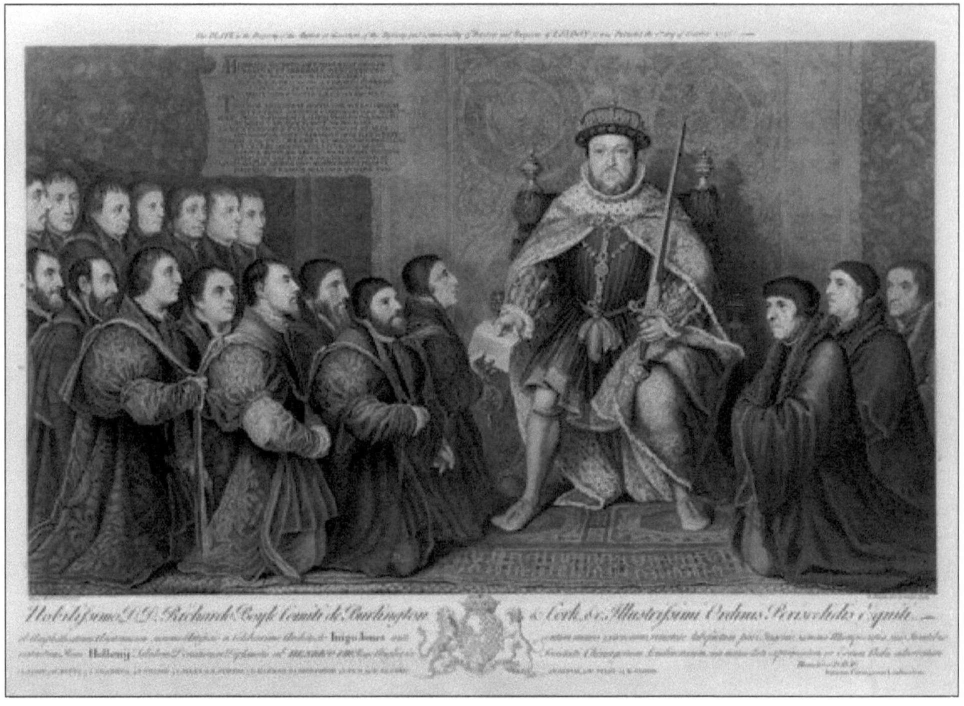

Henry VIII, présentant à Thomas Vicary la charte de la Compagnie des Chirurgiens Barbiers (copie d'une gravure de Hans Holbein par Bernard Baron).

Cette charte interdisait aux barbiers la pratique de la chirurgie, hors la pratique dentaire et aux chirurgiens la barberie. En 1745, sous le règne de George II, une scission entre barbiers et chirurgiens se produisit sous l'impulsion de Cheselden, célèbre lithotomiste : elle aboutira à la formation de la *Company of Surgeons*, qui deviendra par la charte royale de George III en 1800, le *Royal*

College of Surgeons of London d'un côté et la *Worshipful Company of Barbers* de l'autre.

En Allemagne, la santé était encore le domaine des *Wundartz*, barbiers-chirurgiens et *Feldscher*, chirurgiens militaires qui, pour la majorité, n'avaient aucune formation ni générale ni médicale. Au Moyen-Âge, au nord il s'agissait de *Barbier*, au sud de *Bader* regroupés dans la jurande *Balneatoren*, autrement dit, ils tenaient des étuves, où se pratiquaient bains, rasage, coupe de cheveux, mais aussi ventouse, saignées, réduction de fracture de jambe et de luxation, pansement des plaies superficielles. Les charlatans étaient très nombreux. Cependant à Strasbourg, allemande jusqu'à la paix de Westphalie (1648), des *cyrurgus, chirurgicus et Wundarzt* laïcs étaient plus instruits que les barbiers, une école de chirurgie existait à la fin du XVe siècle qui faisait partie de l'Université au XVIIe.

Le monde médical au XVIIIe siècle

Toutes ces querelles se déroulaient dans un milieu médical extrêmement complexe. Au XVIIIe siècle, coexistaient plusieurs métiers différents : médecins, chirurgiens (des villes, chirurgiens des campagnes, chirurgiens itinérants), barbiers-chirurgiens, barbiers, barbiers-perruquiers, coiffeurs, opérateurs, experts, empiriques, charlatans.

Les médecins, (physiciens, appellation qui persiste en Angleterre de nos jours ou mires) considérés comme des « savants », seuls admis à suivre l'enseignement de la Faculté, avaient un long cursus : après trois années d'études (latin, grec, français et philosophie), ils devenaient bacheliers, puis licenciés et enfin maîtres ou docteurs quand ils soutenaient une thèse. Le doctorat leur donnait le droit d'enseigner avec le titre de Docteur Régent. Ne devant pas verser le sang, selon les préceptes du concile de Latran, ils déléguèrent aux chirurgiens qui sont des techniciens, des manuels (*kheirourgia kheir* : mains, *ergon* : travail) tous les actes manuels qu'ils estimaient dégradants, telles saignées, purges, application de sangsues. Il leur était aussi interdit de pratiquer la chirurgie. De même les chirurgiens ne devaient pas pratiquer la médecine.

La chirurgie, « art mécanique », ne faisait pas partie de l'université : les chirurgiens, n'y avaient donc pas accès car c'étaient des manuels, sous l'autorité et le contrôle des médecins. Il convient de rappeler qu'étaient interdits de faculté : les femmes, véritables suppôts de Satan, les hommes mariés, impurs puisqu'ils avaient commerce avec des femmes, les ordres mineurs et mendiants. Par conséquent, depuis l'Édit de 1220, ils ne pouvaient pas exercer la médecine en France, de même que les huguenots et les juifs. Les filles ou épouses d'un chirurgien ou d'un barbier, en cas de décès du père ou du mari, avaient le loisir de reprendre la pratique si le métier leur avait été appris ; ainsi des chirurgiennes apparaissent dans les actes du Parlement de Paris. En 1672 à Londres, Charles II se blesse à la main, il est soigné par une chirurgienne de Bath, Mrs Holder, qui lui fait des séances de rééducation dans l'eau chaude. Cette interdiction durera jusqu'à la fin du XIXe siècle, il fallut attendre 1870 pour que Miss Garrett, anglaise, présente avec succès à la Faculté de médecine de Paris sa thèse sur la migraine, Augusta Klumpke sera la première femme reçue à l'internat de Paris en 1870, Mélanie Brès ne deviendra docteur en médecine qu'en 1875. En Italie cependant, les universités ont toujours été largement ouvertes aux femmes.

Les chirurgiens, organisés en corporations, devaient prêter serment de respecter les règles de leur corporation (d'où le terme de chirurgien-juré), devant un officier de justice.
Pour exercer, l'autorisation du collège des médecins était indispensable ; de même l'avis d'un médecin devait permettre d'affirmer la guérison d'un malade traité par un chirurgien.
Au départ, comme vu plus haut, les chirurgiens lettrés, avaient accès à l'université, faisaient des études de médecine et une formation chirurgicale comme Henri de Mondeville ou Guy de Chauliac. Au cours des siècles, sous l'appellation de « chirurgiens jurés », ils faisaient le diagnostic, posaient l'indication opératoire et laissaient aux chirurgiens-barbiers la pratique opératoire qu'ils jugeaient dégradantes. Au cours du XVIIIe siècle, les chirurgiens militaires prirent une place de plus en plus importante. Le premier chirurgien était en général choisi parmi eux. Les chirurgiens avaient acquis leur autonomie vis-à-vis des herboristes et apothicaires. Leur situation était plus claire, mais la dernière étape restait la dépendance à la Faculté de médecine. La séparation sera faite par un arrêt royal du 4 juillet 1750 ; les statuts du Collège des chirurgiens (chirurgiens-barbiers) seront approuvés par Louis XV. À la fin du XVIIIe siècle, les connaissances théoriques et pratiques des chirurgiens sont incontestablement supérieures à celles des médecins.

Dans leurs couvents, les moines perpétuaient l'antique pratique et des frères exerçaient la chirurgie. Parmi eux, les « Frères de Saint-Jean-de-Dieu » dont l'histoire sera évoquée plus loin.
Un édit royal de 1699 institue sous Louis XIV les opérateurs et experts : oculistes, herniaires, lithotomiste, (tailleur de la pierre), dentateurs (à l'origine des dentistes). Ils font partie de la communauté des chirurgiens et sont soumis

à l'autorité du premier chirurgien, ce sont des praticiens non diplômés qui avaient une réputation de spécialiste habile dans une branche, dont la capacité était contrôlée. Ils seront membres de droit de la société académique de chirurgie, rue des Cordeliers. Robert Bunon (1702-1748) en sera un membre éminent; son « Essay sur les maladies des dents », paru en mars 1743, ses observations et expériences, communiquées à l'Académie royale de chirurgie feront de lui le précurseur de la chirurgie dentaire chez les enfants.

Les barbiers-chirurgiens ou chirurgiens de robe courte, souvent d'origines modestes, ne savaient pas le latin et avaient un enseignement pratique auprès d'un père ou d'un maître. Ils passaient un examen oral ou « examen de légère expérience » devant deux docteurs en médecine et deux chirurgiens.

Leur activité ressemblait à celle d'un rebouteux: ils pratiquaient la saignée, la pose des sangsues, les purges, l'arrachage des dents, les pansements, la petite chirurgie, tout soin limité à l'extérieur du corps qui ne touchait pas la fonction vitale, et ajoutaient à leur pratique la barberie. Ils dépassaient cependant souvent leur domaine, car dans les campagnes, ils étaient souvent les seuls professionnels de santé, les premiers sur la brèche dans les aléas de la vie quotidienne. Depuis 1577, ils recevaient à la Faculté (de médecine) un rudiment d'enseignement en français. Ils avaient le droit d'ouvrir une boutique de chirurgien en même temps qu'une de barberie avec comme enseigne un plat à barbe, suspendue au dehors et des bassins jaunes. Un poteau de bois signalait leur boutique avec des

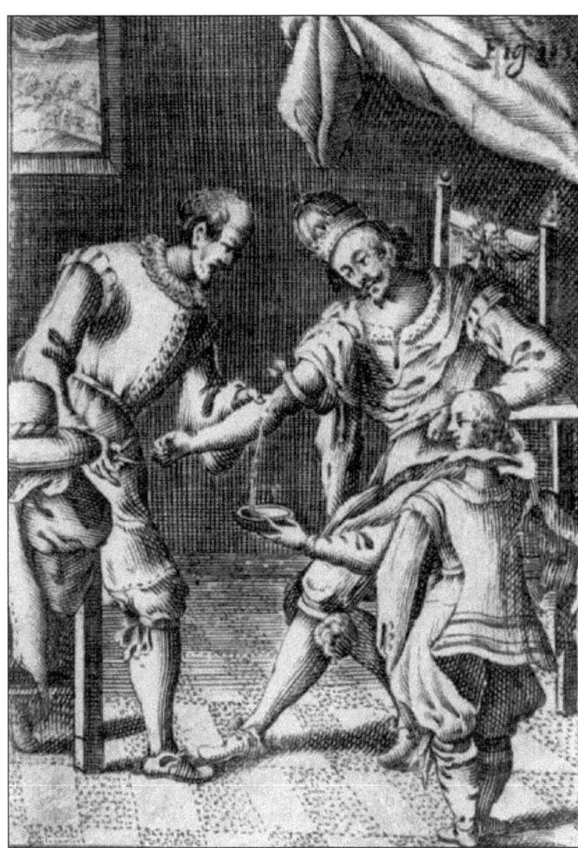

La saignée: ouvrage d'Amato Cintio.

bandes bleues, blanches et rouges : bleues pour le bras faisant saillir les veines, blanches pour le bandage utilisé après la saignée, rouges pour le sang. Le plus célèbre d'entre eux, Ambroise Paré, fait figure de « Père de la chirurgie ».

Les apothicaires faisaient de la même façon partie de corporations. « L'édit de Salerne » promulgué par Fréderic II de Hohenstaufen en 1241 dans le royaume des Deux-Siciles avait séparé juridiquement les apothicaires des médecins. Mais à partir de 1560 en France, ils formaient une seule corporation avec les épiciers, les cireurs, confiseurs-confituriers et étaient eux aussi sous la domination des médecins. Ils surveillaient la fabrication et la vente des médicaments, contrôlaient les marchandises, les poids et mesures. Les conflits étaient nombreux avec les épiciers dont ils ne seront séparés que le 25 avril 1777 par la Déclaration royale de Louis XVI, et avec les merciers, les herboristes, les chirurgiens-barbiers et les charlatans. Par cette déclaration, la corporation des apothicaires devint le « Collège royal de Pharmacie » qui avait désormais le monopole de la préparation et de la vente des médicaments.
À Paris, ils étaient souvent chimistes au Jardin royal, et ouvraient boutique ou laboratoire en ville. Parmi eux, il faut citer Boulduc, apothicaire de la Princesse Palatine, belle-sœur de Louis XIV, son fils Gilles-François, premier apothicaire de Louis XV, Roüelle et Macquer. Pilâtre de Rozier, un temps pharmacien, s'adonna à l'étude des sciences naturelles et à la physique. Il fut le premier aéronaute avec François d'Arlandes à s'embarquer sur la nef des frères Montgolfier.
Les apothicaires militaires étaient de toutes les guerres, campagnes et expéditions. S'ils ne figuraient pas dans l'Édit Royal de 1708, ils ont eu un rôle primordial dans toutes les campagnes militaires. Ils fournissaient les armées en produits de santé dont ils assuraient la fabrication, la répartition et la constitution de réserves dans des dépôts disposés sur le trajet des armées. En 1747, un corps d'apothicaires militaires est constitué sous la dépendance des médecins des hôpitaux. Les apothicaires militaires les plus renommés sont Bayen et Parmentier qui ont par leurs recherches, grandement contribué au passage de l'alchimie vers la chimie. Bayen, pharmacien chef de l'armée en Allemagne pendant la guerre de Sept ans, devient pharmacien en chef des armées du roi en 1766 et inspecteur général du service de santé de la République en 1789. Il travaille sur les oxydes métalliques et leur rapport avec l'air.

Parmentier, pharmacien militaire à l'armée du Hanovre pendant la guerre de Sept ans, passe brillamment en 1766, le concours pour la charge d'apothicaire de l'Hôtel Royal des Invalides. Il continue, dans son laboratoire des Invalides, ses recherches sur les aliments, en particulier la pomme de terre dont il a pu apprécier les qualités gustatives et nutritives lors de sa captivité en Prusse. Il

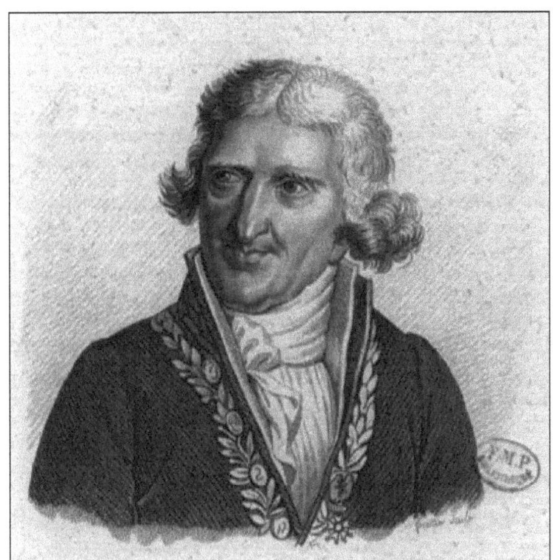

Portrait d'Antoine Augustin Parmentier par Ambroise Tardieu.

réussit en 1786, soutenu par le roi Louis XVI, à planter des tubercules à Neuilly et à en faire consommer par une population très dénutrie par le manque de blé et réticente à la consommation d'une plante utilisée jusque-là en France pour l'alimentation du bétail.

Dans les expéditions maritimes, un barbier-chirurgien qui faisait aussi office de médecin et d'apothicaire était embarqué. Il devait avoir dans sa caisse toutes les préparations nécessaires aux soins des différentes épidémies auxquelles il devait faire face : typhus, dysenterie, scorbut, syphilis. Il devait aussi veiller à la bonne conservation des aliments et de l'eau et assurer la désinsectisation et dératisation des vaisseaux. À bord, il étudiait la faune, la flore et les minéraux des contrées rencontrées dont il envoyait l'observation au Jardin du roi.
Des échantillons étaient transportés dans des serres de fortune et transplantés par le « jardinier maritime » dans les jardins botaniques des hôpitaux.
En Angleterre, les apothicaires avaient eux aussi une guilde, *The Worshipful Society of Apothicaries of London*, « L'honorable société des Apothicaires de Londres ». Ils étaient souvent les seuls à soigner la population à la campagne, mais aussi la population modeste des villes, en particulier à Londres durant les épidémies de peste de 1603, 1625, 1665, 1666, et le grand incendie de 1666. Mieux formés que les médecins et les chirurgiens, ils savaient le latin et avaient une bonne connaissance de la langue anglaise. Ils suivaient une formation en botanique, chimie, pharmacie, mais aussi anatomie et physiologie. Ils avaient acquis le droit d'exercer la médecine et la pharmacie et avaient fait des stages chez les chirurgiens, à Londres ils avaient pu suivre des interventions chirurgicales dans les hôpitaux. Devenus très nombreux et actifs en particulier à Londres, c'est avec eux que les barbiers-chirurgiens auront le plus maille à partir, car c'était eux qui les formaient. La plupart se faisaient d'ailleurs appeler le « chirurgien-apothicaire ».
En Allemagne, les médicaments étaient fabriqués et vendus par les *Apotheker,* appellation conservée de nos jours.
Le barbier avait le droit d'ouvrir une boutique pour raser, coiffer, faire la

tonsure des clercs, contrôler les bains. Il avait pour enseigne des bassins blancs.

Mise à la mode par Louis XIII pour les hommes, la perruque a connu une grande vogue au XVIIIe siècle ; tout le monde en portait, homme et femme, du roi au valet. Les perruquiers faisaient partie des Arts libéraux, réunis en 1673 dans la « communauté des barbiers-perruquiers-étuvistes » par Louis XIV, qui existera bientôt partout en Europe. Le perruquier comme le barbier achetait une charge, un « office héréditaire », mis en possession par le premier chirurgien sur la proposition de ses lieutenants dans les différentes villes de France ; cette charge pouvait être vendue ou louée. Louis XIV en a beaucoup augmenté le nombre au cours de son règne, manière de renflouer les caisses du royaume. Il pouvait faire partie de la domesticité des maisons princières, où il exerçait son art, comme le célèbre Léonard qui avait acquis la charge de valet de chambre-coiffeur de Marie-Antoinette en 1779. Mais il pouvait aussi tenir boutique avec des apprentis, des élèves et des compagnons, où ils coupaient et frisaient les cheveux, rasaient barbes et moustaches. Ils sont entrés en compétition avec les barbiers et les chirurgiens, qui, eux aussi, faisaient la barbe et formaient des compagnons. Cette rivalité dans la formation des compagnons aboutira, selon certains historiens, à la disparition du barbier-chirurgien. Ils confectionnaient et vendaient les perruques. Ils les poudraient en laissant derrière eux une longue traînée de farine d'où leur surnom de « merlan » encore utilisé de nos jours. Si ces dernières étaient neuves, en « neuf », l'enseigne comportait un bassin bleu surmonté d'une perruque flottante, des boutiques « en vieux » les remettaient en état. Les « chambrelans », non titulaires du brevet de maître, officiaient en chambre de façon clandestine. Cette mode va disparaître petit à petit et sera remplacée à la Révolution par celle des cheveux naturels noués en « catogan ».

Les soins étaient assurés par des religieux, hommes ou femmes : les ordres religieux hospitaliers soignants. Les hospitaliers de Saint-Jean-de-Dieu étaient chargés des soins dans les différents organismes de la Charité ; ils y étaient secondés par la Compagnie des filles de la Charité, les sœurs grises, crée par Saint-Vincent de Paul et Louise de Marillac en 1633. Les nombreuses communautés des Augustines aidaient les personnes en difficulté, assuraient les soins aux malades ou la composition et la distribution des médicaments. Elles travaillaient dans les hôpitaux comme l'Hôtel-Dieu à Paris, ceux de province ou des colonies, les hôpitaux militaires et les Invalides.
Les matrones, mère-mitaine ou bonne mère se nommaient *Midwiwes* en Angleterre, *Hebammen* en Allemagne. Interdites d'université et de chirurgie, les femmes sont devenues alors infirmières ou « ventrières » (matrone, sage-femme). Dans les

campagnes, les matrones ou ventrières n'avaient aucune formation. Elles étaient en général âgées, mariées ou veuves et mères. Elles ne savaient dans la majorité des cas ni lire ni écrire. Choisies par le village, elles avaient appris le métier sur le tas avec une autre matrone et devaient seulement présenter un certificat de bonne moralité du curé. Elles exerçaient sous la surveillance de ce dernier qui s'assurait qu'elles connaissaient les formules du baptême pour ondoyer si nécessaire. D'une manière générale, elles n'avaient aucune formation : l'enseignement prévu pour elles dans les collèges de chirurgiens n'était pas respecté malgré les différents édits organisant la formation et les examens.

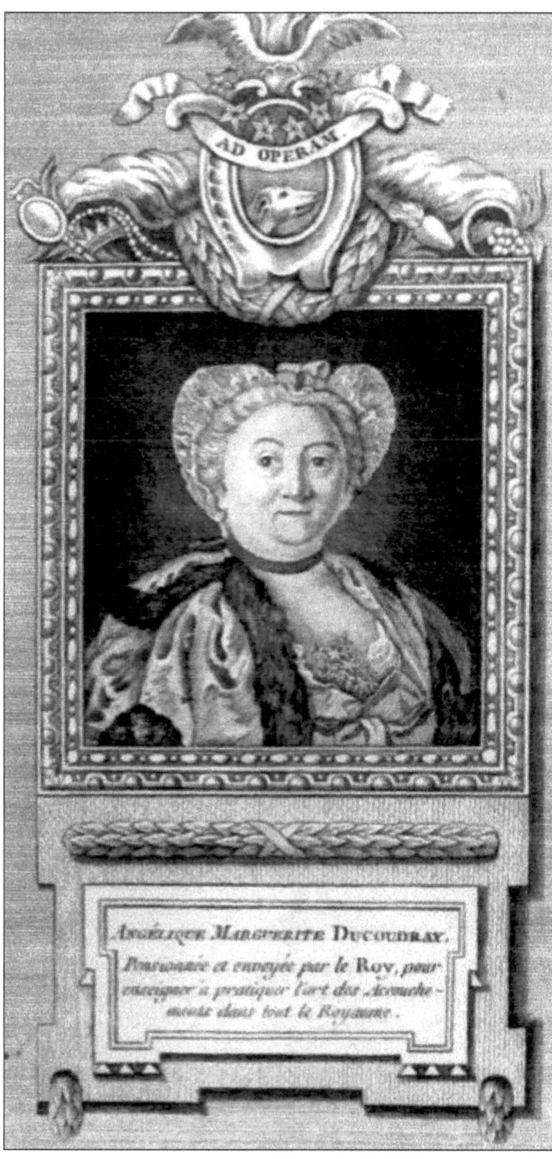

Angélique Marguerite du Coudray par J. Robert.

À partir du XIVe siècle, pour être « accréditée », la sage-femme devait passer un examen devant deux matrones reconnues, deux représentants de la municipalité et des guildes et prêter serment d'allégeance aux règles de la profession. Louise Bourgeois, l'une d'entre elles, accoucha Marie de Médicis en 1601 de Louis XIII puis des cinq autres enfants. Elle publia des traités et fonda « l'École d'obstétrique de Paris » à l'Hôtel-Dieu qui sera connue de toute l'Europe. Angélique-Marguerite Le Boursier dame Ducoudray, née en 1712, devint sage-femme jurée en 1749 et s'installa à Paris.

Devant l'insuffisance du niveau de formation de ses consœurs, elle a fait des cours dans toute la France, publiés avec planches illustrées et mannequins de démonstration articulés par tout un système de ficelles et de lanières.

En 1759, un brevet royal lui donna l'autorisation de former des sages-femmes dans tout le royaume. En 1780, une chaire éphémère d'accouchement a été créée pour elle à l'École vétérinaire de Maisons-Alfort.
En Angleterre, elles soignaient la famille : elles étaient de fait barbier, chirurgien, apothicaire.
En Allemagne, la formation des sages-femmes a été organisée, avant 1800, dans de nombreuses villes, y compris Berlin, Mannheim, Dresde, Hanovre et Breslau.

Du XVIIe au XVIIIe siècle une lutte a pris corps entre matrones et chirurgiens. Ceux-ci les prirent à partie dès 1750, ils les ont accusés d'ignorance et de brutalité, source de blessures définitives. Les chirurgiens utilisaient des instruments, leviers et forceps mis au point en Angleterre et en France à la fin du XVIIe siècle : les matrones n'avaient pas le droit de les utiliser, mais dans les campagnes, elles en avaient souvent à portée de main, certaines en abusaient provoquant des blessures et mutilations irrémédiables chez la mère et le fœtus. Peu après la naissance de sa fille la Grande Mademoiselle, la duchesse d'Orléans, belle-sœur du roi, accouchée par Louise Bourgeois, mourut : cette dernière accusée de négligence, fut renvoyée et la profession discréditée. Louis XIV, très confiant dans les chirurgiens, en appela un pour l'accouchement de Mademoiselle de La Vallière en 1663. Bien sûr toute la cour suivit et bientôt la bourgeoisie aisée. Mais en province et dans les campagnes, soit par habitude, soit par pudeur, les femmes continuèrent pendant longtemps à faire appel aux matrones pour leurs couches. Les femmes ont donc été dépossédées peu à peu du droit d'enseigner l'art d'accoucher ; les hommes avaient acquis de l'expérience dans les hôpitaux, en particulier, à Paris à l'Hôtel-Dieu. Ils se firent connaître par des publications et des traités[15] et intervinrent de plus en plus souvent dans les accouchements difficiles. Au XVIIe siècle un médecin accoucheur y était présent : le premier d'entre eux se nomme Mauriceau. Finalement c'est Baudelocque, chirurgien à l'hôpital de la Charité et membre de l'Académie royale de chirurgie, qui sera chargé de l'enseignement théorique des accouchements à l'École de santé de Paris et qui devint en 1795 chirurgien en chef et accoucheur à l'Hospice de la maternité. Désormais le rôle des sages-femmes restera pratique, limité aux accouchements simples, les compliqués et les césariennes seront du domaine des hommes. La mortalité restera très élevée jusqu'au XIXe siècle, par défaut

15. Mauquet de la Motte. « Traité des accouchements » en 1765, Mauriceau, « Traité des femmes grosses » (1668), Baudelocque « Principes sur l'art d'accoucher » (1775).

de présentation, hémorragie du *post-partum*, fièvre puerpérale, Semmelweis n'avait pas encore montré l'importance du lavage des mains pour combattre cette fièvre.

De nombreux membres de ce personnel ont été l'objet de persécutions. Les juifs ont été chassés d'Espagne par Isabelle la catholique puis du Portugal au XVe siècle. Ils se sont réfugiés à Salerne et dans le sud de la France, à Marseille et surtout à Montpellier, où ils ont apporté les connaissances gréco-latines et arabes. Ils y ont contribué à l'essor des facultés de ces villes. Plus ou moins admis selon les périodes, ils n'ont eu un statut légal en France qu'avec la Révolution. Ceux de la « religion prétendument réformée » ont été durement réprimés dès 1534 lors de « l'Affaire des Placards », dans les années entourant la Saint-Barthélémy, puis celles de la Révocation de l'Édit de Nantes en 1685 : dans certaines corporations, le nombre de protestants était limité, voire même interdit. Par la déclaration de 1724, ils devaient produire un certificat de catholicité par le curé. Les sanctions étaient variables selon les régions. En deux vagues d'émigration, ils ont cherché le « Refuge » dans l'Europe protestante, Pays-Bas, Suisse, Allemagne, Angleterre, mais aussi dans les colonies britanniques de l'Amérique et même en Afrique du Sud. Parmi eux, les chirurgiens civils et militaires, les matrones, sanctionnées bien avant la Révocation de l'Édit de Nantes : depuis la Contre-Réforme catholique, les matrones sous le contrôle de l'État et de l'Église, en sont devenues les agents. Une Déclaration de 1680 interdisait la profession aux protestantes, leur reprochant de ne pas permettre aux mères et à leur nouveau-né de recevoir les derniers sacrements en ne les avertissant pas du danger de mort. Priver ces femmes des sacrements était impensable à l'époque. Les médecins ont été interdits d'exercer en 1685, contraints de fournir un certificat de catholicité à partir de 1698.

Il faut noter la présence de femmes sur les champs de bataille qui utilisaient leur connaissance des « simples » dans la préparation des potions et pansements.

En marge de ces catégories qui avaient reçu un enseignement plus ou moins poussé, avec en fin d'étude, un diplôme ou la présentation d'un chef-d'œuvre, grouillait toute une population d'empiriques, arracheurs de dents, charlatans, guérisseurs et sorciers qui pratiquait une médecine empirique ou parallèle. Dans les campagnes, la population y avait recours, guérisseurs itinérants, charlatans (*ciarlare* : crier pour recruter sur les foires et les marchés), rebouteux, curé du village, voire moines qui, dans leur couvent, continueront à pratiquer la chirurgie en province jusqu'à la fin du siècle. D'ailleurs le phénomène n'existe-t-il pas encore de nos jours !
Samuel Johnson définit le charlatan comme *a boastful pretender to art which*

he does not understand. Furetière définit l'empirique comme *vendeur de drogues qui monte sur le théâtre en place publique, et qui leur attribue mille fausses vertus pour les mieux débiter.*

En médecine ce sont des personnes qui s'autoproclament, en place publique, compétentes en ce domaine. Les charlatans, (en anglais *quack*, en allemand *Kurpfuscher*) souvent amalgamés avec les empiriques, n'avaient aucune formation, aucune connaissance médicale, apprenaient leur métier avec un maître, le plus souvent un parent, et transmettaient leur savoir de génération en génération. Ils avaient souvent une grande dextérité et précision dans leurs gestes et pouvaient avoir une spécialisation : arracheur de dents, lithotomiste, abatteur de cataracte etc.

Ils ne faisaient pas partie d'une corporation et exerçaient donc dans l'illégalité la plus totale. Ambulants, ils installaient leurs tréteaux sur les places des villes et villages, s'entourant de musiciens ou d'acteurs, opéraient au son de musique ou de saynètes et en profitaient pour faire leur publicité et s'enrichir. Ils vendaient des remèdes, en particulier l'orviétan[16], sur le Pont-Neuf à Paris. Ces potions, sirops, pilules avaient une « formule secrète » qui augmentait leur prestige, ils étaient vendus directement à la population sans passage par l'apothicaire. Toutefois, Furetière dans son dictionnaire fait une distinc-

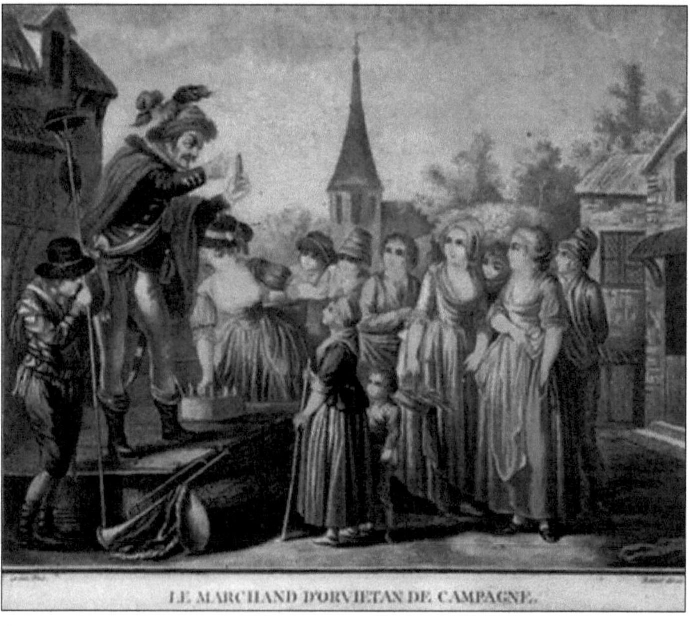

LE MARCHAND D'ORVIETAN DE CAMPAGNE.

16. L'orviétan était un mélange de 54 drogues dans du miel ou du vin. Cette potion à administration orale contenait des feuilles en particulier de chardon-bénit, des racines, des fleurs, des semences, de la poudre de vipère et de l'opium, dont la proportion augmentera au fil des siècles. Il faisait partie des « remèdes secrets » dont la composition était inconnue du public. Il était censé guérir toutes sortes de poisons et piqûres d'animaux et prévenir des maladies contagieuses.

tion entre le charlatan, *faux médecin qui monte sur le théâtre en place publique pour vendre de la thériaque et autres drogues et qui amuse le petit peuple par des tours de passe-passe et des bouffonneries pour en avoir plus facilement le débit* et l'empirique, *médecin qui se vante d'avoir quelques secrets fondés sur l'expérience et qui ne s'attache pas à la méthode ordinaire de guérir*, soit celle d'Hippocrate apprise à la Faculté. Mais pour d'autres, les empiriques ne sont pas médecins et appliquent simplement des recettes. De toute façon, la Faculté défendait avec énergie ses intérêts et condamnait une pratique non officielle qui lui faisait une concurrence déloyale.

Ce pouvait être des médecins n'ayant ni terminé leurs études, ni acquis de diplôme. C'étaient encore des marchands ambulants qui parcouraient les pays et faisaient annoncer leur arrivée, à grand renfort de publicité ou d'annonces précisant leur spécialité, dans les gazettes locales.

De même, les curés et les moines pouvaient intervenir dans le soin du corps et de l'âme. Ainsi Jacques de Beaulieu, dit « Frère Jacques », se targuait d'avoir mis au point une nouvelle méthode, la « taille latérale », pour traiter cette maladie de la pierre si fréquente au XVIIe et XVIIIe siècle. Toute cette faune sévissait en grand nombre à la cour du Roi Soleil.

Les guérisseurs étaient à la fois médecin, chirurgien et apothicaire, c'était souvent des *paysans qui appliquaient aux humains les traitements utilisés pour leurs bêtes ou des colporteurs qui avaient au fond de leurs boîtes des remèdes secrets.* (18 : note de fin d'ouvrage) La plupart étaient sédentaires mais d'autres, comme les colporteurs, étaient ambulants. Chateaubriand sera traité à Combourg *par un marchand d'orviétan* (19 : note de fin d'ouvrage), appelé par son père.

Enfin les femmes « patronnesses », pieuses, ou dames de la noblesse et de la grande bourgeoisie prenaient part à cette médecine parallèle, surtout dans les bourgs et la campagne où elles remplaçaient le corps médical absent auprès des populations défavorisées, mais aussi dans les grandes villes ainsi qu'à Paris. Elles avaient « leurs pauvres ».

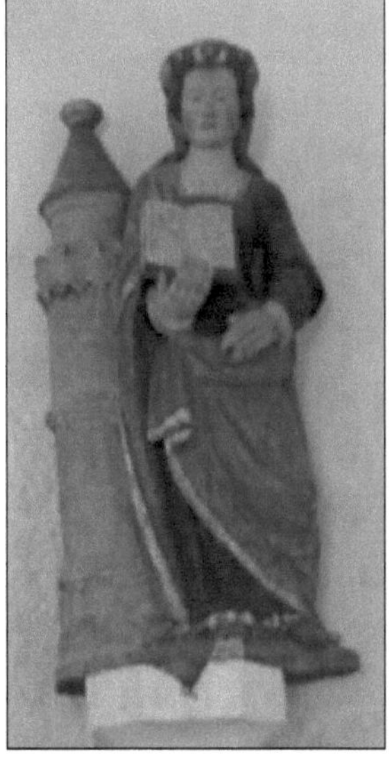

Sainte Barbe, dans la chapelle Saint-Dredeno de Bretagne.

Les saints guérisseurs avaient une grande importance, car faut-il le rappeler, la maladie était un avertissement de Dieu, il fallait donc faire pénitence et demander sa miséricorde par l'intermédiaire de la Vierge Marie et des Saints. Chaque saint avait sa spécialité : ainsi sainte Barbe, dont la belle chapelle et fontaine sont des lieux de pèlerinage en Bretagne, était requise pour prévenir la mort subite, les brûlures et fièvres. Faire un vœu de pèlerinage après guérison était une manière de solliciter son intervention : il était accompli selon un rituel très précis dans les lieux de pèlerinage et chacun sait que les reliques, fontaines, grottes et arbres étaient nombreux.

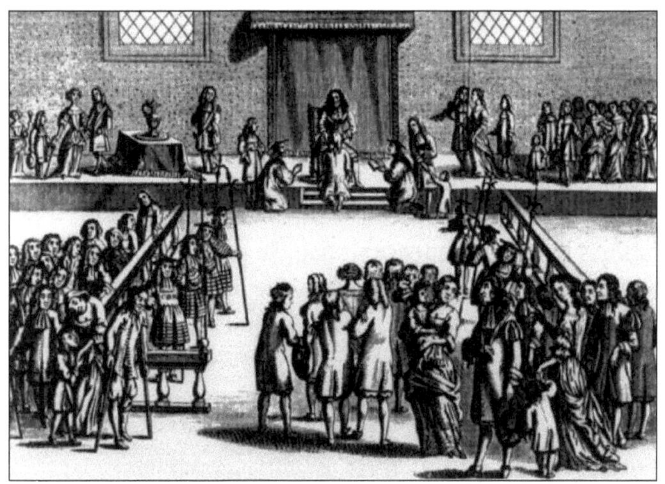

Cérémonial du toucher des écrouelles sous Charles II.

Les rois d'Angleterre et de France détenaient, après leur sacre, le pouvoir surnaturel de guérir les écrouelles. La cérémonie du « toucher des écrouelles » était organisée une fois par an en France, après la communion du roi, la veille des grandes fêtes.

Les sorcières, longtemps considérées comme des « suppôts de Satan », poursuivies comme telles par l'Inquisition et brûlées vives jusqu'à la fin du XVIIIe siècle, étaient nombreuses dans les campagnes et les places de marché à prodiguer leurs soins et vendre leurs préparations à base de « simples ». Les médecins étaient rares dans les petites villes et villages et de toute façon trop chers pour que l'on puisse faire appel à eux.

Ce petit monde constituait une menace, une concurrence déloyale pour les institutions officielles qui, pour une fois, se coaliseront contre lui. C'était aussi une préoccupation du pouvoir, bien qu'il fît éventuellement appel à lui. Aussi en 1622 Jean Duret, médecin de Louis XIII, prononça un « Discours de l'origine des mœurs, fraudes et impostures des ciarlatans ». Un Arrêt du Conseil d'État de 1689, suivi en 1696 par une déclaration royale, devait contrôler ces derniers. Mais à la fin du XVIIIe siècle, le chevalier de Jaucourt s'indignait contre ces pratiques dans l'Encyclopédie. Les charlatans comptaient parmi leurs membres : Nostradamus, vénéré comme médecin, mais surtout comme prophète.

Le peuple, très friand d'occultisme, croyait encore aux miracles et en 1627.

« Les convulsionnaires » étaient la proie de contorsions sur la sépulture du diacre François de Pâris dans le cimetière Saint-Médard à Paris, si bien qu'on dut fermer le cimetière pour faire cesser les attroupements (29 janvier 1732). Mais les convulsions continuèrent dans les maisons des adeptes. Le fameux chevalier Digby, un Anglais, préconisait une « poudre de sympathie » censée soigner à distance par magnétisme. Faut-il placer Robert Fludd parmi les charlatans : cet authentique médecin, reçu maître ès arts à Oxford, était aussi alchimiste, membre de la Rose-Croix dont il défendait la doctrine et astrologue. Il guérissait ses malades à distance, comme beaucoup de vitalistes à l'époque, avec un onguent de sympathie ; mais il a fait la première description du baromètre, et des découvertes sur la circulation sanguine, reprises et complétées par Harvey. Villars proposait en 1728 son eau prolongeant la vie : selon l'article « Charlatan » de l'encyclopédie écrit par le Chevalier de Jaucourt, il s'agissait en fait d'eau de Seine, prescrite avec des recommandations d'hygiène. Nicolas de Blégny, considéré par les uns comme un « génial inventeur », par les autres comme un charlatan, savait admirablement faire sa publicité dans ses ouvrages, en particulier dans le « Livre commode des adresses de Paris pour 1693 » où il faisait la promotion de la maison de santé de la rue Popincourt, ouverte en 1690 pour recevoir les fous. Simple bandagiste-herniaire, il devint chirurgien de la Reine en 1678, médecin de Monsieur en 1683 et du Roi en 1687. Il fonda une Société académique dont les Mémoires, maltraitant les médecins, seront finalement interdits. Son cabinet en ville, quai Guénégaud, était rempli de remèdes secrets qu'il vendait à bon prix. Il sera emprisonné en 1693 pour malversations et se retirera en Avignon.

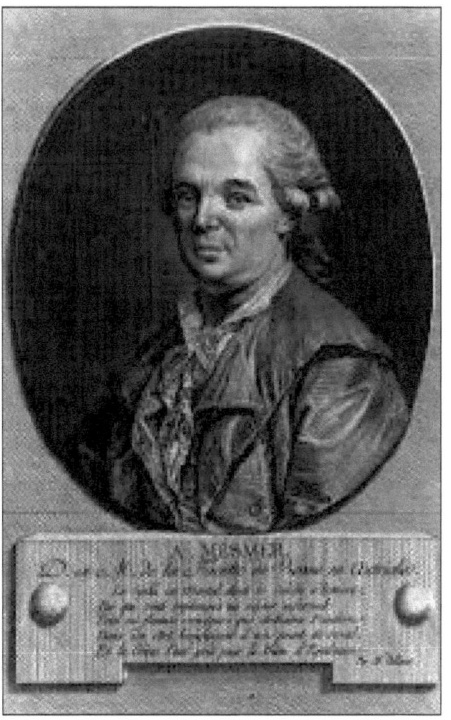

Jean Anton Mesmer.

Louis XIV se mourait en 1715, atteint d'une gangrène du pied. L'amputation, préconisée par Mareschal fut réfutée. Le Brun, un empirique, fut appelé au chevet de Louis XIV par ses médecins, avec l'accord de Madame de Maintenon : il lui administra un élixir de sa composition qui, disait-il, guérissait la gangrène. Le roi mourut quatre jours plus tard. Mesmer, autrichien, avait fait ses études à Vienne avec comme professeurs Swieten et Stœrck. Expulsé de la Faculté de médecine pour cause de pratiques charlatanesques, il s'installa à Paris en 1778, protégé par Marie-Antoinette, et publia en 1779 son « Mémoire sur la découverte du magnétisme animal ». Adepte de Paracelse, il pensait qu'un *fluide universel* unissait les astres, la terre et l'homme et que sa mauvaise répartition était source de maladie. Ce fluide pouvait être transmis à d'autres personnes par des passes, qui provoquaient des transes guérissant le malade. Il essaya de faire reconnaître ses thèses par l'Académie des sciences, la Société royale de médecine et la Faculté de médecine de Paris. Il était la cible de violentes attaques de cette institution dont les échos se retrouvaient dans le Journal de médecine et la Gazette de santé. Il réunissait le Tout-Paris autour de son baquet pour des séances collectives de magnétisme, payantes pour les plus riches, pendant lesquelles survenaient des « crises magnétiques » avec convulsions et pâmoisons.

À cause de la mise en scène, de l'intensité pénétrante de son regard et des attouchements de ses « valets toucheurs », il devint suspect dans l'entourage du roi. En 1784 Louis XVI nomma deux commissions, la première, présidée par Bailly, astronome, composée de médecins et de membres de l'Académie des sciences (parmi lesquels, Lavoisier chimiste, Benjamin Franklin, ambassadeur des États-Unis), la deuxième, de membres de la Société royale de médecine dont Antoine-Laurent de Jussieu. Elles étudièrent le magnétisme animal. Elles nièrent toutes les deux l'existence du fluide magnétique, mais reconnurent des effets à la pratique du magnétisme. Bailly, dans un rapport secret, considérait que le magnétisme était contraire aux mœurs et sa pratique fut interdite aux médecins. Mesmer quitta Paris en 1785, suite à ces conclusions, et mourut sur les bords du Lac de Constance dans l'obscurité, en 1815. Mesmer était-il un charlatan ? Oui, quant à sa mise en scène, mais il serait le précurseur de la psychothérapie et de l'hypnose grâce aux travaux sur le somnambulisme, continués par son adepte, le marquis de Puységur.
Le comte de Saint-Germain, personnage mystérieux dont on ignore tout jusqu'à la date de sa mort, professait une passion pour la chimie et l'alchimie. Cet homme singulier, selon Walpole qui l'a rencontré lors de son séjour à Londres, introduit à la cour par madame de Pompadour, avait réussi à séduire Louis XV et à devenir la coqueluche des salons et de toutes les cours d'Europe. Il avait un laboratoire à Versailles dans lequel il se livrait à des recherches d'alchimie. Était-il un charlatan, était-il affilié à « l'Ancien et Mystique Ordre de la Sainte-Croix » ? Il aurait été un agent secret, à la solde de Louis XV auprès de la cour d'Angleterre. Il semble qu'il y ait rencontré Händel. Il aurait surtout dirigé des concerts contre lui dans la compagnie rivale de ce dernier fondée en 1733 sous le mécénat du prince de Galles. Cet homme

élégant, cultivé, polyglotte, musicien accompli, était victime d'une campagne de dénigrement orchestrée par le duc de Choiseul, secrétaire d'état aux affaires étrangères, partisan de la guerre à outrance avec les Anglais, inquiet des tractations diplomatiques pour la paix menées par le comte à Londres. On le disait immortel, il aurait été l'ami de Charles-Quint et François Ier: il était raconté qu'il pouvait se rendre invisible et fabriquer des diamants.
Le comte de Cagliostro, popularisé par Alexandre Dumas dans « Joseph Balsamo », aurait été, selon les rumeurs, l'élève et le disciple de Saint-Germain, ils étaient tous les deux francs-maçons et se seraient rencontrés en Allemagne. Il préconisait une eau de Jouvence. Il avait acquis des connaissances en pharmacie chez un apothicaire. Il agissait par incantations, connaissait la médecine naturelle et pratiquait l'alchimie. Mêlé au scandale de « L'affaire du collier », il était en contact avec les Grands de la cour : Rohan, Miromesnil, Vergennes, Polignac. Il promettait à ses adeptes une « régénération physique » tous les cinquante ans.

Quelle était la place de John Taylor dans ce monde en pleine évolution qui opérera successivement Bach et Händel ? Ses contemporains le considéraient comme un charlatan. *C'était un homme de belle prestance, paré de vêtements somptueux, accompagné d'un secrétaire et de deux domestiques aussi habiles à cirer les chaussures qu'à faire les saignées* (20 : note de fin d'ouvrage). Quelques semaines avant son arrivée dans les villes, il se faisait précéder par une campagne publicitaire bien orchestrée vantant ses mérites : annonces dans les journaux, affiches placards et bonimenteurs qui appâtaient le chaland sur les marchés et les places publiques.

Les crieurs publics allaient de villes en villes et en villages : munis de leur tambour, trompette ou sonnettes, ils transmettaient les nouvelles, comme cela se faisait encore dans notre pays dans les années cinquante et se fait encore de nos jours dans de nombreux autres.
Il rendait visite à tous les notables de l'endroit et, avant d'opérer, tenait un discours grandiloquent vantant ses mérites et ses résultats extraordinaires chez les rois et les reines, les personnalités du royaume, les compositeurs et pour finir, évoquait ironiquement *les yeux que la main a ratés* : faisait-il allusion à Händel opéré par Sharp une première fois ? Son portefeuille était rempli de témoignages et d'attestations. C'est pour cette raison que, pour ses contemporains, il passait pour un « charlatan » (*quack*) : c'est ainsi que Samuel Johnson le dénommait et disait de lui dans son *Dictionary of English Language : Taylor was the most boastful man I ever knew... he was an instance of how far impudence may carry ignorance*, (il était un exemple du point où l'impudence peut porter l'ignorance). Walpole avait un sourire méprisant à

son égard et mettait un de ses amis en garde. Quant à Hogarth, il le faisait figurer dans ses satires gravées, *Consultation of Physicians and Arms of the Uun-*

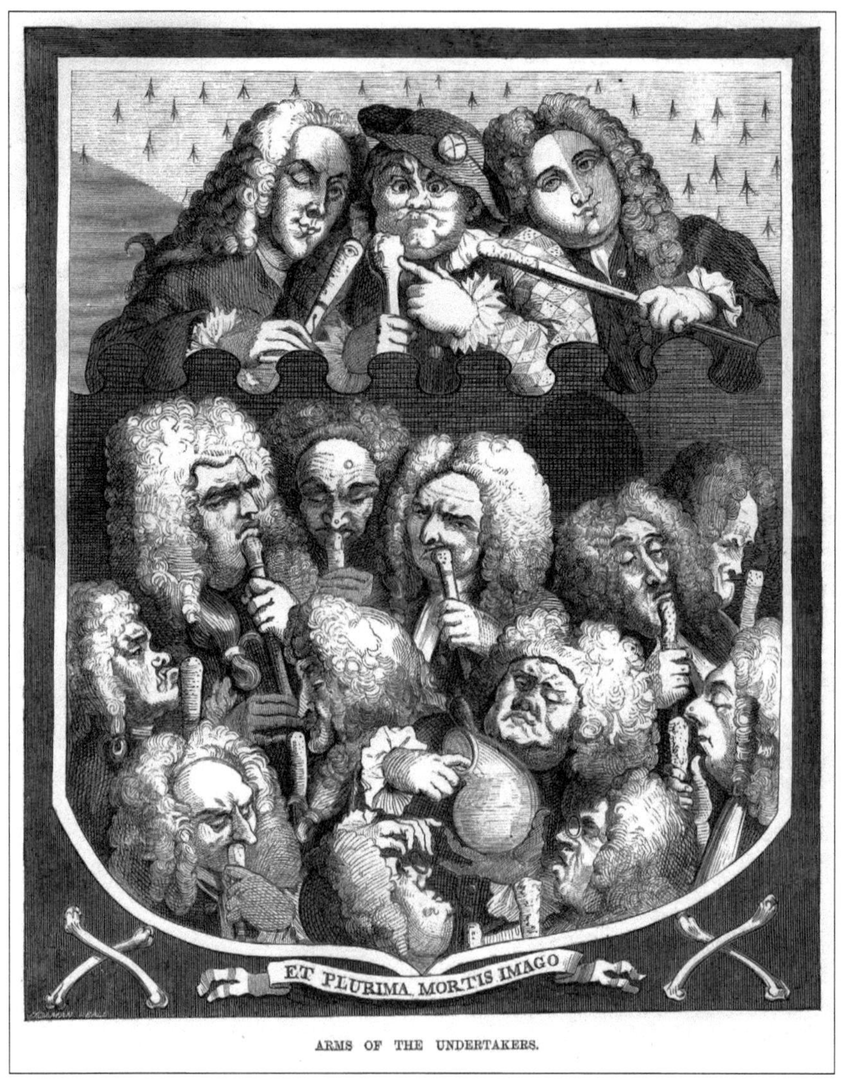

Arms of the Undertakers par William Hogarth (1736).
Taylor figure en haut à gauche avec sa canne ornée d'un œil.

dertakers 1736. Il exerçait son art dans la couche aisée de la population ; ses honoraires, exorbitants, étaient en proportion de ses prétentions. Ce que ses collègues lui reprochaient le plus était, outre ses rodomontades et sa publicité tonitruante, sa disparition rapide après l'intervention, qui lui évitait ainsi toute

critique ou reproche. Il s'adjugea des titres de noblesse, différents selon les pays de passage : chevalier Taylor en France, *Ritter von Taylor* en Allemagne et *Cavaliere di Taylor* en Italie. Il se prétendait membre de plusieurs facultés de médecine d'Europe, toutefois ni Paris, ni Londres, pas plus que Leyde ne lui ont reconnu de titre. Il s'instaura de même Ophtalmiater, Pontifical, Imperial et Royal, des cours d'Angleterre (roi Georges II), de Pologne, du Danemark et de Suède, des électeurs du Saint-Empire et de moult autres Princes du sang à travers l'Europe. Il a probablement inventé pour son usage ce mot. De même qu'il a sans doute acheté ses certificats et titres. Sa propre autobiographie, dédiée à son fils, est peu intéressante sur le plan médical ; il y décrit ses voyages de manière très approximative et fantaisiste, et ses interventions, il y est surtout très satisfait de sa personne. Coats en 1933 le définit ainsi *Among these travelling quacks the name of "Chevalier Taylor"stand prééminent for unbluscing effrontery, blatant self-adulation, and all the methods of the charlatan.* (21 : note de fin d'ouvrage) Malgré la réputation qu'il s'était forgée et le battage autour de sa personne, il est mort aveugle, en 1772, juste retour des choses, dans un monastère près de Prague ou à Paris, dans l'oubli le plus complet.
Il n'était pas le seul de son espèce : Joseph Hillmer, son rival, né à Vienne vers 1720, voyageait à travers toute l'Europe pour traiter la cataracte. Nommé par Frédéric II professeur à Berlin au *Collegium -medico-chirurgicum* en 1748, il est convaincu de charlatanisme par Boerhaave, lors de son passage à la cour de Catherine II de Russie, d'où il est expulsé et n'a jamais pu donner de conférence à Berlin.

La lisière entre tous ces agents dont le champ d'action n'était pas clairement défini, était fragile. Les frères de la Charité exerçaient la chirurgie et certaines sœurs avaient le droit de pratiquer saignées, clystère, pose de sangsue et défendaient avec vigueur leurs prérogatives quant à la préparation et la délivrance des médicaments. C'est ainsi que les Augustines s'opposèrent à Parmentier à l'apothicairerie des Invalides jusqu'à l'obliger à quitter ses fonctions et se retirer dans son laboratoire. Ceci explique les innombrables querelles, plaintes, procès qui agitèrent le monde de la santé jusqu'à la fin du XVIIIe siècle.

ÉVOLUTION DES IDÉES SCIENTIFIQUES (XVI-XVIIIes SIÈCLES)

Tout bouge au XVIIIe : les idées avec la « République des lettres », la musique avec la migration des musiciens italiens de moindre envergure vers des terres d'accueil moins exigeantes en particulier allemandes et anglaises, apportant avec eux des partitions, les hommes et leurs voyages et les expéditions de découverte.

La pensée scientifique est encore au début du XVIIIe siècle sous l'emprise de l'Église. Mais durant cette période, depuis Francis Bacon et Newton, tout est matière à réflexion, à remise en question, à observation et expérience, pour faire reculer l'ignorance, l'intolérance. Que dire du *Ecr.-l'inf* dont Voltaire terminait ses lettres : écrasons l'infâme, c'est-à-dire, la superstition, la religion en général, la catholique en particulier, l'injustice, l'arbitraire, l'obscurantisme, la sottise, l'intolérance.

Des découvertes en tous genres avaient jalonné les XVIe et XVIIe siècles, mais au XVIIIe siècle, il y avait un décalage entre les connaissances scientifiques encore très succinctes et leur utilisation.

À la fin du XVIe siècle l'anatomie était connue dans sa quasi-totalité ; avaient été décrits l'aqueduc de Fallope et trompes de Fallope par Fallope, la valvule veineuse (1603) par Acquapendente, la trompe d'Eustache par Eustache, enfin Arantius avait étudié le cerveau. Scarpa, élève de Morgagni, décrira à la fin du XVIIIe siècle, le triangle fémoral, lieu de passage des vaisseaux fémoraux, connu sous le nom de triangle de Scarpa.

Le XVIIe avait été marqué par les découvertes de Galilée *et pourtant elle tourne*, adepte et défenseur de l'héliocentrisme de Copernic. Newton, avait publié en 1687 ses travaux sur la gravitation universelle et les corps en mouvement dans les *Philosophiae Naturalis Principia Mathematica* et les théories sur la lumière et les couleurs dans *Opticks* en 1704.

Descartes, au XVIIe siècle, avait révolutionné la pensée en s'opposant par la méthode analytique (expérimentation, doute, recherche de la certitude) à la pensée scolastique dans le « Discours de la Méthode » (8 juin 1637). *Je ne voudrais rien admettre pour tel que je ne l'eusse reconnu pour vrai.* (22 : note de fin d'ouvrage) Voltaire dit de lui dans ses « Lettres philosophiques » : *il apprit aux hommes de son temps à raisonner et à se servir contre lui-même de ses armes*

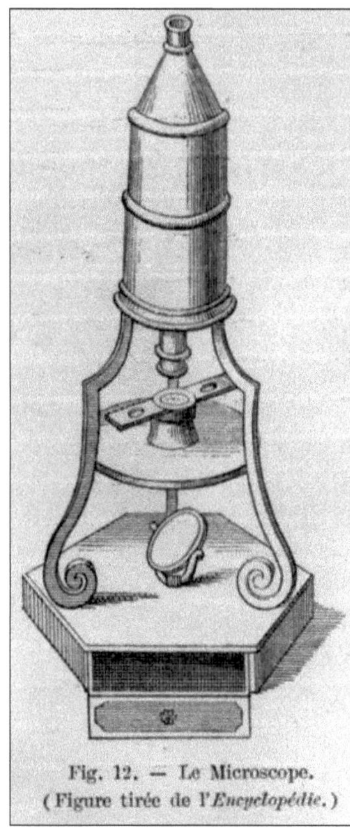
Fig. 12. — Le Microscope. (Figure tirée de l'*Encyclopédie*.)

(23 : note de fin d'ouvrage). Il a élaboré, après de multiples expériences et observations, la théorie de « l'homme machine ».

Un début de classification des maladies avait été élaboré en Angleterre par Sydenham, il est poursuivi en France par Boissier de La Croix de Sauvages fondé sur une étude très fine des symptômes, puis par Cullen dans *Synopsis nosologiae methodicae.*

Cependant au XVIIIe siècle, grâce à la curiosité d'esprit, la soif de comprendre, les expériences, de nombreuses découvertes sont faites par des savants qui communiquent entre eux ; outre la circulation sanguine et lymphatique, la pression sanguine, le follicule ovarien décrit en 1673 par de Graaf et la cellule par Leeuwenhoek, grâce au microscope rudimentaire qu'il a fabriqué, la contraction nerveuse et la sensibilité nerveuse sont étudiées par Haller, la digestion des rapaces est observée au cours d'une expérience sur une buse par Réaumur en 1752 : deux « Mémoire sur la digestion des oiseaux » sont présentés à l'Académie des sciences. Ce savant, esprit fertile et curieux de tout, est connu pour son thermomètre à alcool (vers 1730), échelle dont les degrés sont gradués de 0 à 80, identiques quel que soit le thermomètre. Son œuvre majeure, les « Mémoires pour servir l'histoire des insectes », ne figure pas dans l'Encyclopédie de Diderot. L'action du suc gastrique est décrite par Spallanzani qui s'oppose à la théorie de la génération spontanée alors en vogue. L'abbé Nollet s'intéresse à l'électricité.

Au XVIIe siècle, deux courants de pensée s'étaient opposés.

- La théorie mécaniste des iatro-physiciens avait repris la théorie de l'animal-machine finalisée par Descartes dans « De l'homme » (1662). Selon la médecine mécaniste la maladie provenait de causes physiques : modification de la pression, du volume, de la consistance des fluides de l'organisme d'où l'importance de la saignée et de la purgation pour rétablir l'équilibre des fluides.
- La théorie des chimistes : les iatrochimistes, soutenus par Helmont pour lequel la vie était une succession de processus chimiques, pensaient que la maladie découlait d'une « corruption des fluides ». Chirac, Blégny partageaient cette théorie.

- La conception mixte de Boerhaave et Tronchin associait agitation du sang avec obstructions mécaniques.
Au XVIIIe siècle plusieurs courants s'opposent là encore.
- La théorie mécaniste a encore des adeptes. Dans son ouvrage « L'homme machine » de 1747, La Mettrie reprend le thème de l'animal-machine et l'étend à l'homme. Il réfute par là l'idée de Dieu, critique la philosophie d'Aristote et la scolastique sur laquelle elle s'appuyait.
- Boerhaave, hippocratique convaincu, est un iatromécanicien : la maladie est due à la contraction ou au relâchement des fibres, le mouvement trop lent ou trop rapide des humeurs dépend de leur fluidité, leur viscosité et leurs qualités chimiques. Hoffmann à Halle professe les mêmes idées.
- L'animisme est représenté par Stahl, professeur de physiologie à Halle, et Boissier de Sauvages à Montpellier : l'âme est le principe essentiel de la vie et agit directement sur la santé (*Theorica medical vera*, Théorie médicale véritable), l'animisme soumet la matière à la vie, et la vie à la pensée.
- L'irritabilit*é* est défendue par Haller à Berne. La force vitale indépendante de l'âme et du cerveau est à l'origine de tous les mouvements chez tous les êtres vivants et chez les végétaux.
- La théorie vitaliste par Bordeu et Bartez. Pour Bartez le principe vital régit toutes les formes de vie avec l'âme et donne vie à la matière (1778, « Nouveaux éléments de la science de l'homme »).
- Le Brownisme*,* ou stimulisme de Brown, qui aura de nombreux adeptes en Angleterre, Allemagne et Italie, fait de la vie la résultante de forces nerveuses réagissant à des excitations.
- Le mouvement des encyclopédistes est soutenu par Voltaire, Diderot et des médecins comme Bordeu et Jaucourt qui collaborent à l'Encyclopédie. Bordeu, ami de Diderot, aura une grande influence sur la rédaction de cette dernière et le vitalisme imprégnera la pensée du XVIIIe siècle.
Ces courants philosophiques auront une répercussion sur la pensée scientifique.

L'ACQUISITION ET LA DIFFUSION DES CONNAISSANCES AU XVIIIe SIÈCLE

Le mouvement d'idées du siècle des Lumières lutte contre l'obscurantisme, l'intolérance, les préjugés, découlant de l'ignorance, du despotisme et du fanatisme. Ce mouvement a traversé et imprégné ce siècle : parti de France il s'est répandu dans toute l'Europe, *Enlightment* en Angleterre, *Aufklärung* en Allemagne. Il prône un progrès des connaissances par l'observation et la pratique d'expériences comme le préconisait Bacon. Le but de ce mouvement, dominé par la raison, était de permettre d'élargir les connaissances et d'établir un véritable esprit scientifique.

Une partie restreinte de la population avait accès à la connaissance : les rois, princes et gens de cour, les notables de la haute bourgeoisie parmi lesquels les financiers et le corps médical, les « gens de lettre ». Si les barbiers-chirurgiens des campagnes ne participaient pas à ce savoir, les chirurgiens munis du « grand-chef d'œuvre », ceux de la cour ou des grandes villes, étaient des personnages cultivés, érudits et avides de toutes les discussions et nouvelles acquisitions ; ils étaient souvent membres d'académies et possédaient des « cabinets de curiosités » et de riches bibliothèques.

La diffusion des idées engendrées par ce mouvement empruntait des chemins très variés : correspondances, rencontres dans les salons, cafés, chansons, libelles, académies, bibliothèques, presse, voyages à l'étranger, traductions, plagiats.

Les relations épistolaires étaient nombreuses et riches entre les écrivains, les philosophes, les scientifiques, les rois et grands seigneurs. Parmi les lecteurs se trouvaient Catherine II de Russie et Frédéric II de Prusse. Au XVIIe siècle, les épistolières fameuses qu'étaient Madame de La Fayette, Madame de Sévigné et la Princesse Palatine, enchantèrent l'Europe par leurs lettres, riches en nouvelles de toute sorte. Plus tard, Frédéric II entretiendra des correspondances suivies pendant des années avec Grimm, La Harpe, Suard, d'Alembert, Voltaire. Leibniz écrira de très nombreuses lettres dans lesquelles il exposait ses idées. Celles de Haller, volumineuses, s'adressaient aux académies et savants de son temps. Formey, le secrétaire perpétuel de l'Académie des sciences de Berlin, entretiendra toute sa vie des relations étroites avec académies et savants. Il était d'usage de garder copie de la lettre et de la réponse et de la diffuser chez amis et connaissances et d'en faire lecture dans les salons. Ces correspondances d'intérêt inégal étaient fort nombreuses. La plus connue, la « Correspondance littéraire, philosophique et critique » de 1741 à 1793, initiée par l'Abbé Raynal, sera rédigée ensuite sous la direction de Grimm, secondé activement par Diderot et Madame d'Epinay, la direction en sera assurée par Meister à partir de 1774. La publication manuscrite échappait à la censure, car elle était secrète.

Les savants et lettrés voulaient partager leur savoir en dépassant les frontières politiques et religieuses dans ce qu'ils dénommaient **« La République des lettres »** universelle, pluri-confessionnelle, apolitique, libre et indépendante. Ils le faisaient par des publications, lettres, rencontres où, lors de conversations informelles, s'échangeaient des mises au point sur leur recherche, des idées nouvelles.
Les cours d'Europe, les provinciaux avaient un correspondant parisien qui les mettait au courant des nouvelles politiques ou autres.

La France était considérée comme le **« salon de l'Europe ».** La vie des « salons » qui avait débuté dès le XVIIe siècle chez les « précieuses », est à son apogée au XVIIIe siècle. Là, chez Madame de Tencin, Madame Geoffrin, Madame du Deffand, Julie de Lespinasse, Madame Necker, les femmes y tiennent le premier rôle. Tous les beaux esprits de France et de l'étranger s'y réunissaient pour discuter librement philosophie, littérature, sciences, politique… Les propos échangés dans ces lieux échappaient à une censure très tracassière, grâce à la discrétion de leurs auteurs. Le baron d'Holbach recevait les philosophes et soutenait financièrement l'Encyclopédie. En Angleterre, c'est à partir de celui de Lady Montaigu, *The Blue Stocking Society,* que la variolisation a été lancée. En Allemagne, le « Jardin des muses de Weimar » (*Weimarer Musenhof*) a été ouvert en 1775 à Weimar par Anne-Amélie de Brunswick, duchesse de Saxe-Weimar-Eisenach, sœur de Frédéric II de Prusse. Elle y réunissait des aristocrates, des bourgeois, des artistes, des penseurs ; parmi eux Wieland, Goethe, Herder. Ce salon brillant était particulièrement renommé. À la fin du siècle, des jeunes femmes juives de la haute société ont organisé à Berlin des salons.

Les cafés sont également des lieux de réunion où les nouvelles arrivent et sont discutées. Selon Louis-Sébastien Mercier : *Dans quelques-uns de ces cafés, on tient bureau académique. Chaque café a son orateur en chef.* (24 : note de fin d'ouvrage) Les premiers cafés apparaissent à Marseille en 1654, à Paris en 1667 : en 1715, il y en a trois cents dans la capitale. Parmi eux le Procope, ouvert en 1695 rue de l'ancienne Comédie, où y paraissent Voltaire, Diderot, Fontenelle et le café de la Régence, place du Palais Royal.

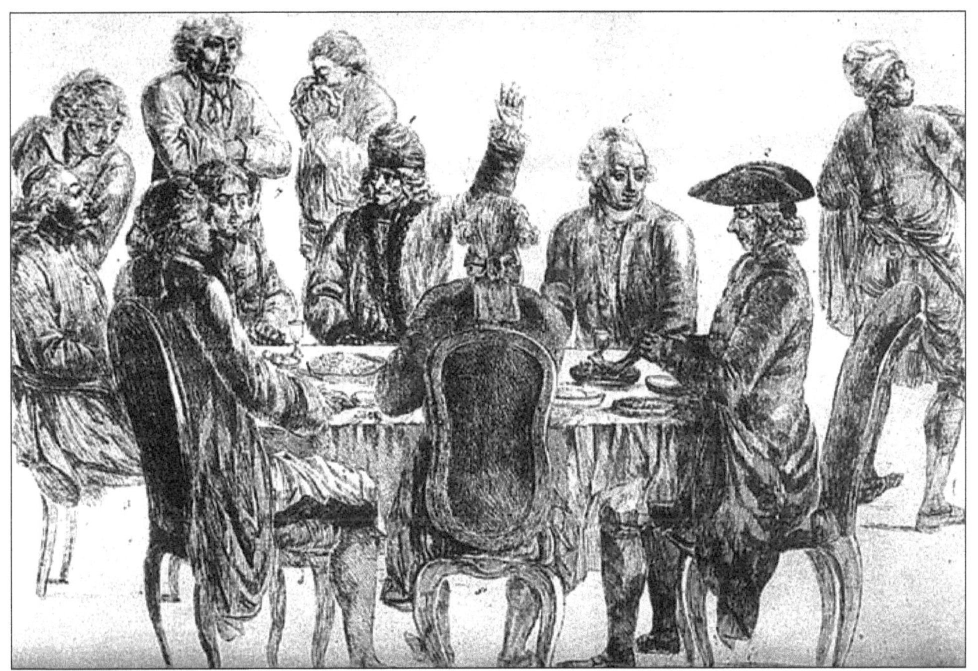

Voltaire et Diderot au Procope.

Les clubs ont un public plus restreint car il y est surtout question de politique : le plus célèbre est le « Club de l'Entresol » fondé en 1720 par l'abbé Allary. Mais ce sont aussi des lieux où l'information circule.

Vers le milieu du XVIIe siècle, des hommes de science (mathématiciens, physiciens, médecins et chirurgiens-barbiers) et des hommes de la culture (lettres, arts, histoire), mais aussi, hommes d'Église et amateurs éclairés sans qualification particulière se réunissaient de façon privée, sans organisation bien structurée, pour partager leurs connaissances, leurs expériences et le résultat de leurs travaux dans des cénacles, des conférences selon les préceptes de Bacon : les informations traversaient les frontières, les religions, les politiques sous formes de lettres, de manuscrits, de publications dans des journaux et les hommes allant d'un groupe à un autre se rencontraient. Ces sociétés savantes prendront finalement le nom **« d'académies »,** et vont concourir au formidable essor des sciences et des arts. Ces académies, soutenues par les rois et princes, se sont structurées peu à peu. Composées de membres permanents et de membres associées, elles avaient un lien avec l'étranger grâce à un réseau ample et varié de correspondants. L'élection des membres dépendait du pouvoir, sauf en Angleterre, où ni la cour, ni le roi n'intervenaient. Elles bénéficiaient en général de fonds royaux leur permettant de financer expériences et savants. Elles disposaient d'une bibliothèque et de publications assurant la diffusion de découvertes. Ces savants faisaient ainsi partie de plusieurs académies de leur pays ou de l'étranger.

En Angleterre, c'est autour d'Oxford et de Londres que s'organisent ces groupes vers 1640. Avec le concours de Charles II, ils seront à la base de l'élaboration, en 1662, de la *Royal Society of London for the improvement of Natural Knowledge (pour l'amélioration de la connaissance naturelle*) dont la devise est *Nullius in verba* (ne croire personne sur parole). Fondée en 1645 à Oxford au *Gresham college*, elle a été transférée à Londres en 1660 après la restauration des Stuart. La plus ancienne des Académies des sciences européennes, équivalente de l'Académie des sciences française, a été confirmée en 1662 par une charte royale de Charles II. Depuis 1640, une « bourse de savants » physiciens ou philosophes, de Londres, Cambridge et surtout Oxford se réunissait une fois par semaine pour échanger leurs idées sur la place de la science, partager leurs travaux et leurs connaissances. Parmi ses membres fondateurs, adeptes de Francis Bacon, se trouvaient Robert Boyle, Robert Hooke, Sir Robert Moray, Christopher Wren, Isaac Newton, qui s'appuyaient sur l'expérience pour établir la vérité scientifique. Elle fonctionnait sur le mode de la collaboration, sous la tutelle du roi, mais n'était pas sous son autorité comme en France, ce qui faisait son originalité. Totalement indépendante, elle était dirigée par un conseil avec à sa tête un président, élu parmi les boursiers, membres de base de la société, eux-mêmes élus par leurs pairs, sans interférence du roi ou de la cour, après un examen minutieux de leurs travaux, contribution à l'enrichissement dans les sciences, la médecine, l'histoire naturelle, les mathématiques etc. Les *fellows* ou membres étaient au nombre de 150 en 1663. Des membres étrangers étaient également recrutés, huit au XVIIIe siècle: parmi les Français, Winslow, anatomiste, Helvétius médecin et philosophe, Bourdelin chimiste, les frères Antoine, Bernard et Joseph de Jussieu, naturalistes. Elle se réunissait chaque semaine pour des expériences et des communications; Leeuwenhoek faisait part régulièrement à la société de ses observations. Bougainville, également membre de cette *Society*, y a relaté celles glanées au cours de ses voyages. Newton y a publié ses principes sur la gravitation universelle. Ses comptes rendus étaient publiés dans les *Philosophical transactions.*

Elle vivait des cotisations de ses membres. C'était un honneur de compter parmi eux. Newton en sera le premier président. Cette *libre association de citoyens* faisait l'admiration de Voltaire, dans un article de l'Encyclopédie.

Au milieu du XVIIIe siècle le gouvernement prit l'habitude de consulter le Conseil de la Société pour les questions scientifiques importantes.

The Royal Academy of Music est ouverte par Händel en 1719. C'est une compagnie privée, fonctionnant par souscription, totalement indépendante du roi qui n'en est qu'un des gros souscripteurs, au même titre que Burlington ou Chandos. À sa tête sont nommés un directeur général, un adjoint et vingt directeurs parmi lesquels Heidegger. Händel deviendra le 30 novembre 1719 maître de l'orchestre, il en sera aussi le principal compositeur permanent. Les chanteurs, recrutés sur le continent, sont renommés : des castrats comme le célèbre Senesino en assurent le succès. Cette académie ferme en 1728, conséquence probable des salaires très élevés des castrats, des tensions entre chanteurs et des rivalités entre compositeurs, et la concurrence du *Beggar's Opera*. Une nouvelle académie voit le jour dès janvier 1729, sous l'impulsion de Heidegger, dans *le King's theater.* Le bail de cinq ans était au nom de Händel : il devenait par là même entrepreneur d'opéra. Mais en 1733, une nouvelle compagnie d'opéra, l'*Opera of the nobility*, soutenue par le Prince de Galles, est créée pour concurrencer celle de Händel et le forcer à quitter Londres. La direction débauche ses chanteurs et engage Porpora comme compositeur principal, fait venir d'Italie Farinelli, grand concurrent de Senesino. Peu à peu le public londonien se lasse des opéras italiens et Händel doit se tourner vers une autre forme de création, l'oratorio.

En France, d'abord à Paris, puis en province, des réunions informelles de savants ont lieu à partir des années 1630 et constituent le cabinet Dupuy, l'Académie de Mersenne, de Bourdelot, de Montmor. Louis XIV, soucieux d'imprimer son autorité sur les sciences, les arts et les lettres et de se dégager de celle de l'Église et des universities, réunit tous ces groupes et crée en dehors de l'Université, des centres d'enseignements *laïcs, civils et purement royaux*. Avec l'aide de Colbert, il fonde toute une série d'académies spécialisées et réglementées : Académie des inscriptions et belles lettres, celle de peinture et sculpture, l'Académie des sciences, d'architecture, royale de musique et de danse.
En France, les académies dépendaient directement du roi. Elles étaient le siège d'une intense activité intellectuelle, où les connaissances et les découvertes étaient mises à la disposition de tous. Il faut distinguer les académies parisiennes de celles de province.
À Paris, l'Académie française, créé en 1634 par Richelieu, se réunit à partir de 1672 au Louvre, dans l'ancienne salle du conseil du roi. Elle a pour tâche d'élaborer et mettre à jour le « Dictionnaire de l'Académie » (Éditions en 1694, 1718, 1740, 1762, 1798). Elle doit aussi donner son avis sur les livres.

Son statut a été élaboré sous Napoléon Ier.

L'Académie royale des sciences de Paris a rayonné sur toute l'Europe : établie par Colbert sur ordre de Louis XIV le 22 décembre 1666, ses statuts ont été fixés définitivement par Philippe d'Orléans sous la Régence en 1716. Elle sié-

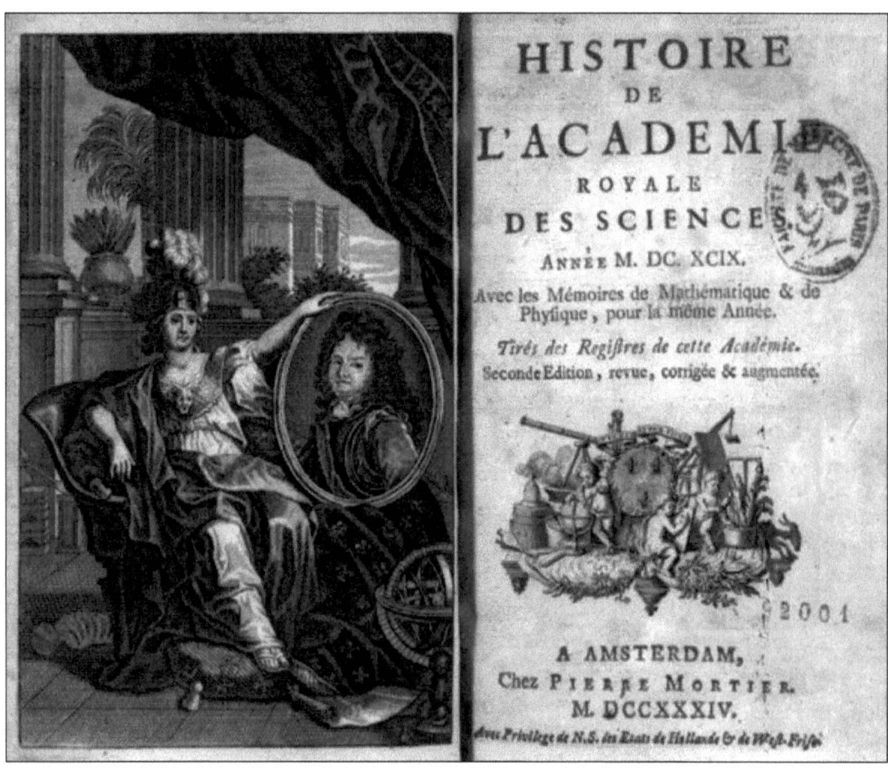

HISTOIRE
DE
L'ACADEMIE
ROYALE
DES SCIENCES.
ANNÉE M. DC. XCIX.
Avec les Mémoires de Mathématique & de Physique, pour la même Année.
Tirés des Registres de cette Académie.
Seconde Edition, revue, corrigée & augmentée.
A AMSTERDAM,
Chez PIERRE MORTIER.
M. DCCXXXIV.
Avec Privilege de N.S. les Etats de Hollande & de West-Frise.

Histoire de l'Académie royale des sciences avec les mémoires de physique.

geait dans la bibliothèque du roi, rue Vivienne puis au Louvre dans des locaux somptueux comprenant une bibliothèque, la « chambre du roi », remplie de machines et d'outils, et un « cabinet de curiosité », et comportait deux divisions, réparties en 11 sections, la dernière étant celle de médecine et chirurgie. Ses soixante et dix membres, dont un secrétaire et un trésorier perpétuel, étaient nommés par le roi qui choisissait parmi eux le Président et le Vice Président. Ils recevaient une pension annuelle et différentes gratifications : ils devaient donc en retour servir le royaume par leurs recherches dont ils avaient à rendre compte dans des procès-verbaux, mémoires, correspondances. Une séance annuelle avait lieu à Versailles pour la présentation des résultats. L'édition des comptes rendus des séances de l'Académie des sciences ne sera organisée qu'en 1835 par l'astronome Arago.

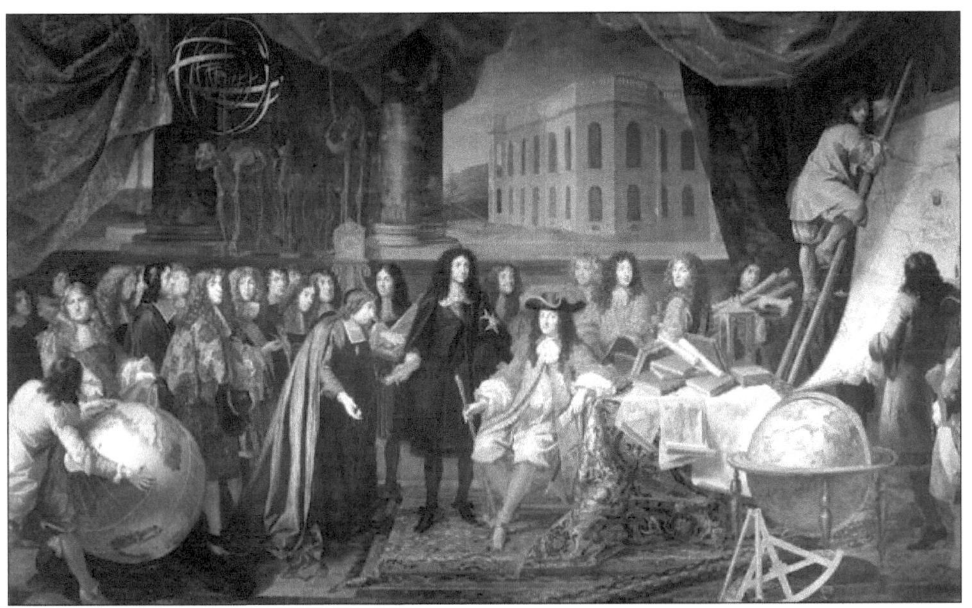

Colbert présente les membres de l'Académie royale des sciences.

Pontchartrain, chancelier et secrétaire d'État de la maison du roi, avait établi les règlements en 1699. Il avait fait nommer son neveu, l'abbé Bignon, premier président par le roi, sur présentation de l'Académie, il faut y ajouter 85 correspondants. Elle comptait d'éminents membres tant français qu'étrangers, parmi lesquels un de ses secrétaires perpétuels, Fontenelle. S'y rencontraient aussi Maupertuis, scientifique et philosophe, Le Cat chirurgien, Buffon en 1733, Lamarck biologiste, d'Alembert, mathématicien et philosophe; Tenon, chirurgien et ophtalmologiste y rentre en 1757, Chirac, Chicoyneau, tous deux issus de la Faculté de Montpellier. Galvani, physicien et mathématicien italien, Volta physicien italien, les deux ennemis jurés Newton et Leibniz, tous deux éminents mathématiciens et physiciens, qui feront retentir l'Europe de leur querelle sur la paternité du calcul intégral. Winslow, Swieten médecin de l'impératrice Marie-Thérèse. Haller, célèbre médecin et anatomiste suisse, nommé membre associé étranger en 1752, y publie des travaux. Lavoisier est élu membre de l'Académie des sciences à 25 ans en 1768, il en sera le directeur en 1785 et le trésorier le 19 décembre 1791. Chaque année, un concours était lancé pour le prix de l'Académie des sciences: celui de 1737 portait sur la « Nature et la propagation du feu ». Madame du Châtelet y envoya en 1738, selon la coutume sous l'anonymat, un essai physique sur ce sujet. Elle n'obtint pas le prix, mais l'essai parut dans le tome IV des Prix de l'Académie et sera imprimé dans le Mercure de juin 1739. C'est la première fois qu'une femme a

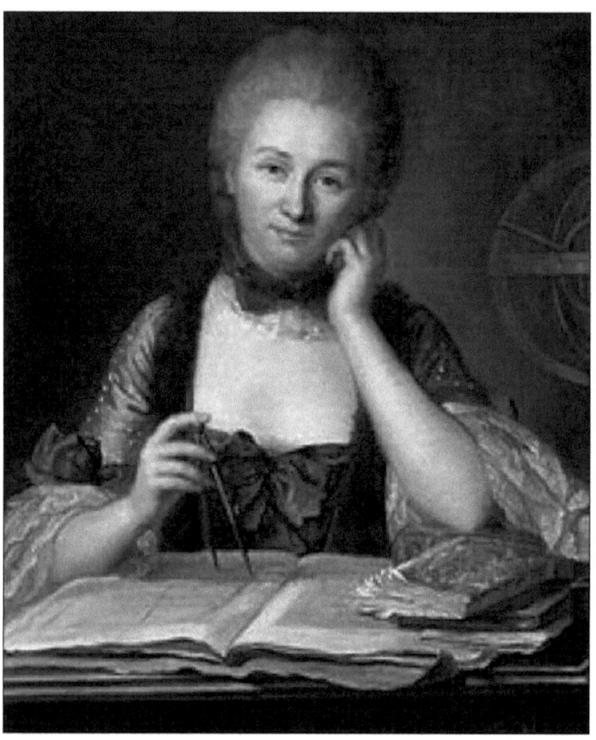

Madame du Châtelet à sa table de travail.

été publiée par l'Académie des sciences. Toutefois cette dernière ne la fera pas rentrer dans son sein. Buffon présente un « Mémoire sur les miroirs ardents ». Daviel sollicite un poste de correspondant associé en novembre 1743, qu'il n'obtiendra pas car il a annoncé sa nomination, avant que l'Académie ne le fasse elle-même. Le Cat s'inscrit chaque année au concours et remporte le prix de 1732 à 1738 : après quoi sa candidature ne sera plus retenue par le jury, désireux de fournir à d'autres candidats la possibilité de poser sa candidature. Elle publiait des articles de savants renommés, mais le délai de publication était très long, de l'ordre de 3 ou 4 ans. Sa mission était d'élaborer la science en devenir et d'en assurer le développement. Elle est supprimée par la Convention le 8 août 1793, remplacée en 1795 par un Institut national des sciences et des arts qui s'installa en 1805 dans l'ancien collège des Quatre-Nations.

L'Observatoire de Paris, actuellement situé avenue de l'Observatoire à Paris, était devenu nécessaire après les travaux de Galilée et l'invention de la lunette astronomique en 1609. Sur la requête d'un physicien et astronome, Louis XIV, lors d'une séance de l'Académie des sciences, décida l'achat d'un terrain en 1667. Le bâtiment a été construit selon les plans de Claude Perrault à l'endroit qui définit le méridien de Paris : au début, il dépendait de l'Académie des sciences, il n'avait ni directeur, ni budget, ses subsides provenant du Roi, de l'Académie des sciences ou d'autres mécènes. En 1771, Louis XV nomma Cassini de Thury, directeur, faisant sortir l'Observatoire de la tutelle de l'Académie.

L'Académie royale des inscriptions et médailles (1701) devenue de nos jours l'Académie des inscriptions et belles lettres, fondée en 1663 par Colbert, s'intéresse actuellement surtout à l'archéologie et aux langues anciennes. Elle publie des « Mémoires » depuis 1717.

L'Opéra est né par un privilège, accordé par le Conseil du roi le 28 juin 1669 à Pierre Perrin, pour ouvrir une académie de musique afin de divertir la cour et la sensibiliser à la musique. Cette Académie devait diffuser des *opéras et représentations en Musique et en vers français*. La conception des livrets était confiée à l'Académie française et à l'Académie des inscriptions et belles lettres. Rapidement en faillite, car le financement par abonnements ne suffisait pas à couvrir les frais de fonctionnement, Perrin fut emprisonné pour dettes et le privilège lui fut retiré. C'est à Lully que, en 1692, le « privilège » pour établir à Paris une Académie royale de musique, a été accordé. Ce dernier recevra, du roi, le monopole de la création musicale et de ce fait Lully fera jouer exclusivement ses œuvres : il avait en effet interdit aux autres compositeurs français de composer des opéras et de les produire. L'Académie royale de musique accueillera pendant un siècle des représentations lyriques et des opéras-ballets dont le fameux « Bourgeois Gentilhomme » de Molière. Fermée comme toutes les académies par la Révolution, elle sera remplacée en 1795 par le Conservatoire de musique.

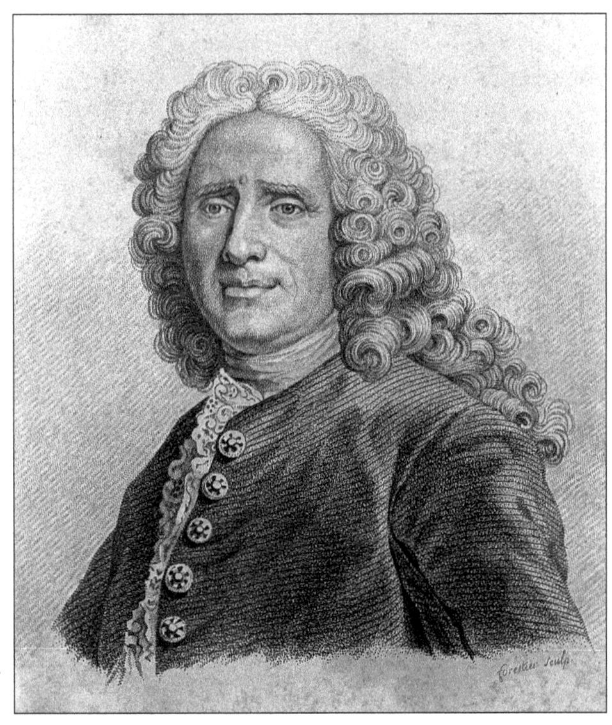

Portrait de François Gigot de La Peyronie.

Repéré par Mareschal, premier chirurgien du Roi, et avec son aide, La Peyronie, soutenu par Louis XV, malgré l'opposition de la Faculté, avait créé en 1731 **« La Société académique des chirurgiens de Paris »,** qui deviendra « L'Académie royale de chirurgie » en 1748 après l'établissement de ses statuts. Le premier chirurgien en est le président pendant un an et dirige les travaux : ce seront Mareschal, La Peyronie et enfin Pichault de la Martinière, et un vice-président « survivancier ».[17] A ses côtés, un directeur, Jean-Louis Petit nommé par Louis XV en 1731, lors de sa création, un secrétaire perpétuel, successivement Quesnay et Antoine Louis, Pierre Sue un bref moment pendant la Révolution, deux secrétaires adjoints et un trésorier. Elle comprend deux sortes de membres : les membres « ordinaires », élus, qui ont le droit de délibération et de vote, ils sont approximativement soixante-dix, environ deux cents nommés par le premier chirurgien, les membres « libres », maîtres chirurgiens de Paris et associés provinciaux. Les chirurgiens de la Communauté de Saint-Côme peuvent assister aux séances quand ils présentent une communication importante. Elle est en relation avec les chirurgiens du royaume et de l'étranger. Elle siège chaque semaine le mardi, dans le nouvel amphithéâtre de Saint-Côme, rue des Cordeliers et étudie les pratiques anciennes mais aussi les nouvelles découvertes. Un enseignement des nouvelles techniques y est instauré. La première réunion de l'Académie royale de chirurgie a lieu le 18 décembre 1731 sous la présidence de La Peyronie. Ses séances connaissent un succès immédiat et une renommée considérables, si bien qu'une section d'associés étrangers, choisis et nommés par le Roi, est créée. Ses travaux sont connus de toute la France et l'Europe par la publication de cinq volumes dont le premier tome est édité en 1743. C'est une œuvre collective où Jean-Louis Petit prend une part importante. Elle fonctionne grâce à une subvention du Ministère du Roi auquel elle est rattachée et à des dons et legs. Le rôle de l'Académie au cours du XVIIIe siècle sera prépondérant : selon André Sicard, totalement indépendante de la Faculté, elle assure l'enseignement de la chirurgie, recrute les professeurs, nomme les chirurgiens des hôpitaux, les chirurgiens militaires sur concours. Son statut définitif est établi par les lettres patentes du 2 juillet 1748. Elle contribue à l'essor de la chirurgie française dont c'est l'âge d'or et à son rayonnement en Europe. Accourut à Paris toute l'Europe pour se faire opérer par ces chirurgiens talentueux : l'opération de la cataracte compta parmi les affections traitées. Le 13 avril et le 16 novembre 1752, Daviel présenta à l'Académie de chirurgie, présidée par La Martinière, la somme de ses travaux sur sa technique opératoire de la cataracte : l'extraction du cristallin après incision de la cornée. Pourvue d'un statut laïc et civil, elle ne pourra jamais devenir la cinquième faculté de l'Université. Elle a tenu sa dernière séance le 22 août 1793, car elle sera supprimée comme les autres académies par la Convention.

Chirac, médecin du Régent (Philippe d'Orléans) puis de Louis XV, souhaitait créer une « Académie royale de médecine ». La Faculté s'opposa à ce projet. Cette Académie devait rassembler tous les médecins du royaume avec

17. Le survivancier achète à un titulaire de chaire sa charge de son vivant et lui succède à sa mort.

échanges d'informations, les médecins du roi devaient en être les présidents perpétuels. La Faculté, craignant leur influence et leur suprématie, fit capoter le projet. Chirac mourut sans en voir la réalisation. Toutefois, à la suite du travail de Vicq d'Azyr, rédigé au cours d'une épizootie de bétail du sud de la France, avec l'aide de Lassone, médecin du roi, et le soutien d'hommes politiques tels Vergennes, Turgot, Necker, une « Société royale de médecine » est créée. Elle a une double fonction : commission des remèdes secrets et commission médicale chargée de tenir une correspondance avec les médecins de province pour tout ce qui peut être relatif aux maladies épidémiques et épizootiques et tous les problèmes d'hygiène publique. Elle marque le début de la médecine épidémiologique. « L'Académie de médecine » voit enfin le jour par une ordonnance du 20 décembre 1820 grâce à Portal, médecin de Monsieur (comte de Provence), frère de Louis XVI, devenu Louis XVIII. Cette Académie de médecine réunit enfin médecins et chirurgiens. Elle reprend les travaux de la Société royale de médecine et de l'Académie royale de chirurgie et conserve leurs archives.

De nombreuses académies sont établies en province sur le modèle parisien : Bordeaux, Toulouse, Clermont-Ferrand, Dijon, Caen. Leurs centres d'intérêt sont plutôt locaux. Au nombre de plus de quarante en 1770, elles sont placées sous la protection des autorités publiques ; elles rassemblent toutes les couches sociales : noblesse, bourgeoisie industrieuse, certains clercs et les érudits locaux. Elles ne font pas de politique, les sciences y prennent une part grandissante. Comme à Paris, elles décernent des prix fort courus : celui de Rousseau à l'Académie de Dijon, « Discours sur les sciences et les arts », est couronné en 1750. La plupart des futurs révolutionnaires s'y exercent à des joutes oratoires, comme Robespierre et l'abbé Grégoire.
L'Académie ou « Société royale des sciences » de Montpellier (1706-1793), la plus importante d'entre elles, fut établie par Louis XIV, par des lettres patentes de 1706, deux ans après l'Académie parisienne. Le roi était très soucieux d'établir son prestige en Méditerranée par l'implantation dans une ville, réputée sur le plan médical, d'un pôle scientifique étroitement lié à Paris, travaillant sur la physique, la chimie, la botanique, les mathématiques, mais aussi la médecine. Les statuts et le fonctionnement sont calqués sur ceux de Paris. Les 15 membres, dits « associés », sont recrutés parmi l'élite du pays, physicien, chimiste, botaniste, souvent professeur à l'Université, Astruc, Fizes, Chicoyneau, Sauvage, Chirac. Cependant chirurgiens et apothicaires y trouvent aussi leur place, en fonction de leurs mérites et travaux, sur le même plan que les professeurs. Ils sont aussi souvent professeur au Collège de chirurgie, La Peyronie siège parmi eux, il est vrai qu'il est le premier chirurgien du roi. Cette société a des liens étroits avec Paris : chacun des membres,

de l'une comme de l'autre, siège de droit dans l'une ou l'autre société. La société montpelliéraine doit envoyer chaque année un mémoire à Paris. Elle organise un enseignement, ses naturalistes et physiciens participent activement à la rédaction de l'Encyclopédie. Elle fonde deux laboratoires de recherche avec à leur tête des savants éminents : Bertholon pour la physique, Chaptal pour la chimie. Elle s'installe en 1777, de façon enfin permanente, dans l'hôtel de Guillemet avec une grande salle de réunion et une très riche bibliothèque. Elle fait construire au sommet de la tour de la Babotte un observatoire. Dissoute en 1793, avec confiscation de ses biens, elle est remplacée en 1795 par la « Société libre des sciences et belle lettre ».

En 1750, Stanislas Leszczinski installe à Nancy une « Société royale des sciences et belles lettres ». Elle aura pour membres Montesquieu et Fontenelle et membres associés Buffon et Daubenton.

En 1757 à Metz, le duc de Belle-Isle protège la « Société des arts » qui deviendra Académie en 1760. Parmi ses membres, Parmentier, Mirabeau, Lacépède. Elle sera plutôt orientée vers l'agriculture.

Il convient encore de citer la fondation d'écoles de formation : les Ponts et chaussées (1747), École du génie (1749), Ecoles vétérinaires de Lyon et d'Alfort (1762-1766), École des mines (1783), le Conservatoire des arts et métiers que l'Abbé Grégoire contribuera à fonder le 29 septembre 1794.

Supprimées par la Révolution, toutes ces Académies françaises sont réunies en 1795 sous le nom « d'Institut de France », sis 23 quai de Conti à Paris. Il regroupe l'Académie française, l'Académie des inscriptions et belles lettres, l'Académie des sciences, l'Académie des beaux-arts, l'Académie des sciences morales et politiques.

En Allemagne, Telemann avait organisé à Leipzig, en 1702, un ***Collegium musicum*** avec des étudiants en musique et des musiciens professionnels. Bach a assuré la direction de cette société indépendante de 1729 à 1739. Il donnait des concerts publics de musique vocale et instrumentale, chaque semaine, en hiver dans le café Zimmermann, *Catherinnenstrasse*, rue

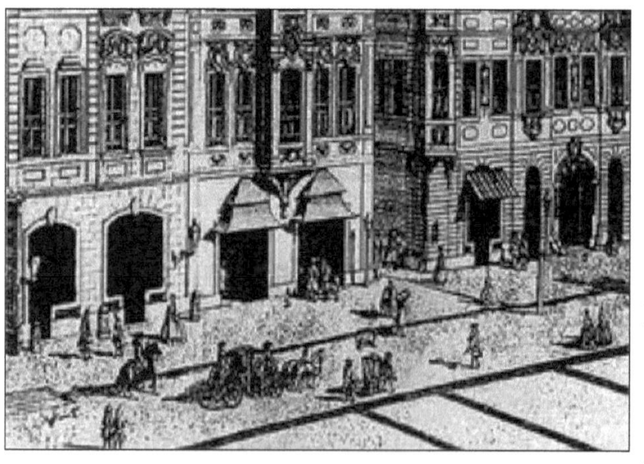

Café Zimmermann de Leipzig.

principale de Leipzig, aux beaux jours aux environs de la ville près de la porte Grimma. Il y dirigeait ses œuvres, celles de ses fils, de Telemann et de nombreux compositeurs ; c'était aussi une occasion pour les jeunes élèves musiciens de se faire connaître.

En Prusse, de nombreux huguenots, chassés du sud de la France et de la région

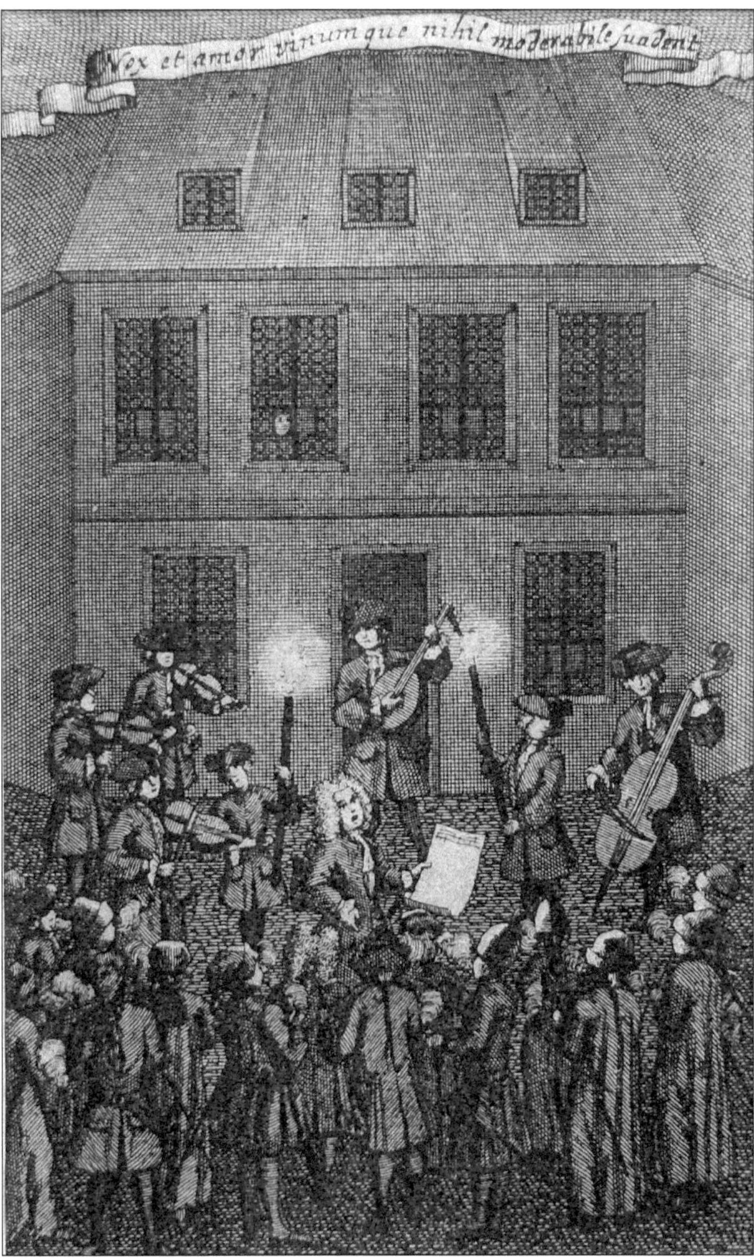

Sérénade devant un Collegium musicum.

de Metz par les persécutions autour de la Saint-Barthélemy, puis la Révocation de l'Édit de Nantes, y sont bien accueillis. Ils ont un bon niveau culturel et sont bien formés, parmi eux des sages-femmes, interdites d'exercice le 20 février1680, des apothicaires, des chirurgiens-barbiers et des chirurgiens, interdits d'exercice le 15 septembre1685. Ceux de la religion réformée, qui n'avaient pas accès à l'université, étaient souvent chirurgiens. L'Édit de Postdam du 29 octobre 1685, leur accorde de nombreux privilèges. Le *Französischer Dom* est édifié en 1705 sur la place du *Gendarmenmarkt à Berlin* pour les calvinistes nombreux dans cette ville. Le français sera la langue du culte jusqu'à l'arrivée de Napoléon.
Ils participent au redressement du pays ravagé par la guerre de Trente ans

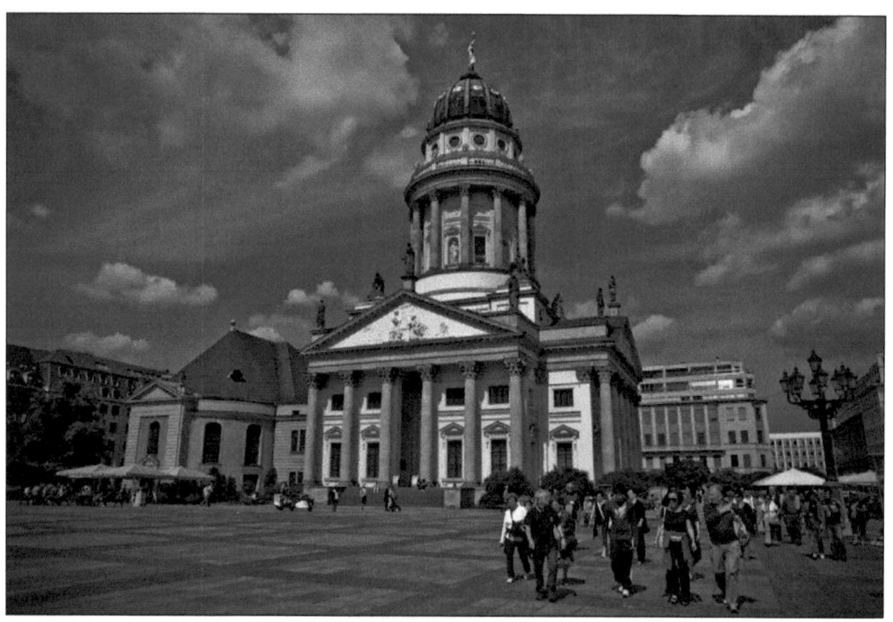

Le Französischer Dom.

et les épidémies de peste. Ils ont un rôle important dans l'établissement de l'Académie des sciences de Berlin ou « Académie royale des sciences et belles lettres de Prusse » fondée en 1700 par Frédéric Ier, « roi en Prusse ». Son premier directeur, Leibniz, y fit faire de nombreux travaux. Frédéric II, fait venir de nombreux savants français qui ont par leurs écrits ou leurs pensées des difficultés avec leur pays. Maupertuis, philosophe et géomètre français, en est le président à partir de 1745, il propose la nomination de Formey comme secrétaire perpétuel. Puis viennent La Mettrie et d'Alembert, Antoine de Jussieu en fut membre. Il recrute aussi d'autres étrangers : l'écrivain italien Algarotti et le mathématicien Euler qui faisait partie de l'Académie de Russie.

Frédéric II « protecteur de l'Académie » en a pris la direction après la mort de Maupertuis, conseillé depuis Paris par d'Alembert. Il remplaça le latin par le français et invita Voltaire en 1750 à y siéger, mais comme on le sait, les relations entre le roi et le philosophe, deviendront rapidement orageuses et Voltaire s'enfuira, poursuivi par les sbires de Frédéric.
En Allemagne, l'Académie de la nature siégeait à Leipzig depuis 1752. Elle s'était installée à Vienne sous la protection de Léopold II et deviendra « l'Académie Léopoldine ».
La Société de Göttingen a été créée en 1750 et celle de Munich en 1759.
L'Académie des arts (*Akademie der Künste*) avait vu le jour en 1696.
L'Académie bavaroise des sciences et des arts, créée en 1759, siégeait à Munich.

La Franc-maçonnerie avait un rôle primordial dans la diffusion des connaissances. C'était une association initiatique dont les membres, « fils de la lumière » venaient de tous les horizons : politique, artistique, littéraire, artisanaux, sans référence au rang social, ni à la religion. Ils se réunissaient en secret, dans un esprit de tolérance, pour travailler à la recherche de la vérité et à l'amélioration de l'homme et de la société. Leur but était de *rouvrir le chantier de Babel pour la relever, pour réunir l'ensemble des frères dispersés depuis la chute originelle, sanction du Grand Architecte de l'Univers à la désunion des ouvriers, à la démesure de leur orgueil.* (25 : note de fin d'ouvrage) Les premières loges ont été observées en Ecosse en 1599, puis elles sont apparues partout en Europe et dans le monde entier. La « Grande Loge anglaise » a été l'œuvre de Desaguliers, dont les parents huguenots avaient été chassés de France par la Révocation de l'Édit de Nantes. Ami de Newton, il soutiendra en sous-main la *Royal society* dont ce dernier était le premier président. Desaguliers, membre associé de la *Royal society* était, à l'époque, Grand Maître de la Grande Loge de Londres. Les constitutions en ont été édifiées à Londres en 1717 par le Révérend James Anderson. En France, la « Grande Loge de France », née vers 1728, est restée sous la tutelle de Londres pendant une dizaine d'années puis donnera naissance au « Grand Orient » de France en 1773. Un certain nombre de « Frères » ont déjà été cités ; parmi eux, il faut retenir les plus célèbres, ce sont le plus souvent des hommes des « Lumières », philosophes, scientifiques, écrivains, musiciens, voyageurs : Montesquieu, (Lettres persanes, l'Esprit des Lois), Lavoisier, Messmer, Guillotin, Helvétius fils qui donnera à Voltaire son tablier peu de temps avant sa mort, peut-être Swift, avec lequel Händel aura des démêlés lors de la représentation du Messie à la cathédrale Saint-Patrick de Dublin dont Swift était le Doyen, Bougainville, La Pérouse, Frédéric II initié en 1738, Washington, Benjamin Franklin, La Fayette, Haydn, Beethoven, Mozart. Ont-ils eu un rôle dans le déclenchement de la Révolution française ?

Ils ont en tout cas fortement influencé le XVIIIe siècle dans tous les domaines.

Les bibliothèques étaient source d'information et de savoir. Il est permis de distinguer les bibliothèques ecclésiastiques et les bibliothèques privées, de celles ouvertes au public à partir du XVIe siècle et très largement au XVIIIe: ces bibliothèques publiques provenaient du don ou du legs de fonds privés par leurs propriétaires ou, en France sous la Révolution, par annexion des biens du clergé, de la noblesse et des institutions dissoutes comme les académies, enfin les bibliothèques des universités.
Les bibliothèques ecclésiastiques se trouvaient au Moyen-Âge dans les *Scriptorium* des monastères et autour des cathédrales: elles contenaient ce qui était nécessaire aux cérémonies liturgiques et à l'enseignement des moines et évêques. La Bible y tenait une place importante; elle était copiée et illustrée dans le silence par les moines. La littérature profane et le sauvetage des textes antiques y avaient leur place grâce au travail des copistes. Parmi elles, l'Abbaye Saint-Victor dont les fonds étaient très riches. Située sur le site Jussieu-Jardin des Plantes, elle ouvrait ses portes certains jours de la semaine. Vendue comme bien national, elle sera détruite en 1811.

Les bibliothèques privées étaient le plus souvent princières, mais elles étaient aussi celles de la classe instruite: notaires, médecins, chirurgiens etc. Tout « honnête homme » du XVII et XVIIIe siècle se devait d'avoir dans sa bibliothèque toutes sortes de manuels de géographie, grammaire, anatomie, hygiène… des dictionnaires et encyclopédies. Elles étaient souvent très riches, contenant des livres rares collationnés par des bouquinistes. Celle de Mazarin est célèbre.

La bibliothèque du Cardinal, à l'origine de l'actuelle bibliothèque Mazarine, résultait d'un legs fait par le Cardinal au Collège des Quatre Nations; elle a été ouverte au public érudit dès 1643 un jour par semaine, le jeudi, cette ouverture sera confirmée par les dispositions testamentaires du cardinal de 1661 qui souhaitait une ouverture le lundi et le jeudi à « tous les gens de Lettre ». Elle était installée quai de Conti, dans une aile du Collège. Elle devait être universelle: les sciences comptaient environ cinq milles volumes: physique, histoire naturelle, et mathématiques; la médecine tenait une place importante, environ deux mille cinq cents volumes. Elle contenait des manuscrits rares, des incunables dont un exemplaire de la Bible de Gutenberg (Bible Mazarine), et une grande collection de ces libelles féroces contre Mazarin, les « Mazarinades », distribués dans tout Paris par les Frondeurs. Elle fait partie depuis 1795 de l'Institut de France.
La bibliothèque de Bach contenait une masse de partitions, souvent manus-

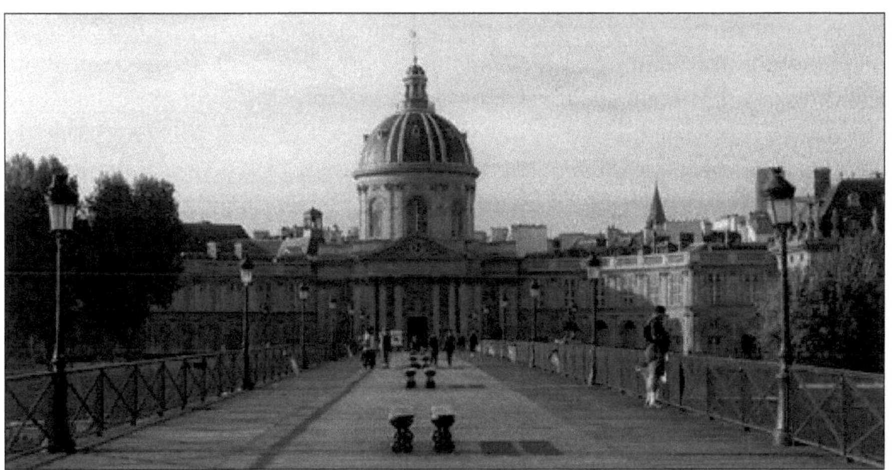

La bibliothèque Mazarine.

crites ou éditées, de ses œuvres, des livrets de cantates et des copies d'œuvres de ses prédécesseurs ou contemporains amassées depuis de longues années, des manuels de théologie, en particulier les écrits de Luther dont il avait fait l'acquisition en 1742.

La bibliothèque de Voltaire, rachetée après la mort de l'écrivain par Catherine II de Russie, contenait à la fin de sa vie plus de 6 000 ouvrages, soigneusement répertoriés dans un catalogue mis à jour par un de ses secrétaires. Diderot dut également vendre sa bibliothèque à la même Catherine II, pour doter sa fille. Une autre bibliothèque était également fournie, celle de Jean Astruc, professeur royal de médecine et médecin consultant du roi. Elle contenait 3 782 volumes, en latin surtout, mais aussi en français, italien et anglais, allant d'ouvrages de théologie à ceux de médecine et de pharmacopée en passant par les œuvres de Descartes et de Voltaire. Elle était enrichie de volumes précieux, des incunables, mais l'Encyclopédie n'y figurait pas. Dans sa propriété de Bièvres, La Martinière avait installé sa bibliothèque : riche de dictionnaires, atlas, manuels religieux, livres d'anatomie, les Fables de la Fontaine et l'histoire naturelle de Buffon y avaient leur place.

La bibliothèque du roi, rassemblée par Charles V dans la tour du Louvre, avait été installée par Colbert rue Vivienne en 1622. Ancêtre de la Bibliothèque Nationale, elle avait un dépôt légal depuis 1537 sous François Ier qui permettait d'enrichir les collections et de faire l'acquisition de collections particulières. Ce dépôt, interrompu en 1790, reprendra en 1793 avec appropriation des dépôts littéraires et des communautés religieuses de la capitale dont l'Abbaye Saint-Victor, et des collections étrangères acquises par les troupes révolutionnaires ; Madame du Châtelet, qui terminait la traduction en français des *Phi-*

losophiae naturalis Principa mathematica de Newton, parus en 1687 dont la traduction latine datait de 1713, demanda l'enregistrement de ses manuscrits en septembre 1749 peu de temps avant sa mort. Cette bibliothèque est ouverte au public depuis 1692, *ce vaste dépôt n'est ouvert que deux fois la semaine et pendant deux heures et demie.* (26 : note de fin d'ouvrage) Un nouveau déménagement en 1720, rue Richelieu, a permis une réorganisation interne avec établissement d'un catalogue. Les philosophes des Lumières y feront de fréquentes visites. La bibliothèque nationale sera réunie avec la Mazarine par le décret du 6 décembre 1930.

En Allemagne, il n'y avait pas comme en France une bibliothèque nationale : c'était à l'époque, un vaste espace, celui du Saint-Empire romain germanique, composé de territoires autonomes et du fait de ce morcellement, le développement des bibliothèques était régional.
Les bibliothèques *(armarium)* et les salles d'écriture *(scriptorium),* à l'origine dans les monastères, s'installèrent dans les cathédrales. À partir de la création des universités, dont celle de Prague, la plus ancienne en 1348, des collections de livres ont été conservées. Le développement de l'imprimerie et l'utilisation du papier ont permis la diffusion des idées de la Réforme et la création de bibliothèques dans les écoles, villes et villages, mais aussi la destruction de nombreuses autres dans les monastères.
Au cours de la Contre-Réforme, certaines avaient été installées par les jésuites dans leurs collèges, comme à Marburg en 1527 et Giessen en 1607. C'est ainsi que J.-S. Bach arrivant à Lüneburg, engagé comme soprano dans le *Mettenchor* de la *Michaeliskirche* a été admis gratuitement à l'École. Il a eu accès à la magnifique bibliothèque de l'École, fondée en 1555 et enrichie, par son cantor Praetorius, de manuscrits datant du début de la Réforme et d'édition de l'époque récente. Ce dernier laissait à sa mort 1102 titres de 175 compositeurs parmi lesquels Buxtehude, Monteverdi, Schütz et des membres de la famille Bach. Le jeune Bach a eu tout loisir d'étudier ces œuvres, voire de les copier.
Cependant, contribuant à la notoriété à laquelle les princes et rois tenaient, la plupart étaient des « Bibliothèques de cour ». C'est ainsi que furent mises en place la Bibliothèque impériale de Vienne (1368), la *Bibliotheca Palatina* en 1558 à Heidelberg, celle de Dresde (vers 1556) et la Bibliothèque de l'État prussien, laquelle fondée en 1661 par le Grand Électeur Frédéric-Guillaume de Brandebourg, prend le nom de « Bibliothèque royale de Berlin » en 1701, sous Frédéric II. Ce dernier l'enrichit ; elle deviendra, en 1918, la Bibliothèque d'État prussien. La *Herzog August Bibliothek* (Wolfenbüttel, duché de Braunschweig-Lüneburg, 1644), fondée par son duc Augustus pour relever son pays des ruines de la guerre de Trente ans, a eu pour bibliothécaire successivement Leibniz et Lessing. Ses collections s'étendaient à tous les domaines.

La *bayerische Staatsbibliothek,* créée en 1558 par le duc Albrecht V à Munich, recueillait deux copies de tout ce qui était publié en Bavière, en plus de tous les incunables et manuscrits qu'elle avait récoltés.

En Angleterre, au XVIIe siècle, de nombreuses bibliothèques ont été fondées sous l'impulsion d'institutions ou de sociétés savantes ou par une petite bourgeoisie avide de culture. La plus célèbre était la *Bodleian Library* dont les collections, enrichies par Thomas Bodley en 1602, font la renommée du *Merton College* d'Oxford. Elle était ouverte à la République des savants. C'est l'une des cinq bibliothèques de dépôt légal du Royaume-Uni. Celle de Norwich a été ouverte en 1608. À Bristol, une association de clercs et de laïcs avait fondé la bibliothèque des *Kalendars,* où le public avait libre accès à certaines heures du jour. C'était une des premières bibliothèques d'abonnement, qui a fonctionné de 1784 à 1976. Peuvent être aussi citées les bibliothèques publiques de Ipswich et de Leicester. Le *Britisch museum* est ouvert à Londres depuis 1753.

Des bibliothèques ont vu le jour dans les universités dès leur fondation : elles rassemblaient toutes les nouveautés scientifiques ou littéraires. *L'Albertina* ouvre ses portes en 1274 dans l'Université de Leipzig en Saxe. La *Bibliotheca Palatina* rattachée à la *Ruperta Carola Heidelbergensis*, de Heidelberg, calviniste depuis le XVIe siècle, la plus ancienne de toute l'Allemagne, est créée en 1550 par le Prince électeur du Saint-Empire romain germanique. Cette université, qui attirait de nombreux professeurs de Bavière et des élèves venant de France pour échapper aux guerres de religion, a été détruite par le comte Tilly, commandant en chef des forces catholiques du duc Maximilien de Bavière. Sa prestigieuse bibliothèque a subi un triste sort pendant la guerre de Trente ans. Tilly, après avoir pillé et détruit la ville, a donné au Pape Grégoire XVI la *Palatina,* qui est partie à Rome en 1622 ; elle n'en est toujours pas revenue malgré toutes les réclamations. Celle de Vienne date de 1368. La Bibliothèque de l'Université de Göttingen a été inaugurée en 1737, elle fait des prêts à domicile depuis 1761.

La bibliothèque de la Faculté de médecine de Paris, installée comme la Faculté rue de la Bûcherie, faisait partie de l'Université au même titre que celles des arts, de décret et de théologie. Réorganisée en 1730 par le doyen Baron, qui en dresse le premier catalogue, elle était très riche : 7 500 livres en 1772. Elle était constituée par un legs de 1733 d'un médecin parisien, Picoté de Belestre, et un don du doyen Hecquet. D'autres dons viendront l'enrichir : celui d'Helvétius en 1755, de Winslow en 1744, de La Peyronie et de Pierre Süe en 1795. Ouverte au public une fois par semaine à partir de 1746, elle proposait

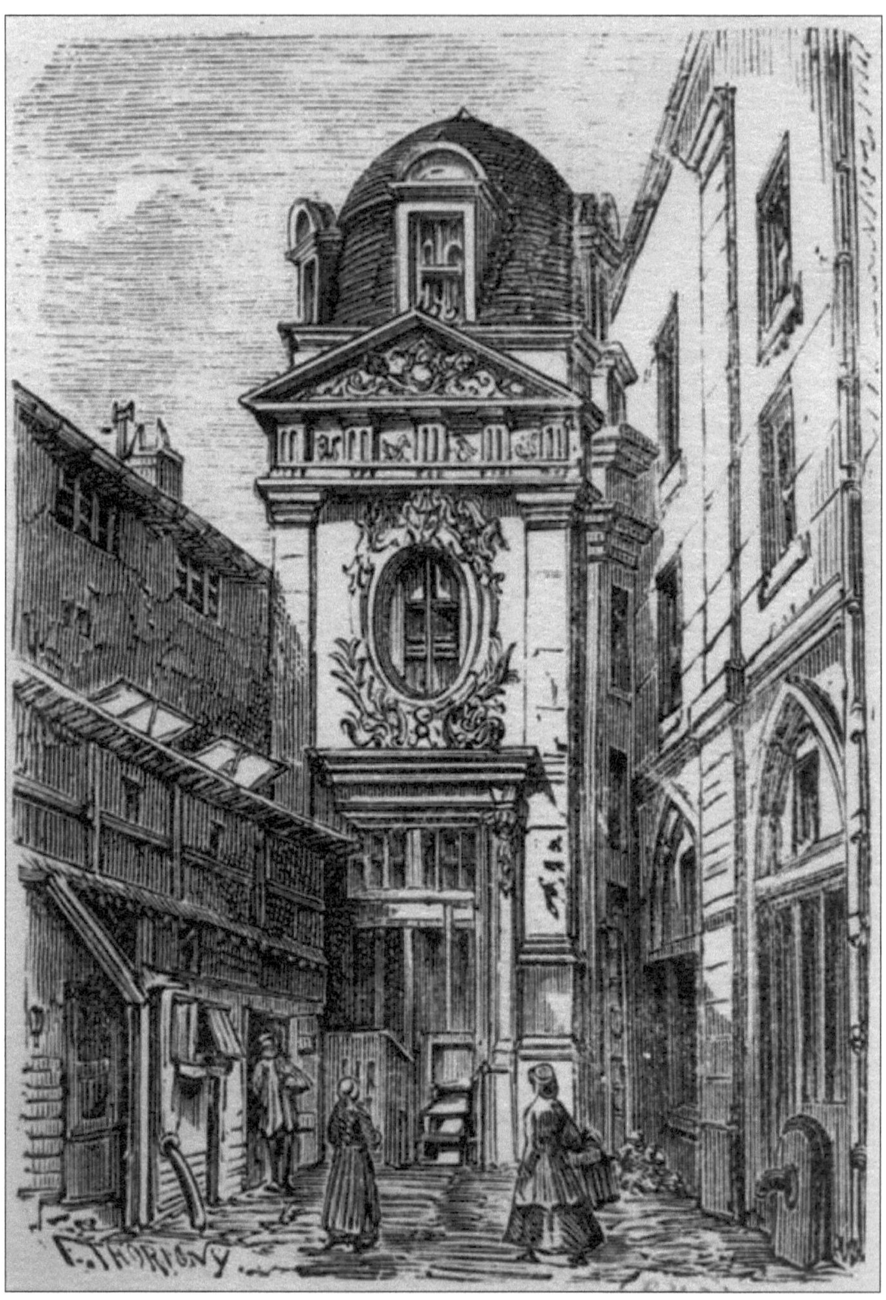

La bibliothèque de la Faculté de médecine de Paris par Félix Thorigny.

essentiellement des thèses françaises et étrangères sur tous les sujets : médecine, pharmacie aussi bien que théologie, droit, voyages, littérature. La bibliothèque de l'École de chirurgie a conservé les volumes des maîtres-chirurgiens et ceux légués par Gigot de la Peyronnie. La Bibliothèque de la Société royale de médecine avait 500 volumes lors de sa dissolution en 1795. Ces trois établissements seront transférés à la Révolution, au premier étage en façade du nouveau bâtiment de Gondouin. Enfin, les écoles de santé créées en 1793 après la dissolution des académies et facultés par les décrets de la Convention, accueillirent, dans chacune des villes de fondation Paris, Montpellier, Strasbourg, une bibliothèque et pour Paris un bibliothécaire, Pierre Süe, qui réorganisa les fonds des bibliothèques de l'Ancien Régime, augmentés des exemplaires en double de la Bibliothèque Nationale.

En Allemagne, des journaux scientifiques et littéraires sont appelés « bibliothèque ». C'est le cas de la *Musikaliche Bibliothek*, revue mensuelle, parue de 1736 à 1754 qui édite des comptes rendus de la *Korrespondierte Societät der musicalischen Wissenschaften* (Société de correspondants sur les sciences musicales) créée en 1738 par Lorenz Mizler von Kolof, médecin et mathématicien. Ancien élève de Bach, il s'intéressait à l'histoire et à la théorie de la musique et voulait établir une base philosophique et scientifique à la musique. Elle comptait parmi ses membres: Telemann 1739, Händel 1743, Bach 1747, Léopold Mozart 1755. Elles contenaient toutes les nouveautés et les discussions internationales sur tous les sujets. Pour être élu membre de la société, il fallait présenter un travail et son portrait. Elias Gottlob Haussmann fut choisi pour représenter Bach, tenant dans sa main le canon indispensable à son admission. Il y a publié certaines de ses compositions. Sa nécrologie, rédigée par Carl-Philipp-Emmanuel et son élève Agricola, y paraît.

Les bibliothèques de prêt font leur apparition à Berlin en 1749 et à Göttingen en 1769 et se multiplient très rapidement.

En Angleterre, des cabinets privés de lecture sont ouverts par abonnement chez des libraires et des éditeurs à Londres et dans les grandes villes de province comme Bath. Dans les librairies de prêt payantes les *circulating library*, il était possible de lire sur place ou emprunter livres et journaux, mais l'abonnement étant cher, seules les classes aisées pouvaient en profiter. À Paris ils deviendront des « cabinets de lecture ou salons et cercles littéraires » où journaux, brochures pouvaient être lus sur place ou par prêt à domicile.

À la fin du siècle les bibliothèques parlementaires ouvrent leurs portes. La bibliothèque de l'Assemblée nationale s'installe quai d'Orsay dans le palais Bourbon construit de 1722 à 1728 pour Mademoiselle de Nantes, fille légitimée de Louis XIV et de Madame de Montespan, épouse du duc de Bourbon Condé. Créée par la loi du 14 ventôse an IV (4 mars 1796), elle est riche des biens confisqués à l'aristocratie. Elle contient entre autres une bible du IXe siècle, le procès de Jeanne d'Arc, un calendrier aztèque, des œuvres de Rousseau, le manuscrit autographe de la Marseillaise de Rouget de l'Isle (avril 1792), le masque mortuaire de Mirabeau, le premier numéro de la Gazette nationale ou Moniteur universel du 24 novembre 1789. Lors de l'ouverture, en 1799, de la bibliothèque du Sénat, chambre haute née avec la constitution thermidorienne de 1795, les fonds de la bibliothèque sont pauvres. Ces deux bibliothèques seront toutes les deux décorées par Delacroix au XIXe siècle.

Les écrits ont largement bénéficié des caractères métalliques mobiles inventés en 1456 par Gutenberg. Cette innovation va permettre de développer l'imprimerie, fabriquer des livres qui vulgariseront les connaissances. Elle fera connaître les travaux des anatomistes, par la diffusion à travers toute l'Europe de leurs illustrations. Cependant au XVIIIe siècle, le papier[18], arrivé d'Italie, qui avait remplacé peu à peu le parchemin (peau de veau mort-né), restait cher. La demande grandissante au cours de ce siècle n'était pas satisfaite, car le nombre des moulins à eau installés sur les cours d'eau était en déclin, les chiffons, indispensables à la fabrication du papier, étaient devenus rares, les vêtements étant brûlés après les nombreuses épidémies de l'époque (épidémie de peste à Marseille en 1720). En France, les artisans papetiers, en majorité protestants, étaient partis après la Révocation de l'Édit de Nantes. Son approvisionnement restait donc difficile, les imprimeries étaient peu nombreuses, pour faciliter la surveillance de la censure, une par ville. De plus, les libraires et imprimeurs huguenots étaient tenus d'abjurer leur religion sous la menace d'une lourde amende ou du bagne. Les possibilités d'impression étaient par conséquent restreintes.

La surveillance de tous les écrits, livres, pièces de théâtre, presse, musique, ouvrage scientifique, correspondance, lue par la « Chambre noire » au grand dam de la princesse Palatine qui qualifiait madame de Maintenon de « vieille guenon » dans ses lettres, était devenue indispensable, devant la montée des idées de réforme qui se multipliaient.

En France, après l'affaire des Placards, injurieux contre la religion catholique, affichés jusque sur la porte de la chambre de François Ier à Amboise en 1534, une censure, sous l'égide de l'Église, a été instituée. Celle de l'Ancien Régime était « préalable » : tout écrit devait être déposé par l'auteur ou le libraire (imprimeur) chez le chancelier, détenteur du « Grand sceau et des archives

18. La fabrication du papier est découverte en Chine pendant la dynastie des Hans (206-205). Des artisans papetiers chinois, vendus comme esclaves à Samarcande après la défaite chinoise à la bataille de Talas en 750, apprennent aux musulmans vainqueurs le secret de la fabrication du papier à partir de fibres de chanvre et de lin. Elle arrive en Europe par les routes de la conquête arabe. En Espagne puis en Italie en 1276, en France au milieu du XIIIe siècle. John Baskerville met au point un papier de très belle qualité, le papier velin, par mouillage des feuilles.

royales ». Partie intégrante de cet organisme, « La Grande librairie » chargée de la censure, avait à sa tête un directeur, nommé par le garde des Sceaux. L'un des derniers, Malesherbes de 1750 à 1763, soutiendra Diderot dans la publication de l'Encyclopédie. Le roi nommait, depuis Richelieu, pour chaque écrit, un censeur royal, laïc, soumis à son autorité : chacun avait un domaine de compétence parmi lequel la médecine et la chirurgie et dont ni auteur ni libraire n'avaient le choix. Celui-ci l'examinait pour vérifier qu'il respectait bien l'Autorité royale, la Religion, les Mœurs. Il pouvait le refuser, exiger des corrections, ou l'approuver : il devait, dans ce cas, parapher chaque page et faire un rapport au directeur. Trois types de permissions à imprimer étaient à leur disposition : « Le privilège du roi », autorisation officielle, assortie d'une protection des droits du libraire, où la mention du nom du censeur était obligatoire et engageait sa responsabilité. « La permission tacite » ne contenait pas le nom du censeur, la « Tolérance » était une promesse officieuse de ne pas poursuivre. Les parlements et l'Église pouvaient intervenir *a posteriori* dans l'interdiction des ouvrages jugés subversifs. L'Académie française veillait à ce que la pureté de la langue soit respectée. Les livres censurés étaient confisqués et retirés de la circulation, ou relégués en « enfer » par l'Église, les journaux suspendus, les pièces de théâtre et la musique interdits. Ambroise Paré a été victime de la censure : une première édition de ses œuvres complètes parut en 1575 sans l'approbation de la Faculté. Ses années de guerre, ses expériences en chirurgie militaire servaient de trame à ces écrits. Il publia, en 1545, « La méthode de traiter les plaies par les hacquebutes et autres bastons à feu et celles qui sont faites par la poudre à canon » (réédition en fac-similé, Paris P.Y.F. 2007). En 1561 et 1562, ce seront la « Méthode curative des playes et fractures de la teste humaine, et l'Anatomie universelle du corps humain »). Mais le droit de contrôle de la publication des ouvrages de sciences médicales par la Faculté avait été acquis par un arrêté du Parlement le 3 mai 1535 et la Faculté, toujours en lutte contre les chirurgiens-barbiers, essaya d'interdire cette publication au cours d'un procès. La deuxième édition des Œuvres a aussi été attaquée sans succès. Il était donc primordial pour les chirurgiens d'avoir un siège dans cette « Grande librairie ». La censure de la Faculté qui existait sur tous les ouvrages chirurgicaux est abolie en 1730 : ils seront désormais examinés, avant publication, par un collège de chirurgiens au nombre desquels se trouvent Mareschal et La Peyronie. Mareschal deviendra censeur royal en 1732. Les auteurs n'étaient plus envoyés au pilori et brûlés en place publique avec leurs écrits, pour hérésie, comme Étienne Dollet, imprimeur, éditeur et écrivain, place Maubert, Servet, médecin et théologien espagnol à Genève, ville de Calvin, Giordano, moine dominicain italien, théologien, philosophe, adepte de Copernic. Cependant, ils pouvaient être embastillés, comme le fut Diderot en 1745, au Fort de Vincennes, pour athéisme pour sa

« Lettre sur les aveugles à l'intention de ceux qui voient ». Les livres étaient encore brûlés dans un autodafé public, ce fut le cas de « De l'esprit » d'Helvétius, qui souleva un immense scandale en 1758 par sa critique de la monarchie. Quant au « Dictionnaire philosophique » de Voltaire, livre interdit, il fut jeté aux flammes avec son détenteur chez lequel il fut découvert: le malheureux Chevalier de La Barre, qui eut de plus la langue arrachée et les poignets coupés, coupable selon les ragots d'avoir chanté des chansons grivoises et d'avoir refusé de se découvrir au passage du Saint-Sacrement. Ceci se passait le 1er juillet 1766. Voltaire a fui toute sa vie la censure; il avait acheté en 1755 une propriété près de Genève, qu'il baptisa « les Délices », pour finir par s'installer en 1758 à Ferney en pays de Gex, loin de la cour versaillaise et du clan des dévots, loin de Frédéric II qui tenait d'une main de fer une censure stricte en Prusse et des huguenots de Genève. Ferney était à cheval sur la frontière franco-genevoise, ayant donc dit-il un *pied en France, l'autre en Suisse* car *un philosophe doit toujours avoir un trou pour échapper aux chiens qui courent après lui* (27: note de fin d'ouvrage): il se réfugiait du côté suisse de son domaine, quand la France le recherchait, et l'inverse si c'était les Suisses. La Question et le supplice de la Roue étaient encore utilisés: en firent les frais, Cartouche le célèbre brigand, en 1721, Damiens le 28 mars 1757 pour avoir perpétré un attentat contre Louis XV. Il faudra que Beccaria, juriste et philosophe italien, s'insurge dans « Des délits et des peines » (1764-1766) contre ces pratiques barbares. Il était pour la séparation de l'Église et de la Justice, il dénonçait la barbarie de la Question et de la peine de mort et jeta les fondements du droit pénal. Ce livre, publié et traduit dans toute l'Europe, suscita des débats passionnés qui aboutiront à la suppression de ces abominations; les supplices seront supprimés en France le 1er juin 1791. Lors des débats sur le Code pénal, Robespierre fait un discours pour l'abolition de la peine de mort devant la Constituante le 30 mai 1791: « Je conclus à ce que la peine de mort soit abrogée. » Déclaration qui ne l'a pas empêché de voter la mort de Louis XVI. Il faut bien reconnaître que ces pratiques ont été, en France, remplacées par la guillotine dont la carrière fut belle jusqu'à l'abolition de ce châtiment en 1982.

Les services de la censure étaient devenus pléthoriques à la fin de l'Ancien Régime et inadaptés. Il y avait une certaine collusion entre censeurs et auteurs; ils appartenaient au même monde, ils étaient de surcroît souvent juge et partie car écrivains eux-mêmes. Ils exerçaient un contrôle policier mais corrigeaient aussi la grammaire, l'orthographe, voire le style et donnaient leur avis sur l'intérêt littéraire, ou scientifique de l'ouvrage. Tel fut probablement le cas de Mareschal qui côtoyait à la cour les gens de lettres, les savants et les encyclopédistes, parmi lesquels Quesnay, Antoine Louis, Morand, chirurgiens, occupent des postes importants. Les censeurs étaient désabusés, désorientés par l'absence de directives de la Librairie. Elle était de plus inefficace, détournée par les publications clandestines, les éditions à l'étranger, les nombreuses lettres manuscrites circulant sous le manteau, les lectures, en totalité ou en partie, des œuvres dans les salons. Au nom de la liberté de penser et la liberté d'expression, inscrite dans « la Déclaration des droits de l'homme et du citoyen », la censure sera supprimée le 26 août 1789 donc l'administration de la Grande librairie et le corps des censeurs royaux. Mais dès la fin du Directoire, Fouché, alors ministre de la police, détricote dans l'ombre la loi, abrogée officiellement par Napoléon.

En Angleterre, les pièces de théâtre devaient être approuvées par le *Master of Revels*, elles ont été interdites sous le gouvernement de Cromwell. L'abolition du *Licensing Act* (autorisation préalable et censure), voté en 1662 par le parlement, pour limiter les abus de la presse, en garantit la liberté en 1685. Au XVIIIe siècle, des « Droits de Timbres » ou *Stampa Act*, très onéreux, limitaient l'impression des écrits.

En Allemagne, l'Empereur veillait sur l'impression et accordait ou non un privilège aux éditeurs, mais l'Empire était divisé en de multiples états où princes, prélats et municipalités s'estimaient libres d'accorder le privilège d'imprimer : cette multiplication des états freinait la diffusion des écrits. La censure était très sévère en Prusse sous Frédéric II, mais Joseph II décrétera en 1780, en Autriche, la tolérance religieuse et la liberté de la presse.

Il n'y avait qu'aux Pays-Bas que la censure s'exerçait *a posteriori*, aussi la plupart des œuvres de Descartes furent imprimées en Hollande. Pierre Bayle, huguenot du midi de la France, réfugié à Rotterdam, y avait fait publier les « Nouvelles de la République des Lettres » et son « Dictionnaire historique ». Voltaire y séjourna avec Emilie du Châtelet pour résoudre un problème d'héritage et publia « Les éléments de la philosophie de Newton mis à la portée de tous par Monsieur de Voltaire », qui a paru à Leyde en 1738. C'est pourtant bien Emilie, mathématicienne confirmée, fervente admiratrice de Newton, qui traduit les « Principes », refait les calculs et les rend accessibles au monde scientifique de son époque.

Le latin était utilisé dans les ouvrages scientifiques et les langues vernaculaires et le français dans tous les autres écrits.
Le développement des ouvrages imprimés, presse comprise, s'est fait dans tous les domaines : scientifique, technique, politique. Le plagiat était fréquent, des manuels étaient recopiés dès leur parution et paraissaient à l'étranger, de nombreux journaux incluaient dans leurs feuilles tout ou partie de la publi-

cation d'un concurrent ou des traductions d'articles étrangers. Cela n'avait rien de choquant. Le phénomène était aussi vrai pour la musique, la notion de « Droit d'auteur » n'existait pas encore.[19] Bach et Händel n'ont-ils pas inclus des parties d'œuvres déjà publiées dans de nouvelles compositions, ou de celles d'autres musiciens comme Bach a fait de Vivaldi ? Ces écrits étaient lus essentiellement par la noblesse et une partie de la bourgeoisie de la finance, en majorité masculine, les femmes étant pour la plupart exclues de l'instruction. De plus, la majorité des Français ne savait ni lire, ni écrire et ne parlait pas le français mais différents patois comme le constate Chateaubriand dans les « Mémoires d'outre-tombe » à propos de l'armée des émigrés, *assemblage d'hommes faits, de vieillards, d'enfants descendus de leur colombier, jargonnant normand, breton, picard, auvergnat, gascon, provençal, languedocien.* (28 : note de fin d'ouvrage) En Allemagne, le latin était la langue de référence, mais les Allemands utilisaient dans la vie courante l'un des nombreux dialectes groupés dans le *Niederdeutsch* dans les anciennes villes hanséatiques du Nord, le *Hochdeutsch* au sud ; langue littéraire, écrite, utilisée par Luther pour la traduction de la Bible, elle est en pleine stabilisation sous l'influence de Goethe et de Schiller. Elle sera fixée par le dictionnaire Adelung et ne deviendra la langue officielle de l'Empire allemand qu'en 1871. L'anglais était autonome depuis le XVe siècle, il a été étudié par Samuel Johnson dans son *Dictionnary of the English language* (1755), équivalent du Dictionnaire de l'Académie française. Il ne prendra de l'influence jusqu'à supplanter le français qu'à la fin du siècle après la guerre de Sept ans. Les journaux les plus largement diffusés à travers l'Europe étaient rédigés en français, langue diplomatique parlée dans toutes les cours européennes. Le latin restait la langue des publications savantes car les langues étrangères étaient peu connues, celles éditées en langue vernaculaire étaient lues dans un territoire plus restreint.

La diffusion du savoir médical se faisait par différents canaux : les journaux et périodiques, les traités et les livres. Les premiers périodiques médicaux sont publiés, mais au XVIIe siècle n'existaient que trois journaux médicaux en France. Rédigés en français, ils étaient encore peu nombreux au XVIIIe siècle ; il faudra attendre la fin du siècle pour voir apparaître une amorce de presse médicale et une spécialisation de ses thèmes. Les journaux puisaient dans la correspondance toutes les informations qui servaient de trame à leurs publications. Ils avaient, pour assurer leur diffusion, un large réseau de libraires. Aussi les nouvelles médicales étaient-elles annoncées dans la presse générale

19. En 1720, Händel avait obtenu du roi « Notre privilège & royale Licence afin qu'il soit seul imprimeur et éditeur d'icelle pour une durée de quatorze années ». Beaumarchais proposa la fondation de la première « société des auteurs » en 1777, et obtint de la Constituante le 31 janvier 1791 la reconnaissance légale du droit d'auteur.

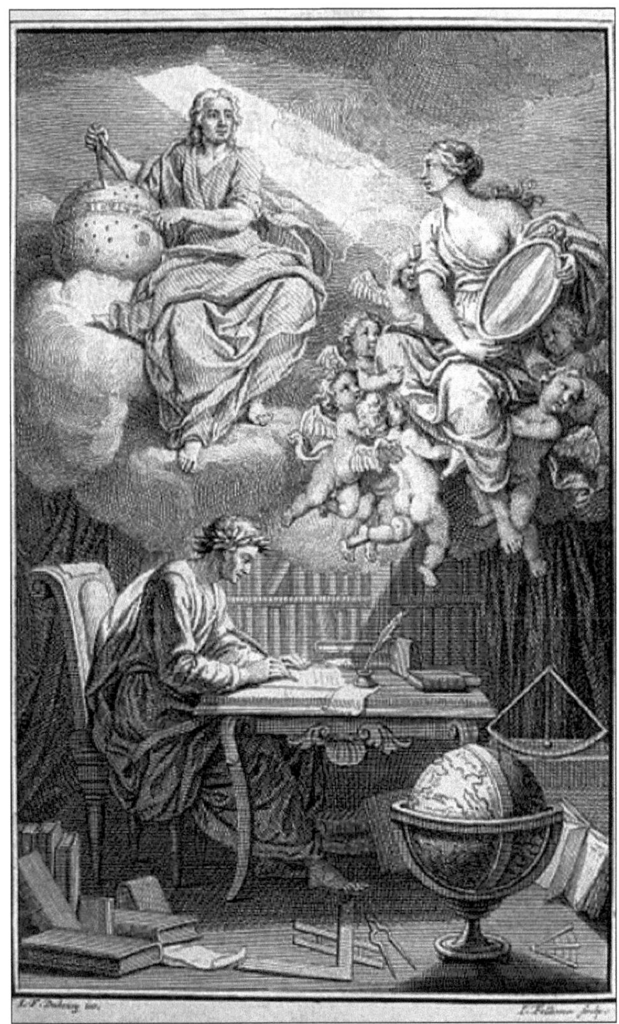

Hommage de Voltaire à Madame du Châtelet.

comme le Mercure galant ou la Muse historique. Le Journal des Sçavants, est fondé par Sallo et l'abbé Gallois sur une idée de Mézeray Sieur de la Coudraye, secrétaire perpétuel de l'Académie française. Avec l'appui de Colbert, ce journal fit paraître le 5 janvier 1665 les premiers articles médicaux. Il prend une part active dans la diffusion des travaux sur l'électricité. Il durera jusqu'en 1793. Rétabli en 1816, il est toujours publié sous la direction de l'Académie des inscriptions et belles-lettres. Il a été contrefait et copié dans de nombreux pays d'Europe. Très surveillé par la censure, il joua un grand rôle dans la diffusion des connaissances scientifiques. Mais il a subi la critique des jésuites qui le soupçonnait de jansénisme au travers de ses positions gallicanes. Madame du Châtelet y exposa en 1740 les « Institutions physiques » de Leibniz.

En 1679, Blégny lance le « Journal des nouvelles découvertes sur toutes les parties de la médecine » et Brunet un mensuel, le « Progrès de la Médecine ». En 1754, dirigé par Vandermonde, le « Recueil périodique d'observations de médecine, chirurgie et pharmacie » est fondé par Bertrand et Grasset, il devient en 1757 « Le Journal de Médecine, chirurgie et pharmacie » et paraît jusqu'en 1793. Les écrits de Haller y sont publiés.
« La Gazette de Santé », dont le premier rédacteur est un docteur régent de la

Faculté de médecine de Paris, Jean-Jacques Gardane, censeur royal, a obtenu son premier privilège en 1773. Hebdomadaire, jusqu'en 1789, date de son absorption par le « Journal de médecine, chirurgie et pharmacie », il devint mensuel. Dans un premier temps, cette publication *est spécialement destinée aux gens de la campagne. C'est surtout en faveur des curés, des seigneurs, des dames charitables et des fermiers qu'elle a été entreprise*; elle entretenait des relations avec les sociétés savantes provinciales, donnait des nouvelles de l'étranger. Sous la direction de Pinel, elle a combattu très vigoureusement les charlatans. Parmi les matières choisies, la chirurgie tenait une grande place.

Les académies commencent à publier leur journal et l'Académie royale de chirurgie, La Martinière en tête, prend le monopole des publications médicales. Mais une jurisprudence fait perdre en 1766 son privilège d'éditer au « Journal de chirurgie » de Villiers du Mans; elle donne ainsi raison à l'Académie de chirurgie qui refuse d'approuver la publication du journal. Cette dernière acquiert ainsi le monopole de la publication des périodiques français, contrôle l'information médicale par l'intermédiaire des trois postes de censeurs qu'elle a obtenus à la direction de la Librairie. Ce pouvoir persiste jusqu'en 1770: sous l'effet d'une contestation de plus en plus vive, l'impression des « Mémoires », discutés à l'Académie, cesse après 1774 et nombre de ceux qui y sont déposés s'entassent dans les caves.

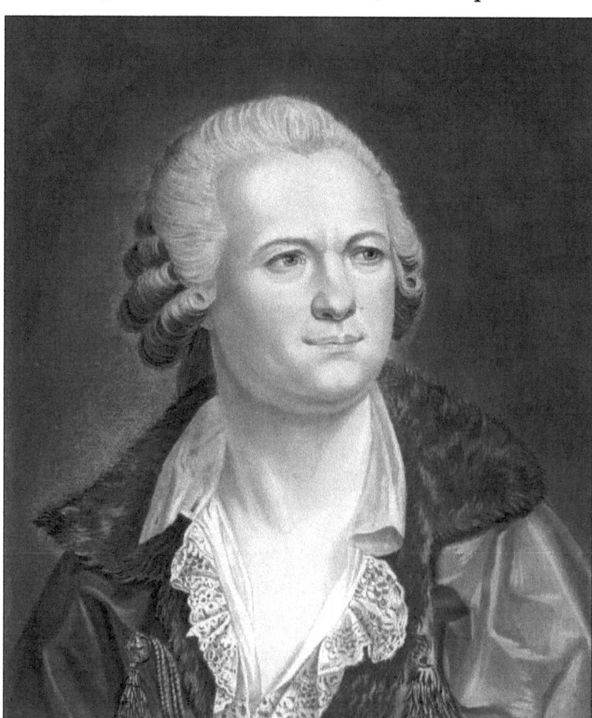

Portrait de Pierre Joseph Desault.

« Le Journal de médecine militaire », publié par ordre du roi, rédigé par M. de Horne (censeur royal) est édité par l'Imprimerie royale de 1782-1789. Il est hippocratique, acquis à la théorie humorale, comme l'est « Le Recueil d'observations de médecine des hôpitaux militaires », rédigé en 1766 par Hautesierck, inspecteur général des Hôpitaux Militaires de France, à la suite de la guerre de Sept ans, désastreuse pour la France.

« Le Journal de chirurgie » de Desault voit le jour en 1791. Rédigé par ses élèves, il relate les cas intéressants, publie des extraits des leçons de Desault et la traduction d'ouvrages allemands ; il devient rapidement le concurrent des Mémoires de l'Académie. Traduit à Londres, il est connu de toute l'Europe. La publication est poursuivie après sa mort, en 1795, par son élève Bichat.

De nombreux traités paraissent, diffusant les nouveautés de la chirurgie et de l'anatomie, mais aussi de la chimie, du magnétisme, de l'électricité. Parmi eux il convient de citer : « Les cours d'opérations de chirurgie, démontrés au Jardin Royal » par Pierre Dionis et Georges de La Faye en 1707, parmi les innombrables travaux de Jean-Louis Petit un livre sur les os. En Angleterre, Pott rapporte en 1775, dans son ouvrage « Observations chirurgicales », une observation de cancer du scrotum, dû au contact du goudron, chez des hommes de la cinquantaine, ramoneurs dans leur enfance ; il est connu par sa description du Mal de Pott, atteinte tuberculeuse des vertèbres. Son élève John Hunter laisse une œuvre considérable, dont la description de sa méthode d'opération de l'anévrisme en 1789 dans les *Philosophical transactions*. Lavoisier publie en 1789 son « Traité élémentaire de chimie », fondation de la chimie moderne. L'abbé Nollet écrit un livre sur « Les recherches sur les causes particulières de Phénomènes Électriques et sur les effets nuisibles ou avantageux qu'on peut en attendre » et Messmer publie en 1779 son « Mémoire sur la découverte du magnétisme animal ».
Les journaux d'information générale sont aussi nombreux. Leur position était assez ambiguë : les charlatans, encore très nombreux au XVIIIe siècle, y publiaient toutes sortes d'annonces, au style très fleuri, vantant les merveilleuses propriétés de leurs remèdes secrets, potions, sachets, cataplasmes, d'autant plus extraordinaires qu'ils avaient été utilisés par un noble personnage ou qu'ils venaient de l'étranger. Ces annonces dithyrambiques voisinaient avec celles du corps médical, soucieux de prendre à partie l'opinion du public, qui essayait de contrebalancer l'influence des charlatans par des conseils pratiques d'hygiène, d'alimentation, d'habillement ou des mises en garde contre les effets nocifs de toutes ces préparations, les dangers de la rage ou de l'empoisonnement par les champignons. Tâche ardue puisqu'eux-mêmes en préconisaient et que toute la société jusques et y compris le roi en faisait usage. Les journaux anglais n'étaient pas en reste, car dans leur presse, les petites annonces et les réclames y étaient fréquentes. De nombreux renseignements y figuraient : nom du produit, prix, propriétés, nom du fabricant, nom et adresse du dépositaire exclusif. Ces publicités se rencontraient dans le *London chronical* ou dans le *Morning herald.*
Ces nouvelles médicales côtoyaient les nouvelles générales. Ainsi le « tour » de Taylor pendant l'été 1749 avait été annoncé à Berlin dans les journaux, le

Vossische Zeitung et le *Spenersche Zeitung*, de même que la mort de Bach. Les faits et gestes de Händel, maladie, cécité, vie professionnelle, étaient annoncés dans les journaux, le *Public Adviser*, sa mort dans le *Whitehall Evening Post, le London chronicle et le London Gazetter.*
« Les Nouvelles Françaises de Divers Endroits » étaient publiées dès janvier 1631 par deux libraires parisiens Vendôme et Martin : c'était en fait une traduction des nouvelles allemandes et hollandaises. Renaudot lançait, le 30 mai 1631, le « Recueil des Gazettes », hebdomadaire (nouvelles de Paris) avec le privilège royal. Soutenu par Richelieu, il absorba les Nouvelles françaises, puis contrôlé par le pouvoir royal il diffusait des nouvelles de la cour, de l'étranger, des affaires politiques et diplomatiques. C'était le porte-parole de la politique de Richelieu. Il prendra le nom de Gazette de France en 1762, sera ajouté au Mercure de France et au Moniteur universel en 1787 et cessera de paraître en septembre 1915. Il sera diffusé largement en province à un prix modique, car édité sur place et distribué par les nombreux Bureaux d'adresse.
« Le Mercure de France », journal hebdomadaire, édité d'abord sous le nom de « Mercure galant » à la fin du XVIIe siècle, a pris le nom de « Mercure de France » en 1724 : il paraîtra jusqu'en 1825 et sera remplacé par la revue « Mercure littéraire ». C'était le journal des salons où l'actualité mondaine et les potins étaient exposés. La « querelle des Bouffons » ou « querelle des coins » qui opposera de 1752 à 1754 les défenseurs de la musique française autour de Jean-Philippe Rameau (coin du roi) et les partisans de la musique italienne dans le style Bouffe de Jean-Jacques Rousseau (coin de la reine) fera les délices de ce journal. « Le Journal de Paris » de 1777 de Cadet de Vaux, Romilly, Corancez et Dussieux sera le premier quotidien français qui aura un franc succès à Paris et suivra de près les événements de la Révolution.

« La Déclaration des Droits de l'homme » du 24 août 1789 établit la liberté de la presse dans son article 11 : *La libre communication des pensées et des opinions est un des droits les plus précieux de l'Homme : tout citoyen peut donc parler, écrire, imprimer librement, sauf à répondre de l'abus de cette liberté dans les cas déterminés par la Loi.* Il y aura alors une explosion de la presse : « Le Patriote français » de Brissot, premier journal édité sans autorisation, sera suivi par « L'Ami du peuple » de Marat le 12 septembre 89 et « le Père Duchesne » de Hébert en 1790, le « Vieux Cordelier » de Desmoulins le 5 décembre 1793. Supprimée en 1792, la censure sera rétablie en 1881. Joseph Panckoucke édite le « Mercure de France ». « Le Moniteur Universel ou Gazette Nationale », fondé en 1789, publie les débats de la Constituante et les événements politiques externes et internes et en même temps de très nombreuses publicités vantant les mérites des médicaments. C'est l'organe officiel du gouvernement à partir du 7 nivôse an VIII (18 décembre 1799). Géré par ses héritiers jusqu'en 1868, il devient le « Journal Officiel ».

En Allemagne, à partir de 1700, ont paru des journaux par privilège émis par l'Empereur, un prince, un bourgmestre, une autorité religieuse : ils étaient soumis à une censure plus ou moins rigoureuse. Deux journaux sont en concurrence pour la date de première publication, 1609 : *Avisa Relation oder Zeitung*, hebdomadaire de Wolfenbüttel et *Relation aller Fürnemmen und gedenckwürdigen Historien* de Strasbourg.

Les affiches et placards existaient depuis longtemps : l'affaire des Placards en est un exemple. Apparus à Strasbourg en 1731 et à Lyon en 1750, ils étaient nombreux en Allemagne et permettaient d'annoncer les événements importants.
En Alsace, indépendante de la France jusqu'en 1648 (Traité de Westphalie), paraissaient dès 1731 les « Affiches » à l'origine de la presse provinciale en France sous le nom de « Annonces, Affiches et Avis divers ». Des annonces médicales y étaient publiées : le Cat, chirurgien à Rouen, y prodiguait ses conseils dans celles de Haute et Basse Normandie. Des comptes rendus de thèses, des résumés de livres nouveaux, les travaux de la Société royale de médecine y ont leur place, mais aussi des annonces de nombreux charlatans.
À Paris, selon Louis-Sébastien Mercier, les affiches sont très nombreuses sur les murs de la capitale, *collées le matin, elles disparaissent dès le lendemain et sont remplacées par d'autres. Boudet... se contentait de mettre toutes les affiches, qu'il voyait en grand au coin des rues* mais *on ne peut rien afficher sans l'attache du lieutenant de police* (29 : note de fin d'ouvrage) : autrement dit, elles sont soumises à la censure.

La presse britannique a pris son essor au XVIIIe siècle, libérée depuis l'abolition en 1695 du *Licencing Act.* Malgré un fort droit de timbre, le *Stamp Act*, les journaux se multiplieront, mais étant par là même onéreux, ils étaient lus dans les clubs. En 1665 les *Philosophical transactions* sont publiés par la Société royale de Londres s'inspirant du Journal des Sçavants. Le *Morning Post* de John Bell, fondé en 1772, fusionnera avec le *Dailay Telegraph* en 1937. Le *Times* est paru pour la première fois le 1er janvier 1785.

En 1652, *l'Academia Naturae Curiosum* voit le jour à Schweinfurt : elle publie son journal le *Miscellenea curiosa medico-physica Academia Naturae sive Curiosorum medico-ephemeridum physicarum Germanicarum curiosarum :* ce sont les *Ephemeridan,* dédiées à l'empereur Léopold Ier, d'où le nom de *Leopoldina* que prendra plus tard l'Académie. En 1682, Mencke, professeur à Leipzig, fonde les *Acta auditorum* en latin, influencés par le Journal des Sçavants. C'est le premier journal allemand de l'Académie de Leipzig protégé par le duc de Saxe qui paraîtra jusqu'en 1782. Les comptes rendus des publications nouvelles, des sommaires, des essais courts, des notes concernent surtout les sciences naturelles et les mathématiques, mais aussi la théologie et la philosophie. Mencke est en relation constante avec Leibniz qui y publiera ses travaux, puis avec Newton à partir de 1693. Dans ses feuilles ont été rapportées les discussions avec Newton sur le calcul universel ou intégral. Parmi ses rédacteurs, outre Newton, se trouvent des scientifiques comme Bernoulli, Papin, Laplace et des humanistes tels Christian Wolff, Veit, Seckendorff. La parution du dernier recueil de 1776 a été retardée par la guerre de Sept ans jusqu'en 1782.

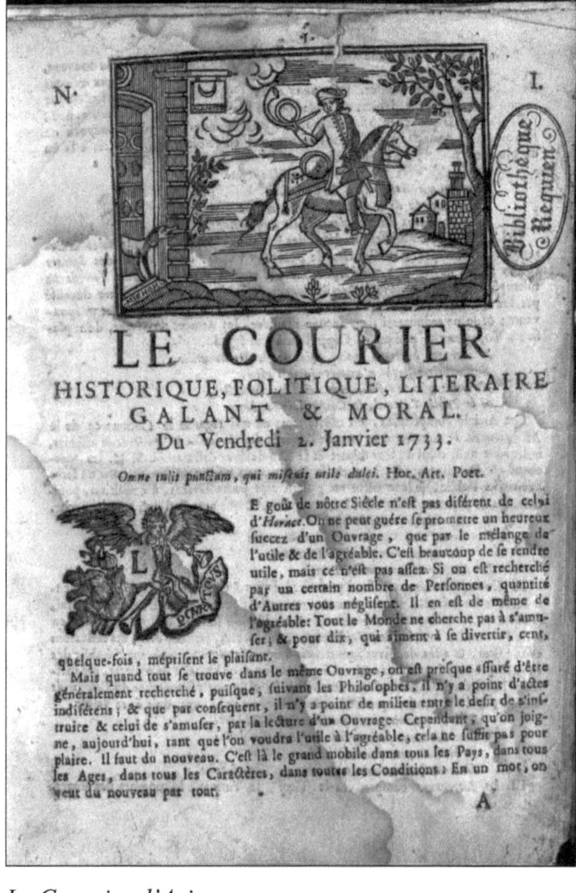

N° I.

LE COURIER
HISTORIQUE, POLITIQUE, LITERAIRE
GALANT & MORAL.
Du Vendredi 2. Janvier 1733.

Omne tulit punctum, qui miscuit utile dulci. Hor. Art. Poet.

LE goût de nôtre Siécle n'est pas diférent de celui d'*Horace*. On ne peut guére se prometre un heureux succez d'un Ouvrage, que par le mélange de l'utile & de l'agréable. C'est beaucoup de se rendre utile, mais ce n'est pas assez. Si on est recherché par un certain nombre de Personnes, quantité d'Autres vous négligent. Il en est de même de l'agréable: Tout le Monde ne cherche pas à s'amuser; & pour dix, qui aiment à se divertir, cent, quelque-fois, méprisent le plaisant.

Mais quand tout se trouve dans le même Ouvrage, on est presque assuré d'être généralement recherché, puisque, suivant les Philosophes, il n'y a point d'actes indiférens; & que par conséquent, il n'y a point de milieu entre le desir de s'instruire & celui de s'amuser, par la lecture d'un Ouvrage. Cependant, qu'on joigne, aujourd'hui, tant que l'on voudra l'utile à l'agréable, cela ne suffit pas pour plaire. Il faut du nouveau. C'est là le grand mobile dans tous les Pays, dans tous les Ages, dans tous les Caractères, dans toutes les Conditions: En un mot, on veut du nouveau par tout.

A

Le Courrier d'Avignon.

Des journaux contourneront la censure. Après la révocation de l'Édit de Nantes en 1685, les huguenots réfugiés en Angleterre, Allemagne, Pays-Bas écriront en français des journaux qui seront délivrés par abonnement à travers toute l'Europe. En France, elles s'appelaient les « Gazettes étrangères »: elles étaient lues par les philosophes des Lumières, les diplomates, les souverains des cours étrangères. Par exemple les « Nouvelles de la République des lettres » de Pierre Bayle, qui de Rotterdam, répandait dans toute l'Europe dès 1684 des critiques littéraires, eurent tout de suite un grand succès. La « Gazette de Leyde » (1680-1811) fondée au Pays-Bas sous le titre de « Nouvelles extraordinaires de divers endroits » diffusait en Europe des nouvelles politiques. De 1733 à 1793, « Le Courrier d'Avignon » publié dans l'enclave pontificale du royaume de France dans lequel Daviel fera sa publicité, ne sera pas soumis à la censure, il subissait toutefois

le contrôle pontifical. Il avait un accord avec la direction des Postes françaises qui lui permettait de diffuser le journal à un tarif intéressant d'abord en Dauphiné, Provence, Languedoc puis à tout le royaume à dater de 1750. C'est dans ce journal que Daviel annonçait ses déplacements et publiait le résultat de ses observations et recherches sur l'opération de la cataracte.
Le « Journal de Trévoux », plus connu sous le nom de « Trévoux » (1701-1782), imprimé dans la capitale des Dombes, alors indépendante de la France, échappait à la censure française. Écrit en majorité par des jésuites jusqu'à leur expulsion de France en 1762, il relatait tous les articles scientifiques parus en France ou à l'étranger et ne prenait pas position sauf en ce qui concernait la religion. Les bons Pères eurent de nombreuses querelles avec les jansénistes et avec les philosophes des lumières. Une contrefaçon parut en Hollande dès le lancement.
Toutefois, les nouvelles, informations, scandales, circulaient principalement par la voie manuscrite : les « nouvelles à la main ». En Allemagne, c'étaient *Die Neue Zeitungen* feuilles volantes et les *Newsletters,* expédiées dans les Comtés anglais commentaient les affaires de la cour. Les journaux contribuaient aussi à cette diffusion bien qu'ils aient été en concurrence avec toutes ces « feuilles volantes ». En France, des copistes dans des ateliers, le plus célèbre était celui de Madame Doublet de Persan, recopiaient en particulier la presse clandestine qui circulait ensuite dans les provinces par les colporteurs. Ces nouvelles étaient le plus souvent anonymes. Parmi elles, « Les Nouvelles ecclésiastiques », manuscrites jusqu'en 1728, puis imprimées clandestinement, étaient jansénistes et alimentaient la guerre avec les jésuites dans la lutte contre la *Bulle Unigenitus*[20].

Les voyages étaient à la mode : des échanges fructueux avaient lieu au cours de ces derniers. Faire le « Grand Tour » était une étape obligatoire dans l'éducation des jeunes de la noblesse et de la bourgeoisie aisée. Il incluait de façon impérative, le tour d'Italie. Toutefois, les voyages étaient coûteux et périlleux et n'étaient pas à la portée de toutes les bourses. Les voyages de Voltaire à la demande du roi de Prusse, Frédéric II et de Diderot[21] à la cour de la Grande Catherine ou au décours de ceux-ci, feront l'objet de commentaires dans les milieux cultivés et dans les « Salons » des Dames de la bonne société. Grimm sillonnera toute l'Europe et laissera ses « Correspondances » aux bons soins de Diderot et de Madame d'Epinay. Qui ne se souvient de Goethe faisant l'es-

20. La bulle « *Unigenitus Dei Filius* » promulgué par le pape Clément XI en 1713, condamne les « 101 propositions » de Pasquier Quesnel à tendance janséniste. Elle provoque en France une lutte entre gallicans, jésuites et jansénistes et ne sera acceptée qu'en 1728.
21. Catherine II achète en viager la bibliothèque de Diderot qui manque d'argent pour doter sa fille : il part à Saint-Petersbourg pour remercier l'Impératrice et y séjourne en 1773-1774. Cette bibliothèque est envoyée en Russie en 1786.

calade de la flèche de la cathédrale dès son arrivée à Strasbourg en 1770 où il venait finir ses études de droit à l'Université. Il accomplit aussi son voyage en Italie comme il était de bon ton à l'époque, de septembre 1786 à juin 1788.

Il en était de même pour les artistes. C'est ainsi que les musiciens rapportaient de leurs voyages et des réunions familiales des partitions. La « tribu Bach », cantonnée en Thuringe, se réunissait dans une grande fête annuelle à Erfurt, Eisenach ou Arnstadt. Les nouvelles des uns et des autres y étaient données, les postes vacants de musiciens discutés, et le soutien de Bach souvent sollicité, les partitions échangées ; de cette façon Bach a pu acquérir le patrimoine de ses ancêtres, des œuvres de Vivaldi et de la musique française. Pour clore la réunion, une cantate était entamée, puis un *quodlibet*, sorte d'improvisation à plusieurs voix sur des thèmes connus. Elle se terminait par un plantureux banquet.

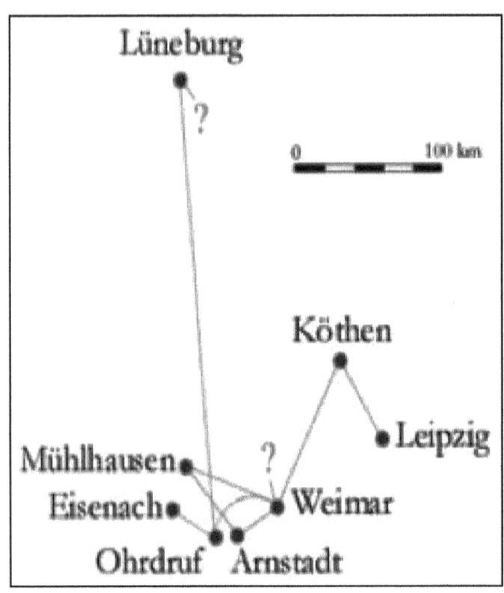

Déplacements de Bach en Allemagne.

Quant à Bach, il n'a pas quitté son pays, mais il l'a sillonné souvent à pied, sa besace sur le dos, peut-être en conduisant ses partitions vers la plénitude au rythme de la marche. Depuis Ohrdruf, où son frère aîné, Johann-Christoph l'avait recueilli après la mort de ses parents, il est parti sans argent pour Lüneburg, appelé par Elias Herda qui cherchait de bons chanteurs pour le *Mettenchor* de son église : c'était un voyage de deux cents milles qu'il a fait à pied en limitant ses rations. En mars 1700, il avait à peine 15 ans, il a rejoint toujours à pied son ami Erdman à Lüneburg. De là, il est parti écouter à Hamburg le célèbre organiste de la *Katharinenkirche*, Reinken. Toujours à pied, il fera plusieurs fois le voyage (48 km au nord de Lüneburg). À l'automne 1705, alors qu'il était organiste à l'Église principale d'Arnstadt, il est reparti, de nouveau à pied, pour rendre visite à Buxtehude, organiste de la plus grande église de Lübeck, la *Marienkirche*. Ce célèbre musicien organisait une fois par an les *Abendmusiken*, veillées musicales où était exécuté un oratorio dont chacune des cinq parties était interprétée les cinq derniers dimanches de l'Avent. Ce dernier cherchait un successeur pour tenir l'orgue, mais aussi un mari pour sa fille, qui n'était pas très jolie et surtout pas de première jeunesse. Mattheson et Händel avaient déjà décliné l'offre selon la légende, car la fille faisait partie du *package* de la succession selon l'usage de l'époque ! Il a donc fait 230 milles à pied (400 km aller et 400 retour) à travers les landes de Lüneburg, probablement dans un de ces groupes nomades si fréquents dans l'après-guerre de Trente ans, en faisant halte dans le réseau Bach, famille et amis, pour le coucher. Ayant un congé de quatre semaines, il restera absent quatre mois ce qui lui vaudra de sérieuses réprimandes ! Plus tard, il fera de fréquents séjours à Dresde où il a été nommé à 51 ans par Auguste le Fort compositeur de cour. Il y a donné des concerts d'orgue et allait avec son fils préféré, Friede, écouter des opéras. Il a fait un premier séjour à Berlin en 1741, chez son deuxième fils, Carl-Philipp-Emmanuel, mais n'a pas été à la cour car Frédéric II était engagé dans la guerre avec l'Autriche au sujet de la Silésie. Il sera invité plus tard à « Sans-Souci » par le souverain, à la suite de l'éloge du comte Hermann von Kayserling, ambassadeur de Russie à Berlin[22] ; son fils Carl-Philipp-Emmanuel était *Kammercembalist* (claveciniste de la chambre) à la cour, il est parti avec son fils préféré Wilhelm-Friedemann le 7/8 mai 1747, à la suite de quoi il composera l'Offrande musicale, *Das musikalische Opfer* BWV 1079, sur un thème proposé par sa majesté. Ce sera son dernier voyage, car les déplacements étaient devenus difficiles pendant la guerre entre l'Autriche et la Prusse.

Händel, contrairement à Bach, était un grand voyageur : il se sentait à l'étroit dans une Allemagne conservatrice et luthérienne. Il préféra partir en Italie plutôt que de rester dans son pays pour obtenir une place d'organiste ou de maître de chapelle dans une petite ville. Il a commencé son périple italien par Venise, puis, invité à Florence à la cour de Gian Gastone de Medici, fils du Grand-duc de Toscane. Il a séjourné dans le pays trois ans, de 1706 à 1710 : à Florence au printemps 1706 où son *Rodrigo* a été un triomphe, à Rome en 1707 où il a rencontré des grands seigneurs, des prélats et les musiciens de son temps : les deux Scarlatti, Corelli qui l'impressionnera beaucoup, et Bononcini retrouvé à Londres, puis Venise, de nouveau Rome de mars à juin 1708, pour terminer par Naples. Il connaît un grand succès, il est accueilli partout avec chaleur comme le *Caro Sassoni*. Le retentissement de ces succès le suivra lors de son retour en Allemagne. Installé en Angleterre et naturalisé anglais en 1726, il retournera dans son pays ou en Italie pour chercher musiciens et chanteurs, en particulier en 1750. Mais il ne rencontrera pas Bach qui venait de mourir. Il ira aussi au Pays-Bas donner des concerts d'orgue.

22. Il avait séjourné à Dresde de 1733 à 1746 et Bach avait composé pour lui les « Variations Goldberg » BWV 988, vers 1740, qui auraient été interprétées par un de ses élèves Johann Gottlieb Goldberg pendant ses nuits d'insomnie.

Le nomadisme était chose courante chez les médecins. Il est bien connu de plus que les médecins allaient de ville en ville, et de cour en cour, soit pour parfaire leur enseignement, soit pour exercer leur art. Les exemples sont nombreux : les chirurgiens anglais qui ne pouvaient obtenir leur qualification qu'à Londres ou Oxford allaient volontiers en Italie. Il en a été ainsi de Harvey qui a commencé son apprentissage à Padoue, et de Taylor qui ira apprendre l'ophtalmologie à Leyde puis à Paris. Il n'est donc pas très surprenant de trouver ce dernier voyageant à travers l'Europe, allant jusqu'en Perse et en Russie. Il parcourait toute l'Europe, allant de cour en cour, dans deux magnifiques carrosses tirés par des étalons noirs, avec des yeux peints sur les portières du premier et des instruments en or dans le second, sur la portière duquel, était écrit *qui dat visere, dat vivere.*

À dater de 1750, les étudiants anglais partaient de Londres ou d'Édimbourg et traversaient la Manche pour venir faire leurs études à Paris ou Montpellier, où l'enseignement était plus diversifié, la vie plus facile. De retour en Angleterre, ils pouvaient faire valoir leur expérience en chirurgie et en anatomie pour commencer une carrière. Ce sera le cas de John et William Hunter. Ils rapportèrent, de leur séjour en France, les débats traduits sur telle ou telle technique et des instruments avec leur mode d'emploi. Les chirurgiens anglais au XIXe siècle seront scindés entre les chirurgiens de pratique générale (les chirurgiens-apothicaires) et les *pure surgeon* qui disposeront des postes hospitaliers et corporatistes.

Quant aux ressortissants de l'est de l'Europe, ils venaient volontiers en France compléter leur enseignement et suivre pendant quelque temps les cours de l'Académie royale de chirurgie, créée en 1731 par Louis XV et son premier chirurgien Gigot de La Peyronie. Les chirurgiens devaient de plus trouver des protecteurs pour exercer : à la cour, dans les villes, auprès des grands seigneurs qu'ils accompagnaient sur les champs de bataille si besoin.

Cependant les scientifiques français, qu'ils soient issus de l'Académie des sciences, de l'Académie royale de chirurgie ou du corps médical, vont peu à l'étranger : sous l'égide de l'Académie des sciences seulement trois chirurgiens feront le voyage en Angleterre au XVIIIe siècle. Morand, chirurgien à l'Hôtel-Dieu, doit *ramener une technique innovante pour le traitement de la taille* (30 : note de fin d'ouvrage), ou extraction de la pierre de la vessie. Tenon, quant à lui, est chargé, d'aller visiter les hôpitaux allemands et anglais par un comité d'experts de l'Académie des sciences nommé par Breteuil, ministre de la Maison du roi et de Paris, dont le projet est la reconstruction de l'Hôtel-Dieu après l'incendie de la nuit du 29 décembre 1772. L'Académie royale de chirurgie envoie peu de correspondants à l'étranger, elle se limite à recevoir Cheselden, célèbre lithotomiste anglais, en 1738 et John Hunter en 1783, anatomiste renommé. Par contre, de nombreux étrangers suisses ou allemands et les provinciaux viennent assister aux cours qui y sont donnés. Haller, savant suisse, séjournera quant à lui à Paris et sera reçu à l'Académie des sciences où il établira de nombreux contacts avec lesquels il restera en relation épistolière. Il enverra à l'Académie le résultat de ses recherches.

Voyager était donc dans l'air du temps et de grandes expéditions maritimes et scientifiques étaient organisées. « Les voyages au long cours », comme leur nom l'indique, prenaient des mois voire des années, aussi des savants de toute discipline étaient-ils embarqués. C'est ainsi que Tournefort parcourut le monde ottoman sur ordre de Louis XIV de 1700 à 1702 en compagnie du médecin allemand Gundelsheimer et du peintre Aubriet. Il en rapporta 1356 plantes et des descriptions sur la faune, la flore, la géographie, le climat, les habitudes des habitants, jusqu'à leurs habits. Le récit de ce périple a été publié en 1708, sous le nom de « Relation d'un voyage du Levant fait par ordre du Roi ». Des observations de nouvelles contrées, nouveaux modes de vie, plantes médicinales inconnues jusque-là, nouvelles maladies étaient faites. Les relations de ces voyages furent très nombreuses, à l'origine de multiples connaissances pour les scientifiques. Bougainville était parti faire le tour du monde à bord de la Boudeuse avec un naturaliste, un astronome et un dessinateur (1766-1769), il rapporta de son « Voyage autour du monde » toute sorte d'observations. Il décrivit avec soin la cartographie des îles Malouines, leur géographie, leur climat, leur faune et leur flore parmi laquelle *le gommier, plante nouvelle et inconnue en Europe. Enfin on a apporté quelques graines pour tâcher de s'approprier cette singulière et nouvelle plante qui pourrait même être utile en médecine, plusieurs matelots s'étant servi de sa résine avec succès pour se guérir de légères blessures*. (31 : note de fin d'ouvrage) Il mouillera à Tahiti, découverte par un Anglais en 1768, et découvrira d'autres îles qu'il évoquera comme le « paradis polynésien » dans « Description d'un voyage autour du monde » publiée en 1771. Le botaniste Commerson embarqué dans l'expédition, découvrit un arbuste sud-américain qu'il appelle le bougainvillier. Cook a fait, de 1768 à 1779, trois voyages d'exploration dans le Pacifique. Tout le monde sait que Louis XVI, sur les marches de l'échafaud le 21 janvier 1793, demandait des nouvelles de La Pérouse, qu'il avait envoyé faire le tour du monde en 1785 sur la Boussole et l'Astrolabe, avec une équipe de médecins et de botanistes. Une expédition, partie à sa recherche, a embarqué le botaniste La Billardière en 1798-1799. Il rapportera quantité d'échantillons zoologiques et botaniques. En 1795, des expéditions sur les fleuves Sénégal et Niger ont été entreprises par Mungo Park. La montgolfière des deux frères Joseph-Michel et Jacques-Étienne Montgolfier s'est élevée le 19 septembre 1783 au-dessus du parc de Versailles, devant Louis XVI et la cour, emportant un coq, un mouton, un canard (symboles de l'air, la terre et l'eau).

Enfin l'ascension du Mont-Blanc a été réalisée en 1786 par Jacques Balmat et Michel Paccard. L'Académie des sciences enverra deux missions, l'une en Laponie 1736-1737 menée par Maupertuis, chargé de confirmer la thèse de Newton selon laquelle la terre est un sphéroïde aplati aux pôles. Elle devait mesurer le méridien terrestre, mesure confirmée par l'expédition à l'Équateur de 1735 à 1744 qui comprenait, entre autres, La Condamine et le botaniste Joseph de Jussieu. Il ne faut pas oublier la désastreuse expédition de Bonaparte en Égypte de 1798, au cours de laquelle la France perdit sa flotte et une partie de son armée. Il emmena avec celle-ci plus de cent cinquante savants, ingénieurs, dessinateurs, techniciens. Parmi eux, Vivant Denon a dessiné les monuments et décrits les coutumes. À son retour en France, il publia le « Voyage dans la Haute et Basse Égypte » qui sera complété par la « Description de l'Égypte », ouvrage collectif monumental publié de 1809 à 1821. A l'actif de cette aventure, il faut souligner que ces savants grâce à leur courage et leur ingéniosité ont réussi à sauver du chaos le corps expéditionnaire, abandonné par leur général en chef, que la fameuse « Pierre de Rosette » a été découverte au cours de l'expédition et l'Institut d'Égypte créé au Caire en 1798. De surcroît Larrey et Percy, chirurgiens militaires, feront partie de l'expédition et veilleront sur la santé des armées : ils finiront de concevoir le Samu, version XVIIIe siècle. Alexander von Humboldt est parti avec un chirurgien de marine, naturaliste amateur, Bonpland, à la découverte de l'Amérique et de la Cordillère des Andes de 1799 à 1804.
Toutes ces expéditions ont permis d'étudier la géographie, l'astronomie et de favoriser le développement de l'histoire naturelle, grâce à la collecte d'espèces à l'origine d'herbiers, de ménageries et de cabinets d'histoire naturelle qu'il a fallu classer. Une nomenclature a été établie par Linné dans ses publications le *Species plantarum* en 1753 pour les plantes et le *Systema naturæ* en 1758 pour les animaux. Adoptée par les naturalistes du monde, elle sera progressivement abandonnée au profit de la « Classification naturelle » d'Antoine-Laurent de Jussieu.

LA FORMATION MÉDICALE AU XVIIIe SIÈCLE

Elle sera étudiée en Allemagne, Bach et Händel étaient allemands, en Angleterre où Taylor avait fait ses études et en France, pays de Daviel, inventeur de la technique d'extraction du cristallin.

Encore très scolastique au XVIIIe siècle, l'enseignement se faisait en latin, par la lecture *lectio* et le commentaire *disputatio* des textes des anciens (revisités par le dogme) avec débat et discussion. Les connaissances diffusées, livresques, étaient imprégnées de la philosophie gréco-latine et comportaient les quatre éléments de Pythagore : eau, terre, air, feu auxquels Hippocrate ajoute les quatre caractères (chaud, froid, sec humide) et les quatre humeurs (sang, pituite ou phlegme, bile, atrabile ou bile noire) d'où viennent les quatre tempéraments selon Galien (coléreux, sanguin, bilieux, mélancolique) ou les quatre qualités intrinsèques. Les quatre principes d'équilibre (boisson, nourriture, sommeil, air respiré) découlent de ces théories qui ne sont étayées par aucune observation. L'équilibre de tous ces éléments assure la santé. Molière, toujours dans « Le Malade imaginaire », fait son miel de ces interminables discussions. Il en est ainsi dans toutes les universités européennes, où l'enseignement est très rigide, variable d'un point à l'autre, très compliqué et onéreux. Cependant, le Siècle des Lumières, qui s'étend de 1715 à 1789, prenant en compte les recommandations de Francis Bacon dans le Novum Organum Scientarum (1620), introduit le raisonnement et l'observation qui vont primer sur la lecture des écrits d'Aristote, encore largement commentés dans les facultés au XVIIIe siècle. Peu à peu, l'acquisition des connaissances s'élargit et un véritable esprit scientifique se développe.
L'encyclopédie de Diderot et de d'Alembert définit ainsi l'acquisition des connaissances : *L'expérience est la source des principes solides ; et toutes les connaissances qui ne seront pas puisées dans l'exercice ou vérifiées par une pratique réfléchie, ne pourront être que de fausses lueurs capables d'égarer l'esprit.*

Lieu et *Cursus studiorum*

Les médecins ou physiciens étaient formés dans les **universités** qui, fondées par les clercs au Moyen-Âge, étaient apostoliques, sous l'autorité non pas du roi, mais du Pape et de l'Église. Elle dispensait l'universalité des connaissances humaines : philosophie, théologie, droit, médecine. Étaient exclus du *cursus* habituel « les arts mécaniques » par conséquent la chirurgie, assimilée à un art manuel et les « sciences lucratives » qui étaient méprisées. Bien que les chirurgiens aient pu assister à certains cours, depuis le XVe siècle, ils ne pouvaient pas accéder aux mêmes épreuves et prétendre aux mêmes titres que les médecins. Aussi l'enseignement des chirurgiens n'était-il pas coordonné, pas plus en Angleterre qu'en Allemagne ou en France. Leur formation en Europe se faisait à peu près partout dans les mêmes lieux : université, boutiques des artisans, cours privés, théâtres anatomiques, hôpitaux, armée, académies…

Ces chirurgiens étaient organisés, comme tous les artisans, en jurandes ou communautés jurées, qui fonctionnaient sous le régime des corporations de métiers : apprenti, compagnon, maître qui a prouvé par un chef-d'œuvre sa capacité à exercer le métier. Leurs membres prêtaient serment à un règlement royal. Les jurés, élus par l'assemblée des maîtres, étaient nommés par les autorités. La formation était pratique par apprentissage auprès d'un maître. L'habileté et la rapidité étaient les qualités requises, il leur était de plus enjoint d'être ambidextre. Cette disposition était particulièrement importante pour le traitement de la cataracte et il semble que John Taylor, n'étant pas très habile de la main gauche, avait des difficultés à opérer l'œil droit.

En France, au début du siècle jusqu'à la séparation des barbiers et des chirurgiens en 1745, les futurs chirurgiens commençaient par la maîtrise du poil, rasage et soin du cheveu comme garçon ou compagnon dans la boutique d'un barbier ou d'un perruquier, puis ils aidaient à la pratique des premiers soins d'urgence. Il était normal de financer de cette façon l'apprentissage théorique de leur métier et d'acquérir de l'expérience. Ils pouvaient faire, comme compagnon, le Tour de France et apprendre leur métier chez les différents chirurgiens-jurés de province ou faire leur apprentissage dans un hôtel-Dieu.

La Faculté dispensait cependant aux chirurgiens, à Paris, un enseignement officiel en latin. Deux chaires de chirurgie existaient au XVIIIe siècle : une de « chirurgie latine » réservée aux médecins, dont l'enseignement se faisait en latin, l'autre de « chirurgie française » pour les chirurgiens avec un enseignement de plus en plus souvent en français au XVIIIe siècle. Dans cette assemblée bigarrée, les uns, barbiers ne parlaient que le français, les autres, chirurgiens entendaient le latin. La Faculté a essayé, en 1721, de rendre obligatoire, pendant quatre ans, l'assistance à l'enseignement qu'elle dispensait aux aspirants chirurgiens à la maîtrise, mais cette revendication a été refusée par un arrêt du Parlement du 11 mars 1724. L'enseignement y était de si mauvaise qualité que les chirurgiens trouvèrent d'autres sources d'apprentissage. Ils organisèrent alors très rapidement leur formation théorique de façon pragmatique à Paris dans la « Confrérie de Saint-Côme et Saint-Damien », créée, comme dit plus haut, au XIIIe siècle. Installée dans un local pourvu d'un amphithéâtre attenant à l'Église Saint-Côme (angle actuel du boulevard Saint-Michel et de la rue de l'École de médecine) à côté du couvent des Cordeliers, elle donnait des consultations gratuites tous les lundis. Totalement indépendante de la Faculté, un enseignement très pratique y était couplé avec un stage à l'hôpital.

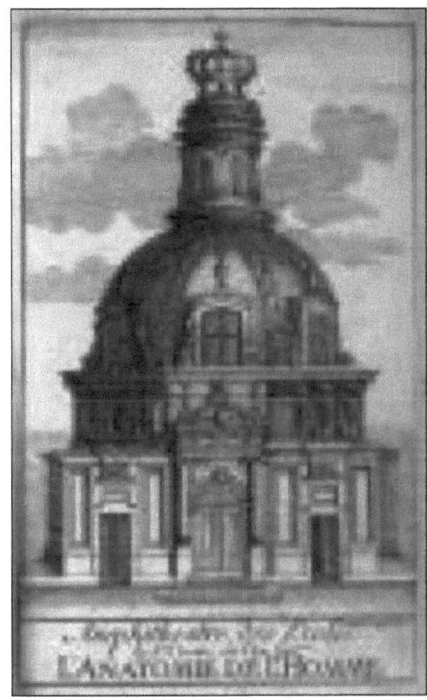

Amphithéâtre du collège Saint-Côme.

Ainsi deux lieux d'enseignement coexistaient : la Faculté et le Collège de Saint-Côme et Saint-Damien. Un personnage marquant de ce collège fut un italien, Guido Lanfranchi, dit Lanfranc, né près de Milan. Exilé en France à Lyon et à Paris en 1290 pour sa prise de position dans la guerre qui opposait le Pape, soutenu par les Guelfes, aux Gibelins, partisans de l'Empereur, cet élève de Guillaume de Salicet à l'École de Bologne, a apporté les techniques chirurgicales de l'Italie du Nord. Il a composé en 1298 la *Chirurgia magna.* Mais il ne pourra jamais acquérir le bonnet en médecine, car il était marié : à l'époque, les médecins étaient des clercs, faisant vœu de célibat, ce n'est qu'en 1452 que, la médecine s'étant laïcisée, le célibat imposé aux médecins disparaîtra avec la Réforme du cardinal d'Estouteville. Aussi, s'est-il fait agréer par la Confrérie de Saint-Côme, il y a enseigné à partir de 1295 et a fondé l'École française de chirurgie. Il a critiqué le rôle laissé aux barbiers et s'est déclaré pour la réunion de la médecine et de la chirurgie : selon lui *nul ne peut être bon médecin s'il ignore les opérations chirurgicales, de même que nul ne peut opérer s'il ne connaît la médicine.*

En 1608, à Paris, les chirurgiens de la Confrérie de Saint-Côme obtinrent du chancelier de l'Université le droit de lire et d'enseigner la chirurgie, autorisation réfutée par le Parlement en 1609 : ils eurent toutefois l'autorisation de louer une pièce dans le Collège D'Inville (ou Dainville) sis en face de l'Amphithéâtre Saint-Côme, pour y faire « des lectures et démonstrations en chirurgie, anatomie et instruction pour l'incision » (extraction du calcul de la vessie). Le Parlement interdit les lectures, réservées aux professeurs de la Faculté, mais autorisa l'enseignement en 1610. En 1698, des statuts donnaient

au Collège Saint-Côme le droit d'enseigner et de donner des grades : il pouvait décerner un baccalauréat, une licence en chirurgie, une maîtrise mais pas le doctorat réservé aux seuls médecins.
Le Régent, puis Louis XV, perpétuant l'œuvre de Louis XIV, favorisèrent le développement ou la création d'institutions scientifiques ne dépendant plus de l'Université mais directement du Roi. Dès 1724, l'enseignement officiel de la chirurgie dans un « Collège des chirurgiens » a vu le jour par lettre patente de Louis XV. Il siégeait dans les locaux de la Confrérie de Saint-Côme.

Mareschal y créa, en 1724, cinq chaires de démonstrateurs royaux chirurgiens et non médecins, la plupart issus des armées : ostéologie, anatomie, art opératoire, petite chirurgie (saignées, ventouse) et deux maîtres à la Charité. Cette nomination par le premier chirurgien provoqua la colère de la Faculté qui défila dans les rues jusqu'à la porte du Collège pour exiger que la nomination des professeurs leur incombe, mais, conspuée par la foule, elle dut rebrousser chemin sans rien obtenir. D'autres chaires seront par la suite promulgées par La Peyronie.
En 1743, le « Collège de chirurgie » devint « Académie royale de chirurgie », le 4 juillet 1750. Un Arrêt du roi en son conseil d'État confia l'enseignement de la chirurgie exclusivement à cette Académie dans le collège Saint-Côme de Paris. Cette dernière ne deviendra jamais la cinquième Faculté puisqu'elle était *d'ordre laïc, civile et purement royale*. Une École pratique de dissection y fut instituée, accessible à tous les étudiants, gratuite, où l'étude de l'anatomie était confrontée à une étude de la clinique, symptômes et signes conduisant au diagnostic. En province, l'enseignement se faisait dans les Ecoles de chirurgie créées par Mareschal.
Des cours libres d'anatomie et de dissection étaient organisés de façon privée par un certain nombre de maîtres-chirurgiens à Paris comme en province. Les lieux, horaires et contenu en étaient annoncés dans les journaux. Celui d'Antoine Petit, dans son amphithéâtre de la rue Gît-le-Cœur à Paris, était très couru.

Vers le milieu du siècle, en France, c'est en suivant les armées sur les nombreux champs de bataille européens que les chirurgiens apprenaient leur métier, sur le tas, au contact de leurs collègues. De même, les hôpitaux militaires avaient un rôle primordial dans la formation des chirurgiens. Ces apprentis chirurgiens étaient souvent issus de la parentèle de chirurgiens. Ils n'étaient pas militaires, mais attachés au service du roi, d'un prince ou d'un grand seigneur, ils étaient officiers de santé. Au XVIIIe siècle, ils pouvaient avoir passé par le Collège Saint-Côme ou les Invalides. C'est ainsi que le plus illustre d'entre eux, Ambroise Paré, « Père de la chirurgie », a suivi nombre de grandsseigneurs sur les champs de bataille. Il pratiqua pendant un quart de siècle la chirurgie de guerre. Né dans une bourgade près de Laval en Mayenne, il commença sa carrière modestement comme apprenti chez le barbier-chirurgien de Vitré. Il partit à Paris, suivit les cours de la Faculté, rue de la Bûcherie, et apprit l'anatomie. En 1533, il devint barbier-infirmier à l'Hôtel-Dieu de Paris où il coupait les cheveux, faisait la barbe, comme tout apprenti et se familiarisait avec la maladie et la dissection. Ses études finies, il s'engagea comme chirurgien militaire et participa aux nombreuses campagnes de l'époque. Revenu à Paris, sollicité par la Confrérie de Saint-Côme, il reçut le bonnet de Maître barbier-chirurgien, puis celui de chirurgien-juré, avec la complicité du jury et l'appui du roi et devint Maître-chirurgien de la Confrérie de Saint-Côme, bien qu'il ne sût pas le latin. Il accéda à la charge prestigieuse de Premier chirurgien de quatre rois : Henri II, François Ier, Charles IX et Henri III.

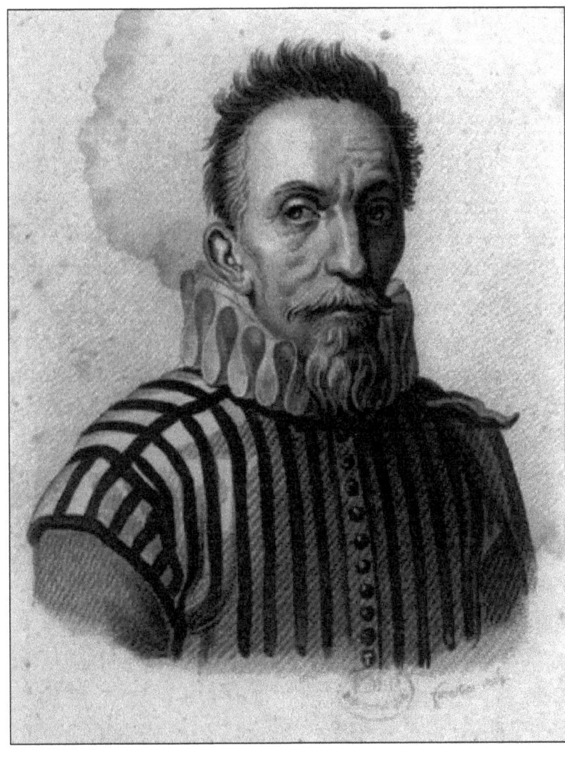

Portrait d'Ambroise Paré.

Premier chirurgien du roi Henri III depuis 1574, il se consacra à l'écriture en français, fait rare à l'époque, de ses œuvres. Les premiers chirurgiens du roi gagnaient leurs qualifications à l'armée. Georges Mareschal opéra le genou fracassé du Maréchal de Villars, en 1709, à la bataille de Malplaquet. Gigot de La Peyronie obtint son diplôme de maître-chirurgien et barbier à Montpellier, devint premier chirurgien de Louis XV à la mort de Georges Mareschal en 1736. Il suivit le maréchal de Villars lors de la « guerre des Camisards »[23] dans les Cévennes entre 1704-1705. Il accompagna le roi Louis XV lors de la Guerre de succession d'Autriche et assista à la

23. La guerre des Camisards (1702-1709) éclate contre les Dragons (Dragonnades) envoyés par Louvois à la suite de la Révocation de l'Edit de Nantes de 1685 pour forcer les protestants des Cévennes à revenir à la religion catholique.

bataille de Fontenoy. Il présida l'Académie royale de chirurgie de 1736 à 1747. La Martinière, agrégé au collège Saint-Côme en 1728 bénéficia d'une place de chirurgien du roi par quartier et fit la campagne d'Italie avec le maréchal de Villars. Il devint chirurgien-major pendant la guerre de succession d'Autriche, puis chirurgien en chef des gardes françaises et suivit Louis XV dans ses campagnes. Il fut nommé premier chirurgien du roi à la mort de Gigot de La Peyronie.

L'instauration d'un Service de santé de l'armée en France, est la grande réalisation des XVIIe et XVIIIe siècle. Ce service est également le lieu d'une formation. C'est dans les hôpitaux militaires dans lesquels médecine et chirurgie sont enfin réunies qu'un enseignement est prodigué.
Il faut distinguer le Service de santé des armées et le Service de santé navale.

Le siècle de Louis XIV étant celui de guerres incessantes et de plus en plus meurtrières, il devenait urgent d'organiser un **Service de santé des armées.**

À côté des hôpitaux de charité, sont construits 50 hôpitaux militaires, rapidement portés à 90, pour faire face aux plaies par armes blanches et à feu et aux épidémies et scorbut découlant du rassemblement ou du déplacement des armées. Jusque-là, des hôpitaux temporaires existaient proches des zones de guerre: Henri IV et Sully installèrent à Longprès-les-Amiens le premier hôpital de campagne en 1597, qui cessait ses activités en temps de paix. Sous Louis XIII, les premiers hôpitaux permanents ont été créés en temps de guerre (Calais, Brouage). Le code Michau de 1629 établit les hôpitaux « à la suite des armées ». Le Tellier, secrétaire d'État à la guerre, en fit construire 50 fixes aux frontières avec un chirurgien par régiment. Son fils, François-Michel Le Tellier, marquis de Louvois, a transformé l'armée, qui devint permanente, a instauré une discipline rigoureuse en luttant contre l'absentéisme des officiers et les pillages et viols commis par les soldats. Nommé surintendant des Bâtiments, des arts et manufactures en 1683, il sera en charge du chantier du château de Versailles. Après la Paix d'Aix-La-Chapelle, qui a mis fin à la « Guerre de Dévolution »[24] entre la France et l'Espagne, Louis XIV décida, en 1670, la construction del'Hôtel Royal des Invalides par l'édit de fondation, hôpital pour les blessés et malades et maison de retraite pour les militaires invalides qui auparavant étaient répartis dans les monastères sous le nom « d'oblats

24 La guerre de Dévolution est déclarée par Louis XIV à l'Espagne car, après la mort du roi Philippe IV de Habsbourg, la couronne aurait dû revenir à Marie-Thérèse, fille d'un premier mariage et femme de Louis XIV selon la coutume de « Dévolution », et non à Charles II, fils d'un second mariage. De plus, la dote de Marie-Thérèse n'avait pas été versée intégralement.

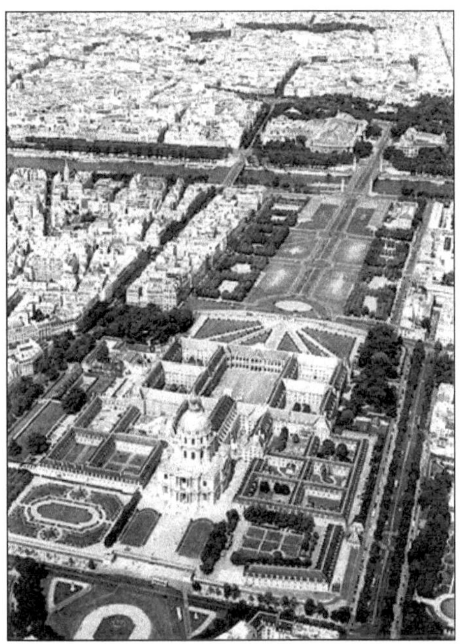

Vue aérienne de l'Hôtel royal des Invalides.

et de moines laïcs »[25]. Cet Hôtel devait permettre de débarrasser les rues de tous ces vieillards infirmes qui survivaient dans un état profond de pauvreté et d'insalubrité. Les travaux ont commencé en 1671, sous la surveillance de Louvois, les premiers invalides furent admis en 1674. L'organisation était militaire, port obligatoire de l'uniforme, séjour en chambrées, travail dans des manufactures internes, assistance aux offices religieux. À partir de 1764, une pension d'invalidité a permis aux soldats admis à l'Hôtel de se retirer dans un lieu de leur choix. Au moment de la guerre d'indépendance d'Amérique, les soldats de religion réformée seront admis à l'Hôtel.

Cet hôpital, construit pour 1500 Invalides, était doté d'un médecin, d'une charge permanente de chirurgien au service des armées, d'une apothicairerie et d'une école de chirurgie où dissections et exercices opératoires étaient possibles. L'Hôtel était chauffé en hiver. L'infirmerie était spacieuse avec des chambres séparées pour les contagieux, les scorbutiques, les vénériens. Les lits étaient individuels. Les soins étaient assurés par les « sœurs grises », nom attribué aux filles de la Charité de Saint-Vincent-de-Paul en raison de la couleur de leur robe de bure[26]. L'hôtel sera rapidement trop petit car la population non militaire cherchait à s'y faire soigner.

Le Service de santé des armées a été officiellement créé le 17 janvier 1708, en pleine guerre de Succession d'Espagne, par l'édit du Roy Louis XIV *portant création d'offices de médecins et de chirurgiens des armées du Roy avec l'état des appointements qui leur seront payés*, financés par la vente des charges correspondantes. Ces charges sont soumises à l'approbation du premier médecin ou chirurgien du roi, et à l'agrément du Secrétaire d'État de la guerre, pour éviter l'afflux de charlatans.

Cette création, excellente opération financière qui remplit fort à propos les

25. Les oblats sont des laïcs ou des clercs ayant offert leur vie à Dieu (*oblatus* : offert) sans prononcer de vœux. Ils sont réguliers s'ils vivent dans le siècle en respectant la règle de saint Benoît, ou conventuel s'ils vivent dans un couvent.

26. La bure est une étoffe de laine grossière de couleur brune, grise ou noire.

caisses de l'État[27], permettait malgré tout une amélioration du fonctionnement de la médecine de guerre. Cet édit a mis en place un corps permanent de chirurgiens et médecins militaires dans les hôpitaux fixes des frontières, sous le contrôle d'un corps d'inspection, représenté par les inspecteurs médecins ou chirurgiens conseillers et des commissaires de guerre. Trois cent onze titulaires ont rang d'officier, la charge héréditaire à perpétuité était assortie de nombreux privilèges fiscaux et honorifiques. Ils n'étaient pas assujettis à la règle du « billet de logement », ils n'étaient pas remerciés à la fin des hostilités, mais avaient en particulier le droit d'exercer en ville sauf à Paris.

Chaque régiment et vaisseau avait un chirurgien-major chargé d'assurer les soins lors des combats, qui devait rendre un rapport à son chirurgien conseil. Les blessés étaient évacués secondairement vers les hôpitaux des ports et des places.

En temps de guerre : l'hôpital ambulant suivait l'armée dans toutes ses opérations, de là les blessés étaient transportés dans les hôpitaux militaires des villes les plus proches ou dans un hôpital sédentaire, situé en arrière des lignes, entre hôpital ambulant et hôpital militaire. En temps de paix : les hôpitaux militaires fixes étaient bâtis dans les places fortes de Vauban. Les hôpitaux de Charité accueillaient les militaires blessés ; un prix de journée par militaire était demandé au roi par les administrateurs civils. Les hôpitaux militaires thermaux étaient permanents ou saisonniers. L'équipement et le recrutement du personnel de tous ces hôpitaux étaient décidés par des ordonnateurs et des commissaires de guerre. Ces derniers étaient sous l'autorité de l'Intendant des provinces et du Secrétaire d'État de la guerre. Ils avaient pour mission l'inspection des troupes, la vérification du fonctionnement de l'administration, mais ils devaient donner un avis sur les mesures prises par les généraux. Ils déléguaient à des entrepreneurs, les « munitionnaires », la fourniture de tout l'équipement militaire et médical nécessaire, d'où des corruptions dénoncées par de vigoureuses interventions de Saint-Just lors des guerres révolutionnaires. L'École militaire a été fondée en 1752 après la fin de la guerre de Succession d'Autriche (1740-1748).
Les chirurgiens militaires auront un uniforme à partir de 1757 pour être identifiés rapidement et facilement : « habit gris d'épine », veste et pantalon rouge.

Dès 1718, des cours sont organisés pour les chirurgiens militaires dans les hôpitaux et régiments pourvus d'un Office de chirurgie. Mais après la ba-

27. Selon Monique Lucenet, le prix des offices varie entre 2 200 et 55 000 livres : le chirurgien inspecteur général touche 44 000 livres.

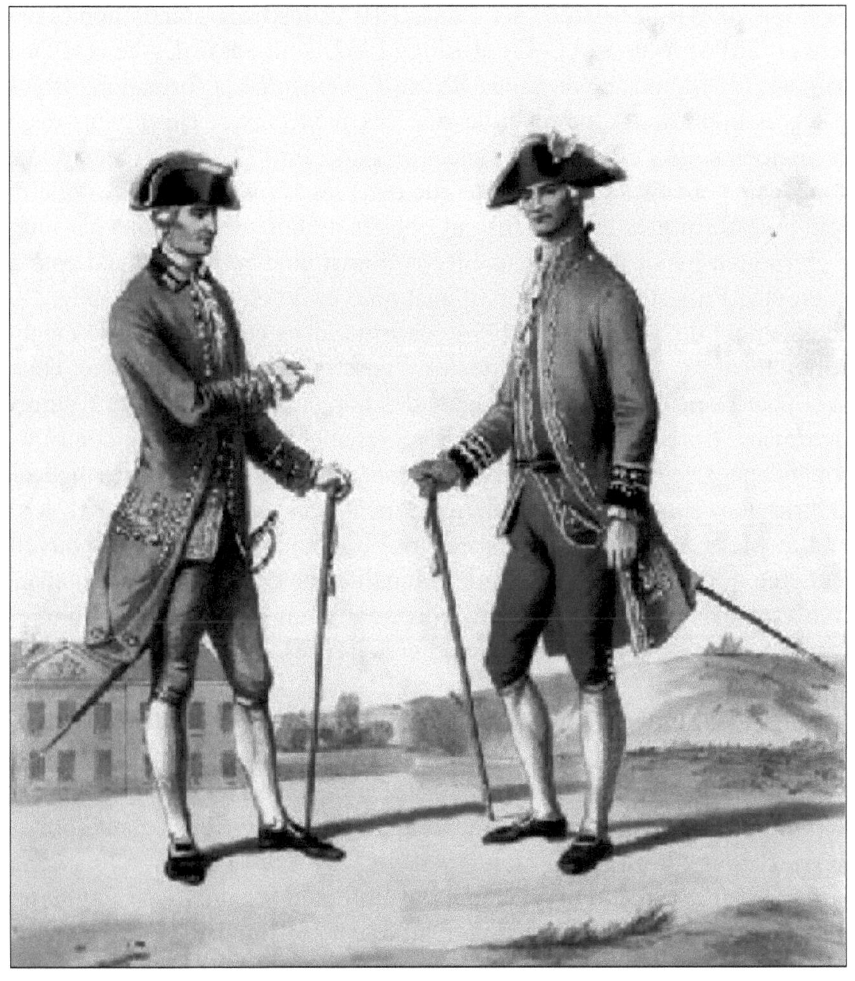

Le chirurgien (à droite) et le médecin militaires.

taille de Fontenoy (11 mai 1745) particulièrement meurtrière (7 500 Français et 7 300 alliés victimes et plus de 5 000 blessés) qui s'est déroulée dans les Pays-Bas autrichiens, pendant la guerre de Succession d'Autriche, un enseignement spécifique devient indispensable au sein du service de Santé des armées. Une ordonnance de 1747 organise la formation des futurs chirurgiens et médecins. Celle des médecins et chirurgiens des armées est renforcée : les cours de médecine deviennent désormais obligatoires. Un enseignement spécifique est organisé, où médecine et chirurgie sont réunies : l'enseignement est théorique sur les maladies et les remèdes et pratique en amphithéâtre, avec une importance donnée aux dissections et à la pratique des opérations et l'enseignement au lit du malade.

Les hôpitaux de place créés par Louis XIV et les trois grands hôpitaux de Metz (1728) Strasbourg (1742) et Lille (1752) sont aussi des lieux d'enseignement. L'Ordonnance de Louis XV de 1747 institue la formation, dans les trois gros hôpitaux militaires ci-dessus, des médecins et chirurgiens-majors des régiments. Ils y effectuent 6 années de stage. En 1772, Colombier, docteur en médecine et chirurgien, propose que dans les hôpitaux militaires « le médecin et le chirurgien en chef fussent obligés de faire deux leçons par jour ». Le chirurgien-major doit faire une leçon d'anatomie en hiver, une d'ostéologie en été; l'assistance au cours d'anatomie et de chirurgie est obligatoire. Le règlement du 23 décembre 1774 confirme, dans ces hôpitaux, la création d'amphithéâtres, fixe les modalités de l'enseignement en médecine, chirurgie et pharmacie des officiers de santé des hôpitaux militaires du royaume et des armées. Il définit les concours de recrutement, les stages, le contrôle de connaissances, les prix annuels d'émulation. Sous la Révolution, les médecins et chirurgiens sont enfin réunis dans un même enseignement dans les écoles de Lille, Metz, Strasbourg, Toulon et dans l'hôpital du Val-de-Grâce nouvellement créé. L'édit de 1796 précise les modalités de cet enseignement : chaque école est dotée d'un amphithéâtre d'anatomie, un laboratoire de chimie et pharmacie, une salle pour les leçons et conférences.

Le service de Santé navale avait été organisé dès le XVIIe siècle.
Richelieu, le premier, avait établi la marine royale en 1631 par un « Règlement sur le fait de la marine ». Dès 1681, Colbert avait fait obligation aux capitaines marchands ou de pêche appareillant pour les voyages « aux lointains pays » d'avoir à bord un chirurgien « navigans » qui servait à la fois de médecin, de chirurgien et d'apothicaire. Par l'ordonnance du 15 avril 1689 pour « les armées navales et arsenaux de marine », Jean-Baptiste Colbert, marquis de Seignelay (fils aîné du grand Colbert), qui avait succédé à son père comme secrétaire d'État au département de la marine, organise le fonctionnement de la marine de guerre et fonde le Service de santé de la marine : obligation d'embarquer un chirurgien sur les navires de guerre, création des hôpitaux maritimes dans les ports de Rochefort (1666-1681), Toulon (1674), Brest (1689), protection sociale des invalides de la marine pour les gens de mer et leur famille, avec droit aux soins dans les hôpitaux. Un navire-hôpital armé en « flûte » dont l'armement est réduit pour servir d'hôpital, est obligatoire dans les escadres de plus de dix vaisseaux. Une salle d'opération, aux murs peints en rouge pour masquer le sang, est aménagée dans la cale.
Dans les premiers temps ces chirurgiens, encore chirurgiens-barbiers, avaient une médiocre formation sous la forme corporative : en apprentissage pendant deux à trois mois chez un chirurgien-juré de la ville, ils passaient un examen de « légère expérience ». Certains effectuaient un tour de France ou s'enga-

geaient sur les vaisseaux du roi. Dès 1715, un enseignement fut instauré à l'Hôpital-Charente, installé dans l'Arsenal de Rochefort depuis le XVIIe siècle. Un amphithéâtre fut construit ; sous l'élan de Cochon-Dupuy, une « École de chirurgie navale et d'anatomie de Rochefort », fut fondée pour les aspirants chirurgiens, en 1722. Sous la Révolution, il sera dénommé « Hôpital de la Fraternité ». Devant le succès des méthodes d'enseignement, d'autres écoles furent créées à Toulon en 1725, à Brest en 1731, chacune restant indépendante des autres. Y étaient enseignées l'anatomie, la chirurgie, la médecine interne et la pharmacopée.
En 1768 un règlement fut imposé à toutes les écoles de médecine royale.

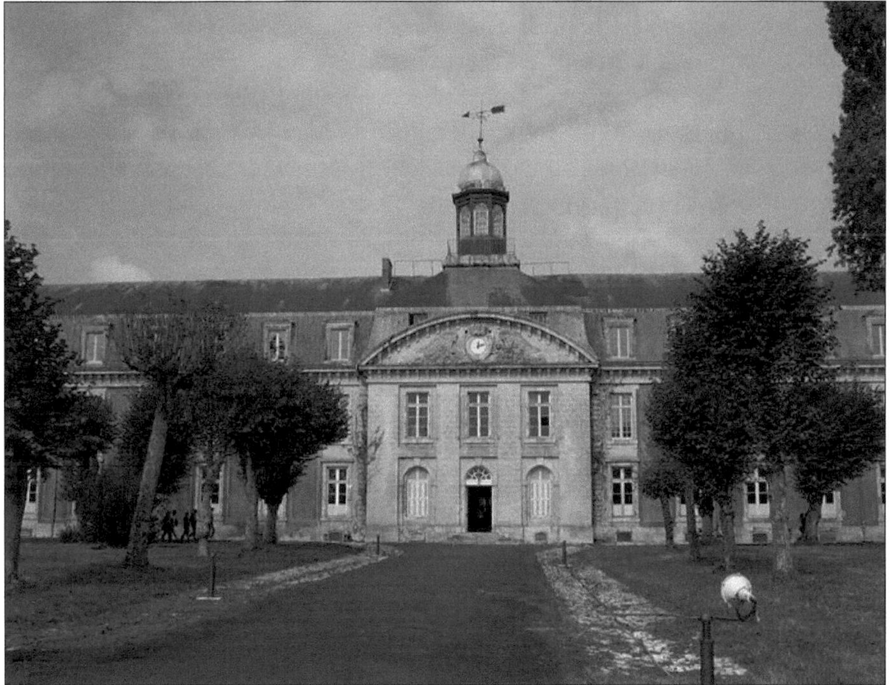

Bâtiment principal de l'hôpital de la Marine à Rochefort.

En 1770, « L'École de l'Arsenal des galères » est fondée à Marseille pour les chirurgiens navigants, plusieurs années après la mort de Daviel. Celui-ci, nommé « chirurgien aux galères » en 1736, alors qu'il était jusque-là chirurgien généraliste à l'Hôtel-Dieu de Marseille et excellent anatomiste, avait obtenu, dès 1728, de la municipalité de Marseille, l'autorisation d'organiser des démonstrations et cours d'anatomie à l'amphithéâtre pour les apprentis et les élèves chirurgiens-barbiers se portant candidat au poste de chirurgien « navigans ». Ces cours avaient lieu du 1er octobre au 1er avril de chaque année. Sa fonction sera officialisée en 1738 par sa nomination de « Démonstrateur royal de chirurgie et d'anatomie ».

La France n'a pas cherché à créer des écoles de chirurgie dans ses colonies. Les chirurgiens militaires étaient formés en métropole, quant aux barbiers, soit ils suivaient un apprentissage de maître à élève, et s'installaient, soit ils venaient en métropole parfaire leur enseignement et acquérir la maîtrise.

Instauré par l'Édit de Marly, **l'enseignement au lit du malade à l'hôpital civil** fait lentement son chemin ; Pierre Tolet, doyen de la faculté de Lyon, avait déjà préconisé un programme d'enseignement en français et la visite quotidienne des étudiants à l'hôpital. L'idée est reprise plus tard à Leyde par Le Boë, puis par Boerhaave : professeur de médecine puis de botanique à l'Université de Leyde, ses cours sont célèbres dans toute l'Europe, mais surtout il innove en ouvrant un hôpital aux étudiants, où deux fois par semaine, il fait de l'enseignement clinique au lit du malade. Il forme de nombreux élèves qui diffuseront cette pratique à travers toute l'Europe. À Edimbourg, elle est instaurée en 1748 d'abord par John Rutherford et poursuivie par William Cullen en Angleterre et en Irlande, à Vienne et dans les États de la maison d'Autriche par Swieten puis Haen.
À Montpellier, une chaire de médecine pratique délivre un enseignement clinique et Tissot, élève de Boerhaave, réalise à l'Université de Pavie dont Joseph II lui avait, en 1780, confié la chaire de médecine pratique, un enseignement fondé selon les préceptes d'Hippocrate, l'observation : il y ajoute, comme de nos jours, interrogatoire et examen physique et de plus, discussion ouverte avec les étudiants. Ces écoles devinrent des modèles pour les Français.

À Paris, depuis 1764, Tenon avait préconisé un enseignement clinique au lit du malade. Un édit royal de 1774, reprenant les idées de Tenon, créa un « Hospice royal de chirurgie » sous l'égide de l'Académie royale de chirurgie et dans ses locaux. C'était un hospice entièrement laïc dont la gestion administrative était assurée par l'Académie royale de chirurgie. Il accueillait les « maladies graves et extraordinaires », expérimentait de nouvelles techniques et médicaments. L'enseignement au lit du malade était assuré par les professeurs du Collège de chirurgie. Cet enseignement de qualité n'a pas eu un grand rôle car le nombre de lits d'hospitalisation était limité : six lits à l'ouverture, vingt-six en 1783. L'effectif des élèves était lui aussi réduit à une dizaine.
Desbois de Rochefort, médecin en second à l'Hôpital de la Charité, donne en 1780 ses premières leçons au lit du malade selon les préceptes des autres capitales européennes : Pays-Bas, Autriche, Italie, Grande Bretagne. Corvisart,

médecin-régent, chargé de cours à la Faculté de médecine, fréquente ce lieu et, frappé par l'intelligence et l'ouverture d'esprit de Desbois, devient son adepte et son ami. À la mort de ce dernier en 1788, il prend sa succession et met en œuvre sa conception de l'enseignement. Il privilégie le recueil des symptômes par un interrogatoire attentif, l'observation, un examen complet systématique. Il utilise la percussion, initiée par Auenbrugger, dans les maladies cardiaques et pulmonaires. Si la mort survient, les résultats des investigations sont confrontés avec les données de l'autopsie. Il transforme l'organisation de l'hôpital. Les malades sont placés dans les salles selon leurs symptômes et la gravité de leurs cas. Ils sont sous la surveillance d'un étudiant, qui doit faire un compte rendu de leurs observations. Les religieuses, chargées des soins et de la distribution des médicaments, sont tenues de respecter les indications du médecin chef et de tenir un registre des médicaments prescrits. La journée commence par la visite du maître suivi de ses élèves, se poursuit par les vérifications anatomiques à la morgue et se termine par une discussion de chaque cas. Cette approche nouvelle de l'enseignement de la médecine, reconnue dans toute l'Europe, attire de nombreux élèves dont Laennec et Esquirol.

Desault, nommé en 1782 chirurgien en chef en survivance à la Charité, organise l'enseignement au lit du malade, cours en amphithéâtre et vérification anatomique. Il avait déjà ouvert un cours privé en 1766, alors qu'il n'avait aucun titre. Grâce à l'appui de Mareschal et Antoine Louis, il soutient sa thèse dans les nouveaux locaux de l'Académie de chirurgie. Thèse en poche, il est admis à l'Académie en 1776. Il est déjà connu pour ses cours. Devenu chirurgien en chef à l'Hôtel-Dieu en 1785, il est catastrophé par l'état désastreux de l'hôpital ; il le réforme complètement et fait construire une salle de dissection où il donne des cours d'anatomie et de chirurgie pratique à partir de 1789 et des consultations pour les malades externes. Il organise un enseignement descriptif et pratique où les étudiants sont occupés à plein-temps : le matin visite, opération en public lors des consultations, conférences suivies par une assistance de plus en plus nombreuse et variée, des étudiants externes et des étrangers sont admis. Il suscite de nombreuses jalousies et calomnies et doit se justifier devant la Convention[28], par une lettre du 12 novembre 1791, devant les accusations portées contre lui et l'organisation de son enseignement par un groupe d'apprentis barbiers qui ne pouvaient assister qu'au cours du soir et lui reprochaient de réserver son enseignement à des privilégiés. Il est de plus en conflit avec les très puissantes sœurs Augustines qui ne voulaient pas attribuer de places aux élèves externes pour respecter les malades pauvres et ne pas les utiliser lors de l'enseignement. Elles ne voulaient surtout pas des opérations

28. Convention : Assemblée nationale 21 septembre 1792-26 octobre 1795.

en public qu'avait instaurées Desault. Il a peu écrit car il privilégiait l'enseignement oral. Bichat, son élève, publiera ses écrits après sa mort, qui seront traduits en anglais et édités en Amérique.

« Le Journal de chirurgie » fondé en 1792 est une publication collective à laquelle étudiants et chirurgiens étrangers participent. Y sont relatées les leçons où sont décrites les techniques opératoires et l'anatomie des régions ou anatomie chirurgicale, qui permet d'opérer dans les zones dangereuses.

Le Cat fut le premier chirurgien en chef de l'Hôtel-Dieu de Rouen. Il avait suivi des études à la fois à la Faculté et au Collège Saint-Côme à Paris : adjoint au chirurgien-major de l'Hôtel-Dieu de Rouen en 1731, il devint docteur en médecine à la Faculté de Reims en 1733. Il s'est établi définitivement à Rouen en 1734 et, après avoir présenté le « Grand œuvre », il devint maître-chirurgien. Il a lutté contre le Collège des médecins de Rouen pour obtenir l'autorisation d'ouvrir une École de chirurgie indépendante des médecins ; las de ses disputes avec le Collège, il a financé de ses propres deniers l'établissement d'un amphithéâtre d'anatomie, et a commencé à donner des cours publics gratuits de physiologie et de physique expérimentale. En 1738, il devint démonstrateur royal et professeur d'anatomie à l'école de chirurgie de Rouen par lettres patentes du roi. Il sera connu comme opérateur en urologie et ophtalmologie et prendra une grande part dans la création de l'Académie des sciences, belles lettres et art de Rouen.

Marc-Antoine Petit est reçu en 1783 au concours des chirurgiens internes de la Charité, admis en 1788 au concours de chirurgien interne de l'Hôtel-Dieu de Lyon, il en devient le chirurgien-major ; élève de Desault, il organise un enseignement médical supérieur.

En Angleterre, la situation était également confuse. Les études de médecine y étaient non seulement onéreuses, mais aussi de moindre qualité qu'en France, où le cursus des études était très complet alliant, médecine, chirurgie, anatomie et pharmacopée, surtout après la réunion en 1794 de la médecine et de la chirurgie dans les trois écoles de santé. Dans les hôpitaux anglais l'apprentissage avait lieu, comme partout en Europe, auprès d'un maître titulaire qui se faisait grassement rémunérer, à son domicile ou à l'hôpital, ou dans les cours privés ou sur un vaisseau de la *Royal Navy*, dangereux dans ce cas. Il était d'autant plus coûteux que le maître avait de la notoriété, comme Pott par exemple. La liberté et l'individualisme régnaient. Il n'y avait que deux universités : Oxford et Cambridge, seules habilitées à fournir la *Licence* d'exercice. Pas d'université à Londres qui aurait pu servir de pôle central d'organisation.

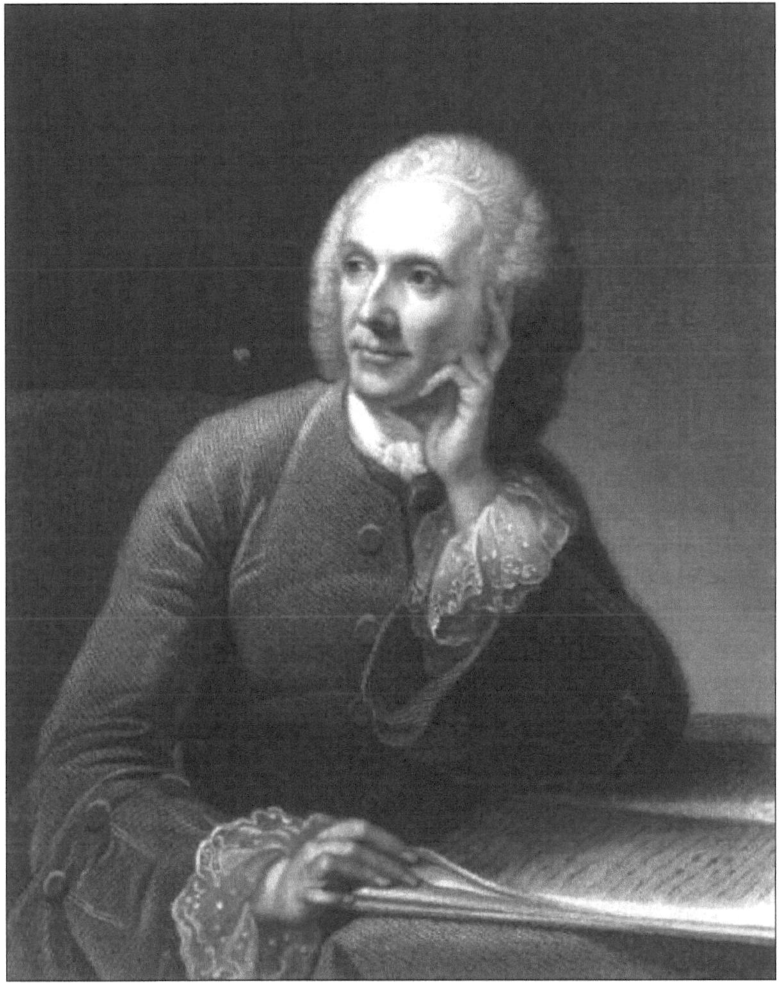

William Hunter par Robert Edge Pine.

La *royal commonality of Barber surgeon* de Londres avait créé un corps d'éducation comportant l'enseignement de la chirurgie et de l'anatomie, avec examens devant les maîtres pour obtenir au maximum le « Grand diplôme » et la *licence* ou certification pour exercer. Mais les barbiers-chirurgiens, qui ne faisaient pas partie de la guilde, soit qu'ils fussent rattachés à une école ou à un hôpital, protestèrent. Des *Licences* pouvaient être accordées, depuis Henri VIII, par les évêques à des chirurgiens de province pour soigner les pauvres dans les paroisses ; elles n'auront plus cours en 1750, car la *Company* obtint que le privilège épiscopal ne soit accordé qu'après examen des chirurgiens. Aussi, à Londres, de nombreuses « Ecoles privées » proliférèrent pour ne citer que la prestigieuse école de William Hunter.

Celui-ci s'étant vu refuser l'autorisation de bâtir à Londres un complexe ressemblant fort à une faculté, comprenant une salle d'anatomie, un musée, une bibliothèque, avait ouvert un cours privé dans une maison en 1767 la *Great Windmill Street School of anatomy,* qui deviendra la *Hunterian School of Medecine.*
Son frère John installera, dans sa maison de *Leicaster Square,* un musée avec ses collections d'animaux de toutes sortes et de plantes, qui lui servaient de modèle pédagogique pour les étudiants qu'il hébergeait. Il y accueillait des élèves dont Jenner.
À Londres, de nombreux hôpitaux ont été construits, la plupart d'entre eux possédaient un amphithéâtre et une salle de dissection. *St Thomas*, signalé dès 1561, avait ouvert en 1730 une salle de dissection pour les étudiants dans laquelle pouvaient venir s'exercer ceux de *St Batorlomew's,* et *Westminster* en 1719. Au *Guy's*, datant de 1722, avaient lieu un cours de médecine et un de chimie. Pott, chirurgien à *St Bartholomew's* avait obtenu l'autorisation d'y donner des cours privés de même qu'à son domicile. Le *St George's* a été construit en 1733 et le *London hospital* en 1740 : ce dernier donnait, dès le début, un enseignement privé.
En province, un réseau d'hôpitaux accueillait de nombreux étudiants. À Bristol, l'apprentissage de la chirurgie se faisait dans des cours privés et de nombreuses conférences. À Manchester, les étudiants payaient leur admission à la *Royal Infirmary* (Hôpital royal) et des conférences d'anatomie et de chimie avaient lieu à la *Manchester Literary and Philosophical Society.* Enfin, en 1783, William Blizard demanda à l'hôpital de financer un amphithéâtre pour les cours, amorçant ainsi la création de la première « École médicale » anglaise. La formation était aussi assurée par les *Royal college of surgeons* développés autour d'universités brillantes. Edimbourg, en Écosse était très célèbre : fondée par la charte royale de Jacques VI d'Écosse en 1583, elle était financée par des fonds de la ville. À la *Edinburgh medical school,* Monro introduisit en 1726 un enseignement très large, moderne, incluant chirurgie et obstétrique, les sciences chimiques et botaniques, la pratique de la pharmacie et de la médecine, il s'adressait à un plus grand nombre d'étudiants. Les cours étaient donnés en anglais. Mais il convient de citer aussi Glasgow (1599) qui recevait à partir de 1599 médecins et chirurgiens, en 1786 celui de Dublin ouvrait ses portes aux chirurgiens. John Hunter né près de Glasgow rejoignit à Londres en 1748 son frère, célèbre obstétricien.
Mais ces écoles n'avaient pas de programme, n'organisaient pas d'examen et ne délivraient pas de diplôme. Elles n'avaient pas le droit de délivrer la *licence* d'exercice, privilège exclusif des universités de Cambridge et Oxford et le contrôle de la formation était limité, car elle ne s'exerçait qu'aux alentours des villes. D'autres universités leur faisaient concurrence à l'étranger comme

Paris, Leyde, Montpellier, Rome ; c'est ainsi qu'Harvey fit son apprentissage à l'Université de Padoue.
S'engager dans la *Royal Navy* était un autre moyen d'accéder à la profession, mais devant les nombreux affrontements[29] aux Antilles, en Inde, en Espagne, en Amérique, des marines anglaises et françaises au cours des XVIIe et XVIIIe siècle, le service de la marine exigera une certification par les *Barbers and Surgeons Company*, pour l'enrôlement des chirurgiens.
En Angleterre, les hôpitaux militaires, très nombreux, serviront de modèle pour l'organisation des hôpitaux en Europe, comme l'hôpital royal de la marine à Haslar avec ses deux mille lits ou celui de Plymouth. Le service de santé est particulièrement développé dans la *Royal Navy*, force militaire prédominante en raison du caractère insulaire du pays, devenue flotte de guerre permanente au XVIIe siècle. Au cours des différentes guerres de ce siècle vers les Caraïbes, le Canada ou les Indes, la lenteur des voyages, les difficultés d'approvisionnement, l'entassement des marins dans des conditions d'hygiène effroyables, favorisant la propagation des maladies, ont posé de nombreux problèmes sanitaires : mauvaise alimentation, scorbut, typhus, typhoïde, variole, maladies tropicales, sans compter les blessures lors des batailles navales. L'amélioration de ces différents facteurs a beaucoup compté pour la suprématie maritime anglaise. Il faut rappeler que c'est, en tant que chirurgien sur un navire de la *Royal Navy,* que James Lind a fait ses observations sur le scorbut.

Quant à l'Allemagne, entre la Défénestration de Prague du 23 mai 1618, qui marque le début de la guerre de Trente ans, et la fin de la Guerre de Sept ans en 1763, elle a été le théâtre et le champ de bataille de plusieurs guerres européennes voire mondiales.[30] Sortie exsangue de la peste noire, ravagée par la Guerre de Trente ans et les exactions de Louis XIV au Palatinat, elle a perdu 60 % de sa population. La guerre a été accompagnée de son lot de désastres : circulation incessante des armées vivant sur le territoire, source d'épidémies et de famines, exactions de toutes sortes, pillage, viol et destruction des villes. Schiller, dans son « Histoire de la guerre de Trente ans », écrit en 1790 : *une guerre qui fit disparaître les moissons sous les pieds des chevaux et sous les roues des canons, et convertit les villes et les villages en monceaux de cendres.*

29. Les plus célèbres sont : guerre de Succession d'Espagne, bataille de Marbella (1705), victoire anglaise sur la France, guerre de Succession d'Autriche, bataille de Négapatam (1746) en Inde, victoire française sur les anglais, guerre d'Indépendance d'Amérique, bataille de la Grenade (1779), victoire de la France sur les Anglais, bataille de Chesapeake (1781), victoire de la France sur la Grande-Bretagne.
30. 1618-1648 guerre de Trente ans (Traité de Westphalie), 1688-1697 Ligue d'Augsburg (Ryswick), 1740-1748 guerre de Succession d'Autriche (Aix-La-Chapelle), 1756-1763 guerre de Sept ans (Traité de Paris et de Huberstburg).

Elle est morcelée en une mosaïque de 350 petits états, dirigés par des princes indépendants sur lesquels l'Empereur du Saint-Empire romain germanique n'a, depuis le Traité de Westphalie, que peu de pouvoir; bon nombre de ses facultés ont décliné ou disparu: par exemple Heidelberg, fondée en 1386 dans le Bade-Wurtemberg, célèbre par sa bibliothèque la *Ruperta Carola*, dont il a été question plus haut. Rostock (1419), dans le Mecklembourg-Poméranie, a été envahie à deux reprises par les Suédois et les Danois, *Marburg an Lahn* en Hesse est fière de sa *Phillipps-Universität*, la plus ancienne des universités protestantes datant de 1527, Tübingen en Bade-Wurtemberg (1477) est pillée, Leipzig, son *Alma mater Lipsiensis* datant de I415, la deuxième plus ancienne université de langue allemande, sa faculté de médecine de 1415 et sa célèbre bibliothèque l'*Albertina* ont été ravagées. Bach, orphelin jeune, très frustré de ne pas avoir pu aller à l'université, inscrit ses deux fils aînés Wilhelm-Friedemann et Carl-Philipp-Emmanuel, en Faculté de droit à l'Université de Leipzig. Ce sera également le cas de Leibniz, Kepler, Hölderlin, Hegel, enfin Schelling à Tübingen.

Au XVIIIe siècle, 32 universités sont dénombrées, dont 18 protestantes, 14 catholiques, mais leur enseignement est très rigide, scolastique et limité par le dogme, elles sont donc délaissées par l'élite qui leur préfère les académies. Cependant toutes ces villes feront un considérable effort de renaissance, mais créées par des princes ou des municipalités, qui les financent et recrutent leur personnel, elles sont sous leur contrôle et autorité et doivent désormais former des serviteurs de l'État, entièrement dévoués à leur tâche. De nombreuses et nouvelles universités naissent tout au long du XVIIIe siècle. Sous l'impulsion de Reil, nommé professeur de thérapeutique et de l'Institut clinique à l'Université de Halle et de Franck, professeur de clinique à Göttingen, influencés par les Lumières, la formation médicale change, elle doit satisfaire les besoins de santé de la population et privilégier l'observation et la pratique de l'expérience. C'est le cas de l'Université *Georgia Augusta* de Göttingen, créée en 1737 par le duc Georges-Auguste, prince électeur du Hanovre et futur George II, roi d'Angleterre, avec le concours de Münchhausen, conseiller du prince. Haller, est nommé à la chaire de botanique, anatomie et chirurgie.

Comme il le dit lui-même, il ne la pratiquera jamais sur le vivant. Il sait recruter les meilleurs professeurs, attire la noblesse, fait venir les étudiants de toute l'Allemagne, attire même les catholiques en mettant à leur disposition la *Michaeliskirche* pour la pratique de leur religion. Il obtient la validation de ses diplômes dans tout l'empire. Dotée d'une bibliothèque, d'une Académie des sciences et d'un journal, elle fait concurrence à celle de Halle fondée en 1634, qui bientôt périclite. C'est de cette Université de Göttingen que part l'idée d'un enseignement clinique pratique au lit du malade: la clinique d'obstétrique voit le jour en 1750 et devient Clinique universitaire en 1754 avec Roederer comme professeur principal. Sont créés également des cliniques hospitalières et des hôpitaux académiques ; cependant, l'extension de ce type d'enseignement à l'ensemble de la clinique est refusée. C'est à l'université de Halle que Händel et Telemann se lieront d'amitié. Münster est créé le 16 avril 1780 par le baron Franz von Fürstenberg et ce n'est que très tardivement en 1811 que celle de Berlin, sous l'impulsion de Wilhelm von Humboldt, ancien élève de Göttingen, vit le jour. Ces universités enseignaient la médecine et l'anatomie, mais la chirurgie était encore le domaine des barbiers, *Wundartz* (chirurgiens) et *Feldscher* (chirurgiens militaires), qui pour la plupart, n'avaient aucune formation médicale. Les *Feldscher* et les *Bader* avaient là aussi un enseignement de maître à élève. Ces barbiers-chirurgiens bénéficiaient d'une relative autonomie sous la surveillance des maîtres de leurs guildes ; ils pouvaient avoir des postes importants dans les différents états du Saint-Empire. Il en sera ainsi du père de Händel, Georg Händel, qui d'apprenti-barbier entrera au service d'Auguste de Saxe-Weissenfels puis du duc de Brandeburg-Prusse et sera un citoyen renommé et respecté de Halle.

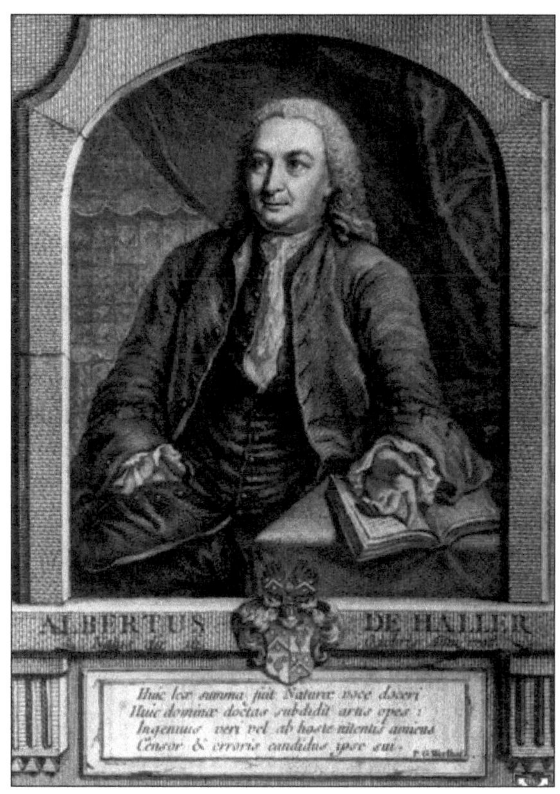

Portrait de Albertus de Haller.

Comme partout en Europe, l'État est soucieux de contrôler l'enseignement et la pratique des activités de santé. Ainsi, en 1685 est créé le *Collegium medicum* à Berlin *devant lequel désormais doivent se présenter toutes les personnes désireuses d'exercer une activité médicale dans le royaume de Prusse.* En 1710, Frédéric Guillaume Ier, « roi en Prusse », construit à Berlin « L'Hôpital de la Charité », pour faire face à une épidémie de peste qui sévissait dans les territoires voisins. La peur passée, l'hôpital est utilisé comme hospice de vieillards, maisons de travail pour les mendiants et maternité pour les femmes célibataires.

En 1713, un théâtre anatomique est bâti sous l'égide de l'Académie des sciences, fondée en 1700. Une chaire d'anatomie sera créée en 1723. En 1723-1724, naît à la Charité un *Collegium-Medico-Chirugicum,* qui prend bientôt le nom de *Ober Collegium Medico-Chirurgicum*. Des *collegium* provinciaux sont aussi créés.

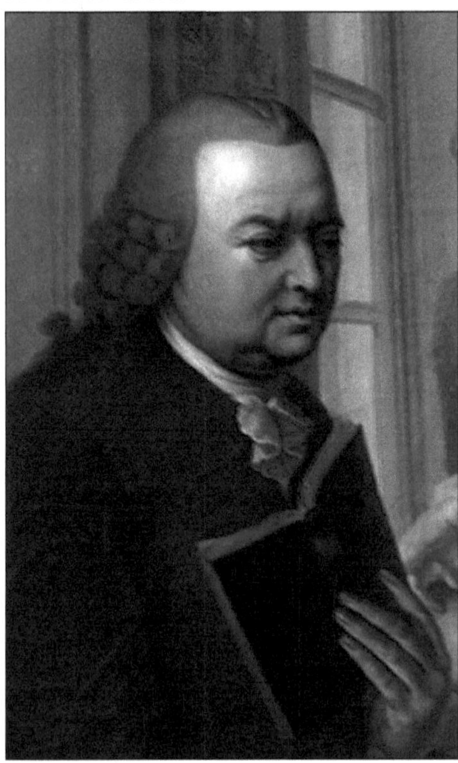

Portrait de Gerhard van Swieten, médecin personnel de l'impératrice Marie-Thérèse d'Autriche.

« L'Édit médical » prussien de 1725 organise la formation du personnel de santé : solide formation pratique et théorique avec contrôle par le *Ober Collegium Medico-chirurgicum* de Berlin et confère la licence d'installation aux barbiers. Cette licence est obtenue sur lettre de présentation d'un professeur des candidats, pouvant prouver qu'ils ont fait au moins six ans d'apprentissage chez un maître ou avoir servi, comme *Feldscher* dans une armée, pour les médecins militaires et passer un examen devant le *Collegium Medico-Chirurgicum.* Les *Physikus*, médecins ou physiciens, chargés de la santé des municipalités, depuis le XIVe siècle, seront de plus en plus souvent appointés, contrôlés et nommés par l'État au cours du XVIIIe siècle. La formation reste cependant de pauvre qualité : bien que l'ouverture, en 1737, de l'Université de Göttingen avec Haller, élève de Boerhaave, ait amorcé un progrès, la Prusse promulgue en 1798 un *Staatsexamen* censé fournir des praticiens qualifiés.

L'Impératrice Marie-Thérèse d'Autriche convainc Swieten, en 1747, de quitter Leyde, où il est titulaire d'une chaire de médecine, pour venir réorganiser la faculté de Vienne et devenir son médecin personnel et le président de la *Hofbibliotek.*

Il fera construire un amphithéâtre anatomique, un laboratoire de chimie, un jardin des plantes à Schönbrunn. Il jouera un grand rôle dans l'organisation et la rénovation de l'enseignement, en particulier au lit du malade. La fréquentation de « L'enseignement clinique », généralisé au *Bürgerspital,* devient obligatoire à partir de 1772. Élève de Boerhaave à Leyde, Swieten professera la

théorie iatro-mécanique de son maître, et formera de nombreux élèves, qui la diffuseront en Europe. À la tête de « L'École de Vienne », il y attirera des étudiants de toute l'Europe.
Les hôpitaux militaires sont aussi un lieu d'enseignement. En 1727, Frédéric Guillaume Ier transforme à Berlin la Charité en hôpital militaire : l'enseignement des médecins militaires a lieu à la « Pépinière » après la création de l'Académie de chirurgie de Prusse en 1795. Le fils de Marie-Thérèse, l'empereur Joseph II, fonde à Vienne en 1782 le *Collegium Medico-Chirugicum-Josephinum* connu plus simplement comme le *Josephinum,* accolé à un hôpital militaire *le Militär-Garnison-Hauptspital*. Le *Josephinum* possède une bibliothèque de six mille volumes et des modèles anatomiques en cire. En 1786, il est élevé au rang de collège universitaire et a le droit de délivrer des maîtrises et des doctorats aux chirurgiens. Schiller, remarqué par le duc Charles-Eugène de Wurtemberg, fait ses études à la *Militärakademie* de Stuttgart et devient, comme son père, chirurgien militaire avant de commencer à écrire des pièces de théâtre. (*Die Räuber*. 1782).

Dès le XVIIe siècle un début d'enseignement existait en dehors de la faculté dans les jardins botaniques, amphithéâtres d'anatomie, cours privés d'anatomie.

Les jardins botaniques, existaient depuis le Moyen-Âge, soit qu'ils se trouvassent autour des monastères (*hortulus*) ou des maisons ou précédés par les jardins des apothicaires, futurs pharmaciens. Les simples, base de la pharmacopée, y étaient cultivés et sélectionnés. Mais de nouveaux jardins sont nés à partir du XVIe siècle, pour aider à l'enseignement de la médecine, autour des facultés d'abord en Italie, puis à Leyde, Cassel, Breslau, et enfin en France. À Montpellier, un « Jardin des simples », premier jardin botanique en France, a été fondé en 1593 par lettre patente d'Henri IV : Richer de Belleval, médecin et botaniste, en était le concepteur. Belleval, nommé à la tête de la première chaire de botanique, en devint l'intendant. Par malheur, ce premier jardin sera détruit en 1622 par Louis XIII au cours du siège de Montpellier contre les huguenots, mais il renaîtra au XVIIIe siècle. Cette magnifique école d'étude de la botanique, d'un haut niveau scientifique et pédagogique, fournira toute une lignée de botanistes renommés. Des jardins botaniques existaient dans d'autres villes, il en est ainsi à Strasbourg en 1619. En 1635 à Paris, la création d'un « Jardin royal des plantes médicinales » fut confiée à Héroard, premier médecin de Louis XIII, contre l'avis de la Faculté de médecine, très hostile à ce projet, qui y voyait une atteinte à son monopole sur l'enseignement.
La Brosse, féru de botanique, médecin ordinaire du roi, également soutenu par Richelieu, fut chargé de l'exécution du projet. Le Jardin Royal des plantes

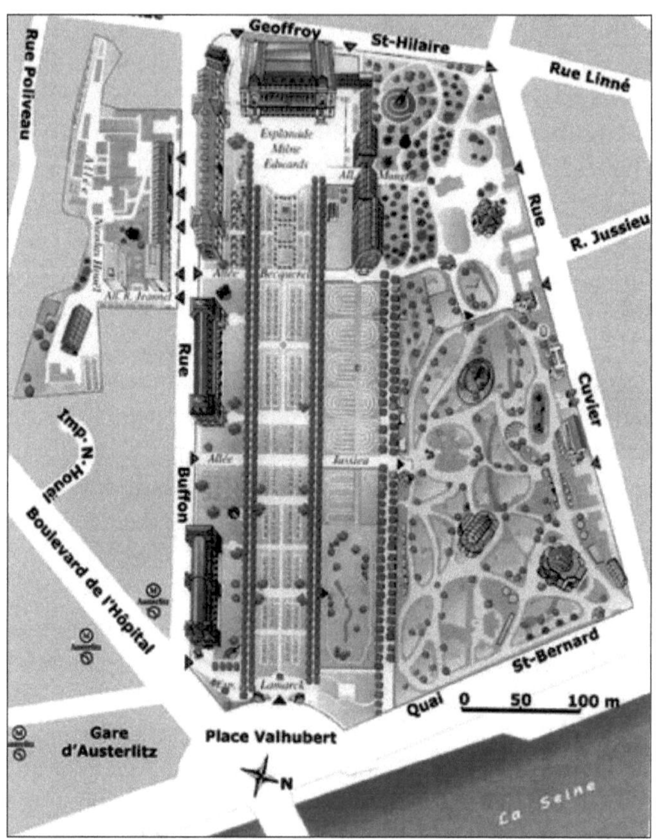

Jardin des Plantes de Paris 1730 sur le plan de Roussel, cartographe du roi.

médicinales, sera appelé successivement « Jardin du Roy » puis, depuis la Révolution, « Muséum d'histoire naturelle ». Cette création permettra à Louis XIII puis Louis XIV de se dégager de l'emprise de la Faculté et du Parlement : ils vont contourner subrepticement le monopole de la Faculté sur l'installation des médecins à Paris et sur l'enseignement. Les surintendants, premiers médecins du roi, étaient dans l'ensemble issus de la Faculté de Montpellier, qui avaient le droit d'exercer leur art *Urbi et orbi* par conséquent à Paris, chasse gardée de la Faculté !

Qui plus est, ils avaient une solide formation en botanique, issue comme on le sait de l'alchimie et des théories de Paracelse honnies de la Faculté. La Faculté ne s'intéressait pas aux plantes, malgré l'atout qu'elles pouvaient représenter dans la fabrication de remèdes.

Le propos de La Brosse était de développer la connaissance de toutes les plantes en y adjoignant leur analyse chimique, toute chose à laquelle la Faculté s'opposait, car elle l'associait à l'alchimie. La Brosse pensait que la bota-

nique était indispensable dans l'enseignement médical, car les plantes sont les premiers remèdes, mais grand admirateur de Paracelse, il donnait une place importante à la chimie. Il voulait fournir aux apothicaires les sucs, essences et sels de ces plantes, entrant ainsi en concurrence directe avec la Faculté. Il cherchait à briser son monopole, pour fournir aux pauvres des médicaments à portée de leur bourse. Ce jardin sera ouvert au public en 1640.
L'enseignement aux médecins, apothicaires, botanistes et chirurgiens sous forme de cours libres et gratuits en français était assuré par quatre chaires : botanique, histoire naturelle et astronomie auxquelles il faut ajouter l'anatomie et la chirurgie. À leur tête, un professeur principal, titulaire de chaire et un secondaire, démonstrateur, parmi lesquels se trouvait Dionis. Les cours connaissaient une grande affluence, toute l'Europe savante s'y rencontrait ; des gens du monde, Turgot économiste, Malesherbes magistrat, Rousseau philosophe, des étrangers de passage à Paris faisaient également partie d'une assistance très fournie. Les professeurs étaient choisis par l'intendant, la plupart parmi les médecins de la cour, souvent provinciaux. Ils enseignaient les résultats de leurs propres recherches et partageaient le résultat des expériences de chacun. Pour ne pas trop irriter la Faculté, l'École ne délivrait pas de diplôme.

L'enseignement de la botanique était prépondérant, c'est au Jardin que les plantes médicinales étaient étudiées ainsi que leur principe actif. Le premier professeur de la chaire principale de botanique a été nommé par Fagon, neveu de La Brosse et son successeur au poste de surintendant du jardin ; il s'agissait de Tournefort, élève de Montpellier, après lui Antoine de Jussieu, puis son frère Bernard ; enfin, en 1781, Lamarck sera « garde des herbiers du cabinet du roi ». Il concevra une théorie sur l'évolution des êtres vivants, le transformisme.
L'anatomie humaine et animale était enseignée au Jardin des plantes médicinales, après la mort de La Brosse en 1672, par Duverney, nommé professeur en 1676. Il travaillait avec Pecquet et avait comme élèves, entre autres, Dionis et Winslow. En 1672, la chaire d'anatomie du Jardin du Roi, tombée en désuétude, renaissait. Dionis, chirurgien de la Reine, en était le « démonstrateur », c'est-à-dire qu'il faisait les dissections pour montrer aux étudiants tous les organes, charge qu'il occupa jusqu'en 1680. Pour ce faire : *le premier corps exécuté leur sera délivré par préférence à tous les autres, même au doyen et docteurs de la Faculté de médecine de Paris.* L'enseignement, en français, de l'anatomie selon les découvertes de Harvey sur la circulation du sang, avait lieu dans un cours, créé à cet effet par Louis XIV, excédé par la controverse entre les « circulateurs et les anticirculateurs ». Harvey, médecin de Jacques Ier et de Charles Ier, avait décrit en 1628, selon le résultat de ses nombreuses expériences, la circulation du sang dans son *Exercitatio Anatomica de Motu*

Cordis et Sanguinis in Animalibus, (Essai d'anatomie sur le mouvement du cœur et du sang chez les animaux), faisant suite à Ibn Al-Nafis et Michel Servet, lui qui avait tenté de décrire la circulation pulmonaire dans *Christianismi Restitutio* : s'en est suivie une polémique entre les « circulateurs et les anticirculateurs » (charlatan du latin *circulator*). Les opposants étaient Riolan, professeur d'anatomie à la Faculté de médecine de Paris et Patin, doyen de cette même Faculté en France, Primrose en Angleterre, élève de Riolan, Hoffmann en Allemagne qui croyaient que les artères contenaient de l'air et non du sang. Parmi les Circulateurs, il y avait Descartes, Boileau, Dionis et Vieussens, en France, aux Pays-Bas, Jean de Wale, au Danemark, Sténon. Un écho de cette querelle est retrouvé dans le « Malade imaginaire » de Molière, quand Thomas Diafoirus, acte II scène VI, pérore dans ces termes sur ce sujet : *J'ai, contre les circulateurs, soutenu une thèse...* Cette découverte, complétée par la description des capillaires sanguins des poumons par Marcello Malpighi[31], a démoli définitivement la théorie des humeurs d'Hippocrate. Le sang ne se forme pas dans le foie, il circule des artères vers les veines en circuit fermé. Sont aussi découverts les vaisseaux lymphatiques ou « vaisseaux de lait » par Gaspar Aselli lors de la vivisection d'un chien, grâce à l'invention du microscope par Leeuwenhoeck, et enfin la « Citerne de Pecquet ». Cette dernière draine la lymphe de la partie inférieure du corps vers la veine sous-clavière gauche, par l'intermédiaire du canal thoracique. En 1673, Louis XIV fit construire un amphithéâtre de 500 places au Jardin du roi pour des démonstrations gratuites d'anatomie. Parmi les autres titulaires de ce poste de démonstrateur, il faut citer Antoine Petit, remplacé brièvement par Vicq-d'Azyr, Portal, en 1776, également membre de l'Académie des sciences.

La chimie avait également une chaire où étaient donnés des cours publics depuis 1648. Les cours de Lémery dont « Le cours de chymie » publié en 1675 fera autorité pendant tout le XVIIIe siècle, puis, de Guillaume-François Roüelle secondé par son frère Hilaire-Marin, et Fourcroy attirent une vaste assistance.

Buffon, nommé par Louis XV Intendant du jardin, prend la direction de l'ensemble de 1739 à 1788 : il en agrandit la surface et augmente les collections du cabinet de curiosité du roi dont il confie l'agrandissement et le classement à Daubenton en 1742. Buffon fait ériger une serre pour accueillir les plantes tropicales. Il crée les « Correspondants du Jardin du Roi et du Cabinet d'histoire naturelle » qui comptent parmi leurs membres Poivre, administrateur de l'Île Bourbon, Commerson, membre de l'expédition de Bougainville, qui envoyaient

31. Publiée en 1661 dans *De pulmonibus observationes anatomicae*.

au Jardins des « curiosités » pour enrichir les collections. Bougainville, lors de son « Voyage autour du monde » lui envoie le dessin d'un animal que les naturalistes nomment la « giroffe ». Il entre en relation épistolière avec tous les savants européens et fait établir un catalogue du jardin botanique avec une classification dite « naturelle » des plantes. Enfin, il sait choisir les professeurs parmi les scientifiques de renom. Le dernier intendant du Jardin, nommé en 1792, Bernardin de Saint-Pierre propose l'installation d'une ménagerie. Daubenton sera, lui, le premier directeur du Muséum, élu par ses collègues en 1793.

Des jardins botaniques sont créés dans les ports, et il est fait demande aux navigateurs de ramener de leur voyage des plantes et des graines, qui vont être répertoriées, puis réexpédiées pour étude à Paris au Jardin du Roi. Celui de Nantes voit le jour en 1687, situé dans un port à forte importation de produits exotiques et proche de Paris : il prend une grande importance à cause de la possibilité d'acclimater en France des espèces tropicales ramenées par les navigateurs et devient « Jardin royal des plantes » en 1719. Sur la Boudeuse commandée par Bougainville en 1766, Commerson établit un herbier de 3 000 espèces végétales dont il enverra des échantillons au Jardin du Roi.

Autour des hôpitaux militaires de la Marine royale, des jardins de simples approvisionnaient la pharmacie, l'École d'anatomie et de chirurgie. Le premier jardin botanique de la marine a été créé à Brest de 1694 à 1698. Le premier jardin de la marine de Rochefort a été aménagé en 1697 dans l'enceinte de l'hôpital Charente sur instruction de Michel Bégon[32], intendant de la marine au port de Rochefort, féru de botanique. La direction du jardin a été confiée par la suite au fils du fondateur de l'École d'anatomie et de chirurgie, Gaspard Cochon-Dupuy. Furent aménagés les jardins de Toulon en 1769, de Lorient en 1724 (jardin botanique de la Compagnie des Indes). Des plantes locales, étrangères et exotiques étaient cultivées.
Les médicaments issus de ces plantes servaient à traiter les maladies tropicales et les carences des équipages en mer et participaient à la formation des futurs médecins militaires.
Tous ces jardins étaient en relation épistolaire avec le Jardin royal à Paris et des échantillons des plantes y étaient envoyés.

En Ecosse, le jardin botanique d'Édimbourg créé en 1670 renferme des plantes médicinales et un herbier important, Linné devient professeur de botanique au jardin botanique de l'Université d'Oxford, les *Royal Botanic Gardens of Kew*

32. Le père Charles Plumier, botaniste, a découvert à la fin du XVIIe siècle à Haïti une plante qu'il nomme bégonia en hommage à Bégon, « Intendant de justice, police et finances dans les Iles françaises de l'Amérique ».

sont construits à Londres en 1759 et comportent une importante collection de plantes du monde.
Haller crée un jardin botanique à Göttingen en 1737 et Van Swieten dans les jardins de Schönbrunn.
« Le Potager du roi » à Versailles, installé de 1678 à 1683 par La Quintinie, directeur des jardins royaux, est un lieu d'expérimentation : forçage des légumes, tailles des arbres fruitiers en espalier, utilisation de cloches et de châssis de verre.

L'enseignement de l'anatomie est l'objet d'une attention soutenue : comme le dit Lanfranc, elle est indispensable à la chirurgie comme à la médecine. Les dissections humaines étaient autorisées à Alexandrie, (v. 300 av. JC) elles sont le fait d'Erasistrate de Cos qui s'est intéressé à l'anatomie vasculaire et de Hérophile de Chalcédoine qui a étudié le système nerveux et les méninges. Mais les dissections publiques ont longtemps été rares car il fallait l'autorisation de l'Église. Une bulle d'Innocent III (vers 615) interdit *aux clercs et aux moines toute étude de la partie de la chirurgie qui a à faire avec le brûler et le couper*, mais les dissections ont lieu et le vol des cadavres dans les cimetières est si fréquent qu'une « Congrégation des Mortuaires » les défend.
En Italie, l'anatomiste Mundino da Liuzzi et son élève Alexandra Gilliani obtiennent l'autorisation de faire des dissections publiques à Bologne. Cette pratique connaît une grande vogue en Europe : entre autres à Padoue, Palerme, Paris, Montpellier, Valence, Coïmbra, ce qui provoque la colère du Pape qui l'interdit. Mais *l'Anatomia Mondini,* publiée, en 1316, a un franc succès.
La première dissection publique a lieu à Montpellier en 1377, puis à Paris en 1478. Le Collège des chirurgiens de Paris a droit à quatre cadavres par an.
Léonard de Vinci, grâce à sa renommée d'artiste, obtient l'autorisation de disséquer des cadavres humains, quelque 3 000 dont quelques femmes, en se cachant de l'Inquisition. Il en fait une bonne étude topographique avec de nombreux dessins qui devaient illustrer un traité d'anatomie rédigé par un anatomiste des Universités de Padou et de Pavie. Ces carnets de croquis ne seront pas publiés de son vivant ; en partie perdus, ils resteront méconnus jusqu'à la fin du XIXe siècle. Ils n'auront donc aucun rôle dans l'évolution des connaissances de l'anatomie.

C'est Andries van Wesel, dit André Vésale, médecin de Charles-Quint, puis de Philippe II, qui opère une véritable révolution : il descend de son estrade, (*podium*), où comme professeur (*prosector*) il lit les textes en latin de Galien, il prend la place du (*dissector*), simple barbier, opérateur qui prélevait les organes montrés au public par les démonstrateurs (*Ostensor*). C'est ainsi que Vésale, un temps professeur d'anatomie et de chirurgie à Padoue, a pra-

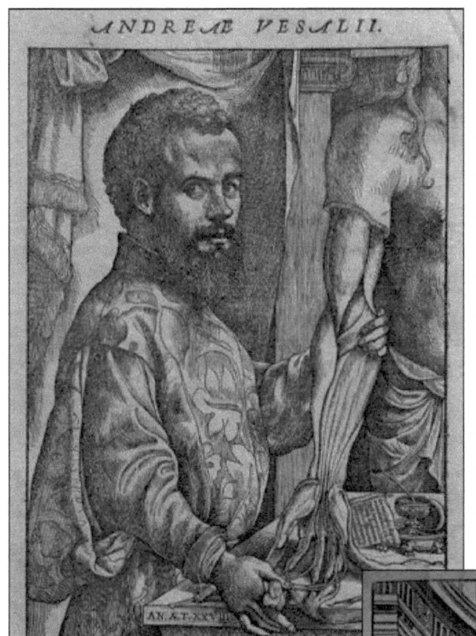

André Vésale, anatomiste, médecin de Charles-Quint et Philippe II.

tiqué de nombreuses dissections et a publié, à Bâle en 1543, le résultat de ses travaux dans *De humanis corporis fabrica libri septem, (*la Fabrique du corps humain en sept volumes) avec un frontispice fameux où il est représenté debout devant le cadavre, un livre et une plume à ses côtés pour noter ses observations. Cette gravure et les nombreuses planches de ses différentes dissections furent attribuées à Jan Steven van Calcar (ou Kalkar), élève du Titien. C'est une somme qui fonde l'anatomie moderne.

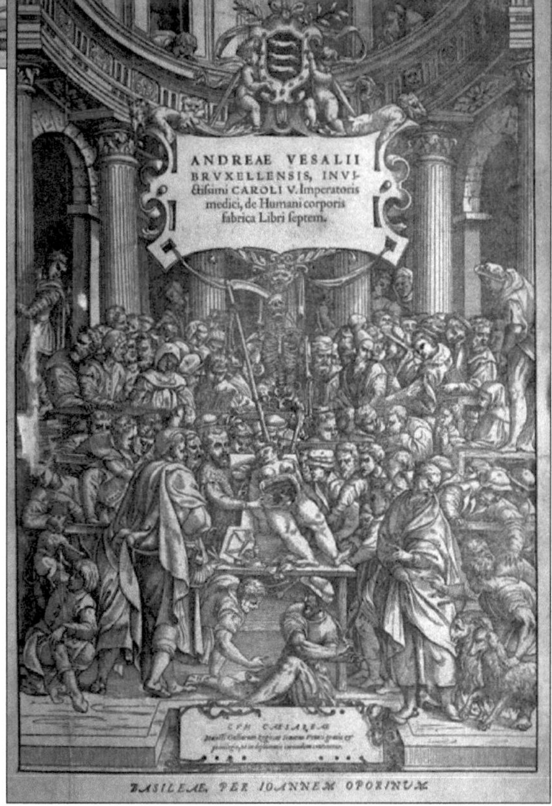

Frontispice :
De humanis corporis fabrica libri septem.

La vogue des « Amphithéâtres d'anatomie » ou « Théâtres anatomiques » qui sont apparus au XVIe siècle en Italie, se manifeste à travers toute l'Europe. Ils sont construits dans de nombreux pays ; en France, le premier amphithéâtre est bâti à Montpellier par Henri II ; Rondelet, célèbre spécialiste des poissons, participa à sa construction et y fit des cours d'anatomie, suivis de dissections publiques en fonction des cadavres fournis.
Ces édifices étaient érigés en général à l'université. D'abord démontables, ils devinrent fixes au XVIe siècle. De forme octogonale, ils n'avaient pas de toit. Le cadavre était placé en bas au centre sur une grande table de dissection, de façon à être vu par le public, installé sur des gradins concentriques.

VERA ANATOMIÆ LUGDUNO-BATAVÆ CUM SCELETIS ET RELIQVIS QVÆ IBI EXTANT DELINEATIO

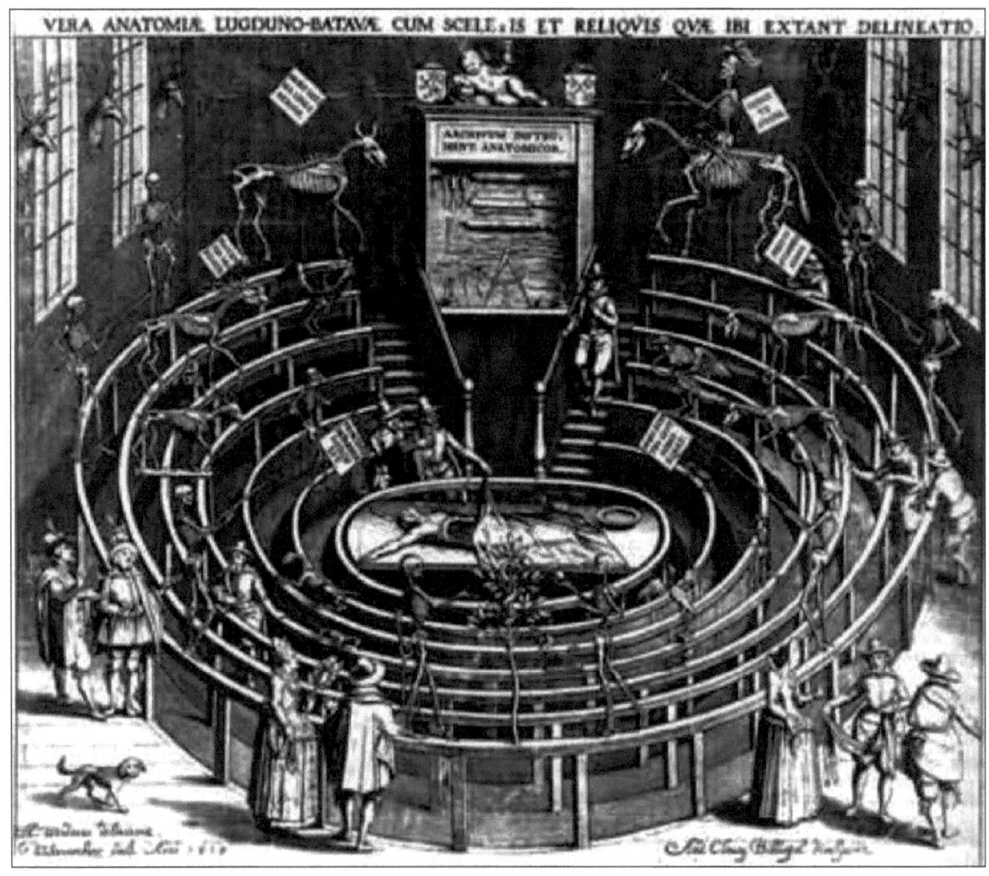

Théâtre anatomique de Leyde.

Les autopsies étaient devenues de véritables spectacles, annoncés parmi les festivités des villes où une foule bigarrée de médecins, d'étudiants, de membres de la noblesse, de la bourgeoisie, du clergé, et de curieux payait une place : les fonds récoltés servaient à acheter le matériel nécessaire à la dissection et au dîner de clôture, banquet organisé pour les personnalités ou les membres de la guilde des chirurgiens, lui-même suivi d'une parade avec torches.

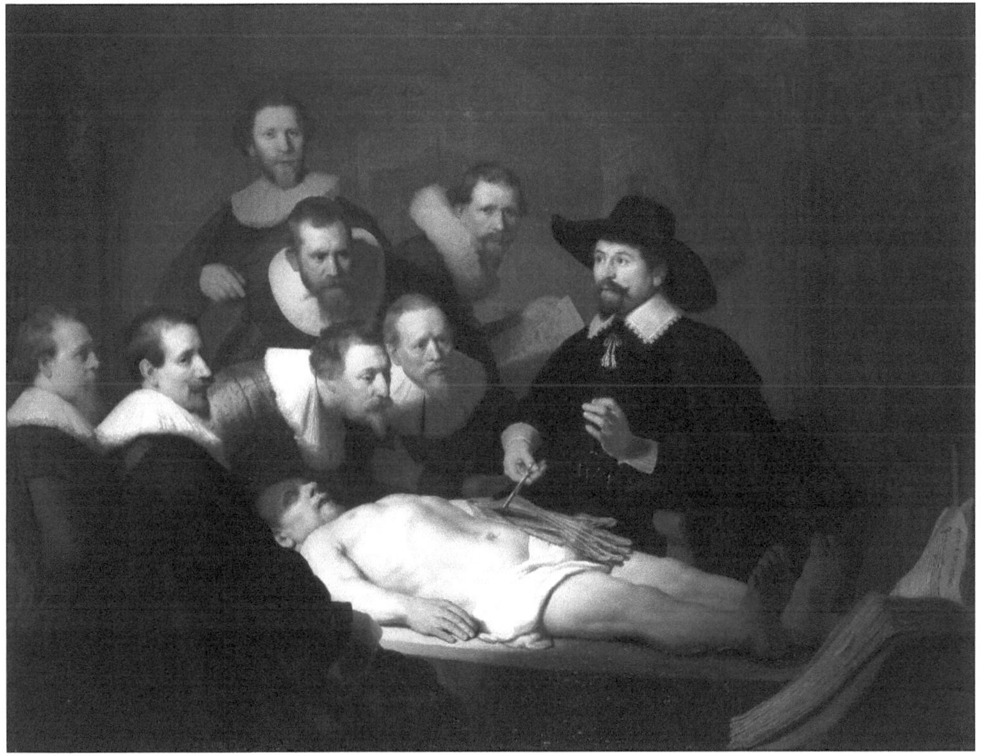

La leçon d'anatomie de Rembrandt.

Le tableau de Rembrandt représente « La leçon d'anatomie » : Nicolas Tulp, maître-chirurgien de la confrérie d'Amsterdam, nommé récemment *Prosector*, fait, dans l'amphithéâtre, la leçon annuelle de la dissection d'un supplicié pour crime à sept personnes. Cette leçon eut réellement lieu en janvier 1632, mais contrairement à l'usage, commence par l'avant-bras droit et la main et non l'éviscération, pratiquée en premier à l'époque pour éviter la putréfaction. Ce spectacle public, assimilé à du théâtre, faisait la joie de Molière. Dans le « Malade imaginaire », acte II scène V, Thomas Diafoirus propose d'emmener Angélique assister à une leçon d'anatomie : la dissection d'une femme.
À Montpellier, « L'Hôtel Saint-Côme » conçu sur le modèle de Paris, est érigé de 1751 à 1757 grâce à un legs de La Peyronie. Dans l'amphithéâtre du Jardin

du roi, l'enseignement en français était gratuit. Contrastant avec celui de la Faculté, il était essentiellement pratique, sous forme de « démonstrations » effectuées par de grands professionnels tel Dionis, Jussieu, La Peyronie. Winslow, Fourcroy, Antoine Petit, Vicq d'Azyr. Les professeurs devaient y recevoir en priorité des cadavres. À chaque fois, 5 à 600 personnes étaient présentes.
À Marseille, Daviel eut l'autorisation du conseil municipal d'ouvrir des « Leçons publics d'anatomie » à l'Hôtel-Dieu. Au XVIIIe siècle, à Londres comme à Paris, ces établissements étaient nombreux.
Cependant, ces démonstrations publiques de dissection perdirent de leur intérêt, leur déclin est amorcé vers 1750. L'accès de la foule aux cadavres donnait lieu à des scènes peu admissibles, aussi à partir de 1790, seul le corps médical pouvait être admis à ces démonstrations anatomiques. Les théâtres sont peu à peu transformés en musées.

Le Collège royal, Collège de France depuis 1870, a été fondé par François Ier en 1530, sur la suggestion de Guillaume Budé, qui proposait un « corps des lecteurs royaux » au nombre de douze à l'origine. Ils occupaient les chaires d'hébreu, latin, grec, philosophie, art oratoire et médecine. Sans local à leur début, l'édifice définitif de la place Marcellin Berthellot au Quartier latin à Paris ne sera construit qu'au début du règne de Louis XVI. Il assurait un enseignement en latin de haut niveau, de disciplines inconnues de l'université, sans programme défini, gratuit et libre d'accès à tous. Les professeurs étaient souvent issus des différentes facultés et écoles : parmi eux il faut nommer Astruc, Portal, Raulin. Rapidement le nombre de chaires augmenta, car le Collège se targuait de tout enseigner, *Docet omnia.*

Des connaissances étaient acquises dans d'autres sites.
Les cabinets de cire sont remis à la mode par Philippe Curtius, remplaçant les planches anatomiques gravées par des modèles en cire. Il avait ouvert à Paris un cabinet de cire, transféré boulevard du Temple, où il avait exposé dans deux salles des modelages grandeur nature : dans l'une, des personnages célèbres, dans la seconde, « la Caverne des voleurs », des brigands. Il avait enseigné à la fille de sa gouvernante, celle qui deviendra Marie Tussaud, l'art de modeler la cire. Cette dernière vit les derniers moments de la monarchie à Versailles auprès de Madame Elisabeth, puis de gré ou de force, elle modela pendant la Révolution, comme elle le raconte dans ses « Mémoires », les têtes des Jacobins et des Girondins après leur exécution, ainsi que celles de Madame de Lamballe, de Louis XVI et Marie-Antoinette. Héritière du Musée de Curtis, elle s'en va en Angleterre qu'elle parcourt, ainsi que l'Écosse et l'Irlande, pour présenter ses collections. Elle finit par ouvrir à Londres un musée,

dans Baker Street, le *Bazard* : une salle est réservée au « Musée des horreurs » où sont exposées les têtes des grands criminels et des suppliciés, une autre à la Révolution française. Son fils reprend sa suite, boulevard du Temple dans le « salon de figure » de Curtius qui reste ouvert jusqu'à la fin du règne de Louis-Philippe. Des collections privées se constituent parmi lesquelles, la plus célèbre, celle de Philippe d'Orléans, futur Philippe-Égalité.

Honoré Fragonard, cousin du peintre Jean-Honoré Fragonard, chirurgien, puis professeur d'anatomie à l'École vétérinaire d'Alfort, prépare des pièces à partir de vrais cadavres conservés et momifiés, les vaisseaux étant injectés de cire colorée ; certaines sont destinées à des cabinets anatomiques privés et des cabinets de curiosités. « Le cavalier de l'apocalypse » est son œuvre la plus célèbre.

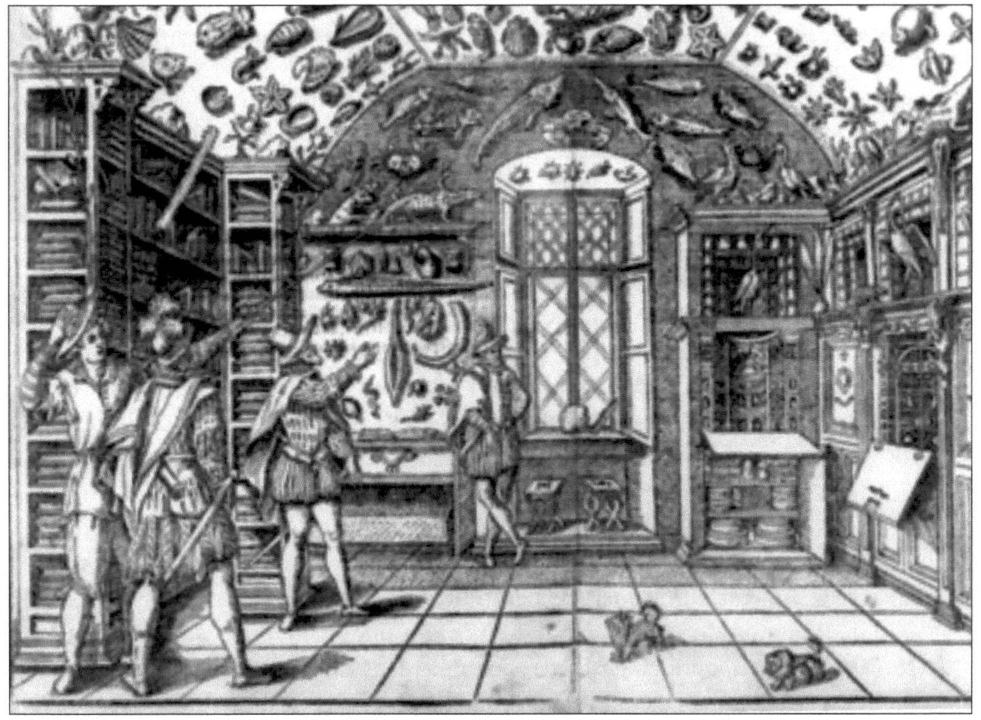

Cabinet de curiosité.

Les cabinets de curiosité, Chambre des Merveilles*, Wunder kammer ou Kunstkammer,* Chambre des œuvres des métiers d'Art, sont des lieux de méditation et de savoir car sont réunies là toutes les connaissances de l'époque. Des rois, des princes, des savants comme des particuliers érudits rassemblent,

à partir du XVIe siècle, des objets hétéroclites, dans des meubles ou dans des pièces souvent autour des portraits du possesseur ou de sa famille. Ce sont des objets d'art et d'orfèvrerie, des médailles, des armes, des pierres précieuses, des animaux empaillés, surtout des crocodiles ; ils existent depuis la Renaissance et sont un témoignage des savoirs du temps, après la découverte des nouveaux mondes.
Les premiers apparaissent en Italie : Cosme Ier de Médicis possédait dans son cabinet de curiosité des cuillers en ivoire du Bénin et un manteau en plumes du Brésil.[33] Le *Grünes Gewölbe* (voûtes de couleur verte) d'Auguste II le Fort, prince électeur de Saxe et roi de Pologne, expose, dans une série de pièces, des minéraux dans un merveilleux travail d'orfèvrerie, des bijoux, des pierres précieuses, de nombreux instruments de chirurgie entreposés dans des tiroirs.[34] La « Chambre des merveilles », complétée par le « Cabinet secret » du roi Rodolphe II de Habsbourg à Prague était célèbre, elle contenait entre autres les œuvres de Arcimboldo ; son cousin Ferdinand II, qui deviendra empereur du Saint-Empire, rassemble et complète ces collections. Le cabinet de Albertus Seba est célèbre, un catalogue en sera établi à partir de 1710. Celui d'Ulisse d'Aldrovandi à Bologne contenait dix-huit mille pièces, légué à l'Université, il sera le premier muséum d'histoire naturelle d'Europe. Le baron Joseph Bonnier de la Mosson, trésorier des États du Languedoc, avait, dans son hôtel particulier parisien, l'Hôtel de Lude, neuf cabinets spécialisés parmi les plus beaux d'Europe. Ils comprenaient un laboratoire de chimie, une apothicairerie, un cabinet du tour, un cabinet d'animaux desséchés, un cabinet de mécanique et une bibliothèque. Bernard Palissy avait installé dans le sien des écriteaux sous les objets présentés. La visite était payante, mais demeurait un privilège. Le cabinet de curiosité du duc d'Orléans, fils de Philippe d'Orléans, le Régent, et de Mademoiselle de Blois, était célèbre par la richesse de sa collection de cires anatomiques, celui du duc de Bourbon-Condé à Chantilly possédait une riche collection de tableaux, de manuscrits dont les « Très riches heures du duc de Berry » ; saisies lors de la Révolution, les collections ont été transférées au Muséum d'histoire naturelle, puis en grande partie dispersées. Celui de Réaumur, le plus grand de France, est intégré après sa mort au Cabinet du roi. Les collections de Hans Sloane étaient importantes, de même que sa bibliothèque : achetées par l'État britannique, elles constituèrent le fond du *British Museum.*
Les cabinets d'expérience et de curiosité se multiplient dans toute la France au XVIIIe siècle : certains ne sont que le fait d'amateurs, surtout des femmes

33. Le Trésor des Médicis. Musée Maillol, 29/9/2010-13/2/2011.
34. Ces objets ont été présentés au public au Château de Versailles du 24/1 au 23/4/2006 : « Splendeurs de la cour de Saxe. Dresde à Versailles » ; Catalogue de l'exposition Éd. de la Réunion des Musées Nationaux.

de la bonne société avides de satisfaire leur curiosité et de faire montre de leurs possessions, d'autres sont de véritables cabinets scientifiques. Ils sont à l'origine des musées et muséums et jouent un grand role dans le développement de la science moderne. Anatomie et physiologie ont bénéficié « des cabinets d'expérience » et des laboratoires et de nombreux savants en profiteront. Francis Bacon conçoit un collège universitaire avec des galeries scientifiques pour l'enseignement et la conduite d'expériences : ce sera *l'Ashmolean Museum* à l'Université d'Oxford. Le *Museum Kircherianum* est installé dans le collège de la Compagnie de Jésus à Rome par le père Athanasius Kirche. Inventeur prolixe de l'orgue mécanique et de la lanterne magique, il correspondait avec les savants de son temps, entre autres Gassendi, Descartes qui avait conçu avec l'Abbé Marin Mersenne « L'homme machine ». Spallanzani réfute la théorie de la génération spontanée, prouve que, pour qu'il y ait fécondation, il faut un contact direct entre spermatozoïde et ovule, démontre le rôle du suc gastrique dans la digestion. Morgagni y pratique ses dissections.

Anna Moradini-Manzolini, sculpteur et anatomiste italienne, fait des préparations anatomiques en cire d'après des dissections. Celles de l'appareil reproducteur externe et interne sont particulièrement connues, elles servent à illustrer les cours destinés aux sages-femmes. Elle fabrique aussi des « Tavoles », planches anatomiques d'ostéologie, myologie, appareil cardio-vasculaire, uro-génital et organe des sens. Toutes les universités européennes acquièrent ces préparations. Elle devient professeur, titulaire de la chaire d'anatomie à l'Université de Bologne en 1755.

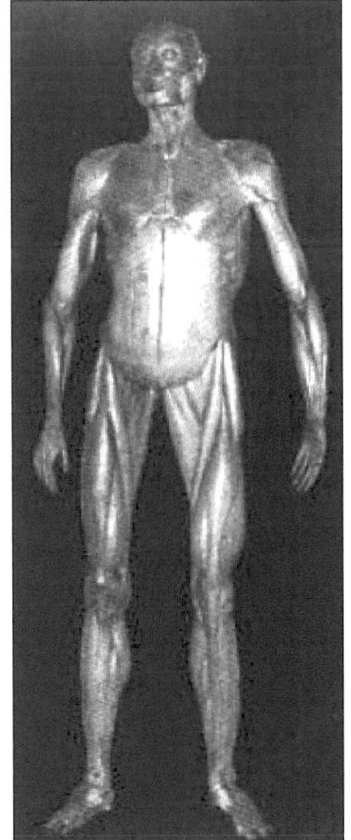

Mannequin anatomique de Felice Fontana (Florence 1799).

En France, Mademoiselle Biheron (Marie-Marguerite) ouvre à Paris un cabinet d'anatomie : elle assure ses revenus financiers en y exposant ses collections et en faisant des cours publics. Elle fabrique des anatomies artificielles en cire, un corps entier de femme s'ouvrant sur les parties internes qui se déplacent à volonté. Elle les présentera en 1759 et 1770 à l'Académie des sciences dont elle n'obtiendra aucune position officielle. Cependant, elle publie en 1761 « L'Anatomie artificielle » qui obtient les éloges de la Faculté de médecine et de l'Académie royale de chirurgie. Elle est reconnue en Europe. Diderot, qui a suivi son enseignement, ne réussit pas à organiser un voyage pour elle à la cour de Catherine II, mais les collections de cette dame sont vendues à la Tsarine.

En 1796, Bonaparte commande à Felice Fontana un mannequin en bois (tilleul) de 2000 mille pièces, de dimension humaine, entièrement démontable (v. page précédente).

Les cabinets de physique peuvent rentrer dans ce groupe de cabinets scientifiques. La physique de Newton est introduite en France et de nombreuses expériences sont développées dans ces cabinets. Les enfants royaux y poursuivent leur éducation à Versailles. Buffon y défend la méthode expérimentale. Voltaire, réfugié à Ciré chez Madame du Châtelet après la publication des « Lettres philosophiques », y avait établi un laboratoire de physique. Très séduit après un voyage en Angleterre, par les découvertes de Newton, il est persuadé de la valeur de la méthode expérimentale. Madame du Châtelet, quant à elle, n'aura de cesse de faire connaître en France les travaux de Newton. L'abbé Nollet commence par travailler sur l'électricité, puis il prend la direction d'un laboratoire de physique. Il ouvre, en 1735 à Paris, un cours de physique expérimentale. Réaumur participe à l'amélioration du thermomètre.

Les cabinets de chimie ou plus exactement les laboratoires, très nombreux, sont gérés par des apothicaires, souvent chimistes de renom, professeurs au Jardin du Roi pour la plupart d'entre eux. Guillaume-François Roüelle étudie la médecine à Caen, s'oriente ensuite vers la pharmacie et s'installe en 1738 à Paris comme apothicaire. Il est nommé « Démonstrateur du Roi » au Jardin Royal en 1742, puis adjoint-chimiste à l'Académie des sciences. C'est un adepte de la théorie animiste de Stahl. Il donne des cours publics de chimie dans son laboratoire, aidé dans ses expériences par son frère Hilaire-Marin. Il loue en 1747 une maison voisine de la Charité et fait construire au fond du jardin un laboratoire. Les cours au Jardin du roi ont lieu l'été, des cours privés ont lieu l'hiver jusqu'à fin juin rue Jacob. Il a de nombreux élèves dont Diderot, Parmentier et le Frère Philippe Trumeau, responsable un temps de l'apothicairerie de l'hôpital de la Charité. Hilaire-Marin, dit le « cadet », lui succède en 1768 comme démonstrateur de chimie au Jardin du roi. Lavoisier, père de la chimie moderne, travaille avec méthode dans son laboratoire, installé dans les combles de son hôtel près de la Bastille. Très réputé en Europe, il y disposait de nombreux instruments, avec lesquels il pouvait réaliser pour la première fois des expériences quantitatives : gazomètres, balances de précision, poids, baromètres.

Suite aux travaux de Cavendish d'une part, qui isole « l'air inflammable » ou hydrogène en 1766, Priestley d'autre part, l'oxygène en 1773, il analyse en 1771 la composition de l'air. Il démontre que l'air est composé d'azote et d'oxygène et présente, en 1777, à l'Académie des sciences ses résultats sur la

décomposition de l'air qui se fait par absorption d'oxygène et rejet d'anhydride carbonique.
Il démontre en 1772 la loi de la conservation de la masse, il étudie le rôle de l'air dans la combustion. Il participe à la réforme de la nomenclature chimique avec Guyon de Morveau, Fourcroy et Berthollet, publiée en 1787 dans « La

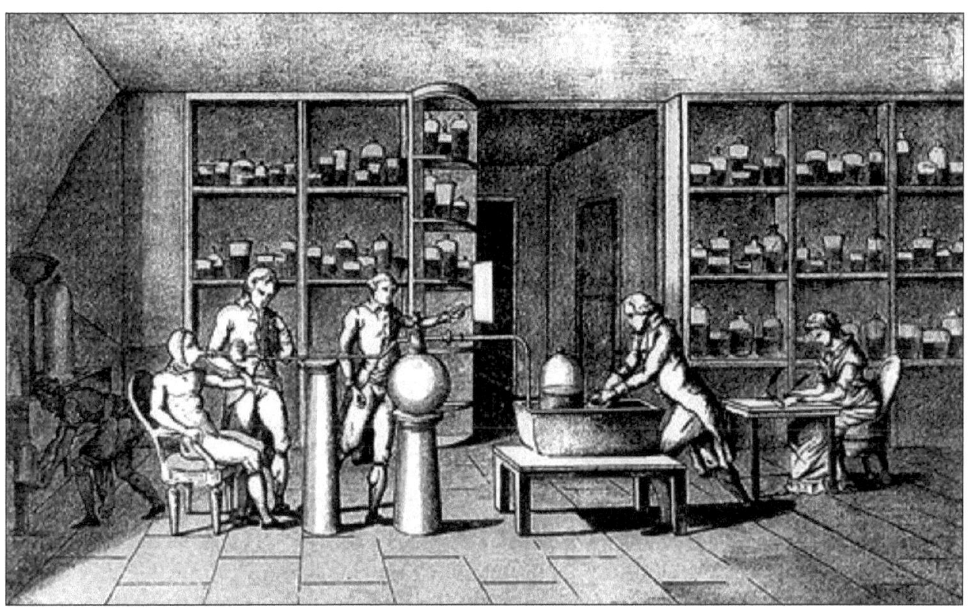

Antoine de Lavoisier travaillant avec sa femme.

réforme de la nomenclature chimique » et écrit, en 1789, un « Traité élémentaire de chimie, présenté dans l'ordre nouveau et d'après les découvertes modernes », premier manuel moderne de chimie. Pour son malheur et celui de la science, il était fermier général, ce qui lui valut la guillotine. La remarque du président du tribunal révolutionnaire, Jean-Baptiste Coffinhal, est restée célèbre : *La République n'a pas besoin de savants ni de chimistes ; le cours de la justice ne peut être suspendu.*
Berthollet, chimiste et médecin du duc d'Orléans, installe son laboratoire à Arcueil. Nommé directeur des teintures à la Manufacture Royale des Gobelins, il fait des recherches sur la chimie des textiles et découvre le blanchiment des tissus par le chlore ; en 1785, il met au point l'eau de chlore pour blanchir le linge. Produite par une manufacture située près du « moulin de Javelle », elle prendra le nom de « liqueur de Javel », puis « d'eau de Javel ». Percy, chirurgien aux armées du Rhin, l'utilisera en 1793 pour soigner « la pourriture d'hôpital ». C'est elle que Semmelweis préconisera pour le lavage des mains après l'examen des parturientes en 1845.

Il y a un tel engouement pour l'histoire naturelle que, partout en Europe, apparaissent les **Cabinets d'histoire naturelle,** issus des cabinets de curiosités. Le cabinet de curiosité du roi, établi dans l'ancien « Droguier »[35] du Jardin royal des plantes médicinales, devient le « Cabinet d'histoire naturelle » en 1729 et sera ouvert au public en 1745 par Buffon. Ce dernier charge Daubenton, anatomiste de talent, de compléter les collections. Il fait un remarquable travail de classement et sera nommé en 1745, garde du Cabinet d'histoire naturelle. Il décrit les collections dans « L'Histoire naturelle générale et particulière, avec la description du Cabinet du roi. » Fondé à Grenoble en 1775 avec le concours du docteur Gagnon, enrichi des collections de l'abbaye de Saint-Antoine, de Raby l'Africain et du père Ducros, le Cabinet d'histoire naturelle est influencé par les visiteurs allemands. Celui de Perpignan est ouvert en 1770 par son premier directeur, Carrère, titulaire de la chaire d'anatomie et de chirurgie à la faculté de médecine. À La Rochelle, le cabinet de La Faille est créé. À Bordeaux, il bénéficie, en 1791, d'un legs du professeur Latapie. Enfin, dans le Calvados, le marquis de Livry installe, en 1792, ses collections dans des armoires à l'étage de ses appartements. Celui de Lavoisier contenait surtout des minéraux et des roches conservés dans des bocaux en verre soufflé du XVIIIe ; il se trouve actuellement au Muséum d'histoire naturelle. Gœthe s'intéresse toute sa vie à la science : l'optique, la géologie, la botanique l'anatomie. Il rassemble les éléments d'un cabinet d'histoire naturelle et y poursuit ses recherches.
Au XVIIIe siècle, le classement se faisait par discipline. Selon Lamarck, les cabinets d'histoire naturelle se différencient des cabinets de curiosités par le classement des objets selon une nomenclature.

John Hunter, anatomiste et chirurgien, avait rassemblé une collection de quelque 3 500 préparations anatomiques et pathologiques, des fossiles, des peintures et des dessins. Son frère aîné William Hunter, anatomiste et obstétricien, a légué tout cet ensemble dans un musée à l'Université de Glasgow. Il tient actuellement une place importante dans le *Hunterian Museum* du *Royal College of Surgeons of England.*
La salle d'Ambre de Catherine II de Russie avait été offerte par Frédéric Ier de Prusse au tsar Pierre le Grand. Entièrement constituée de panneaux d'ambre, elle se trouvait au palais impérial de Tsarkoïe Selo, et faisait l'admiration de toute l'Europe. Volée par les nazis, démontée et cachée pendant la Deuxième Guerre mondiale, elle a disparu en 1945. Une reconstitution à l'identique a été remise en place en 2003.

35. Le droguier est un meuble ou une boîte portative dans lequel sont conservés, dans un ordre méthodique, les drogues : produits chimiques ou végétaux.

Contenu de l'enseignement

En Europe, l'enseignement variait d'un pays à l'autre.
En France, au Collège des chirurgiens de Paris, créé par Louis XV, l'enseignement était à la fois théorique et pratique. Au fil du siècle, dix chaires de professeurs ont été créées, dont cinq par Mareschal, premier chirurgien de Louis XV, d'autres plus tard par La Peyronie et La Martinière. Y était dispensé un savoir théorique : une chaire de physiologie, une d'ostéologie et de pathologie, un cours d'anatomie, une d'opérations chirurgicales où des opérateurs aussi célèbres que Georges de la Faye, auteur des « Principes de chirurgie » officiaient, une de matière chirurgicale où était enseignée la pratique des saignées, cautères, ventouses, sangsues, vésicatoires. La chaire d'accouchement, créée grâce à un legs de Gigot de La Peyronie en 1768, s'adressait aux élèves de chirurgie et aux sages-femmes, le démonstrateur était choisi par le premier chirurgien du roi. Le 10 novembre 1765, La Martinière inaugure la chaire des maladies des yeux.

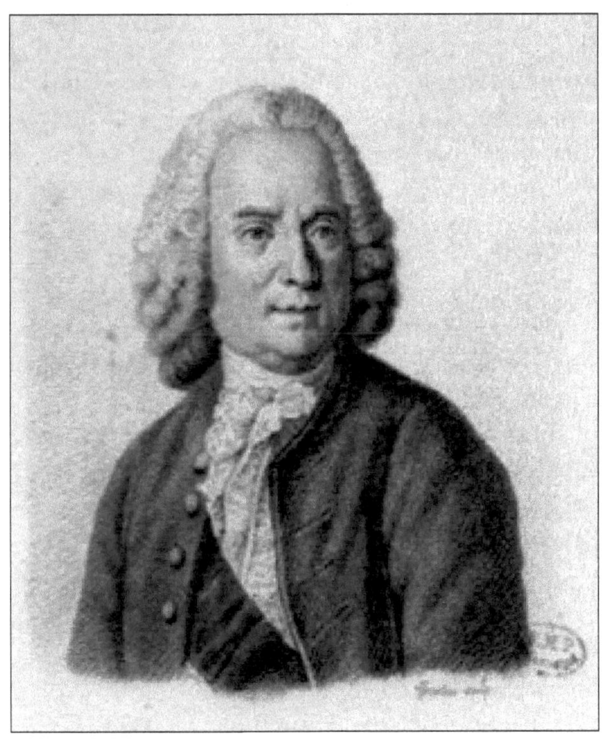

Portrait de Germain Pichault de La Martinière.

En décembre 1775, l'hôpital du Collège de chirurgie a vu le jour où Tenon, détenteur de la chaire de pathologie au Collège, pouvait mettre en application ses idées sur l'organisation et la gestion des hôpitaux. La botanique a été instituée par Peyrilhe le 4 juin 1783. Enfin la dernière chaire était celle des maladies des os. La Martinière avait ouvert plusieurs écoles dans les grandes villes de province où les élèves pouvaient pratiquer des dissections et s'exercer à des opérations sur des cadavres.

Les frères de Saint-Jean-de Dieu procuraient à Paris à l'hôpital-couvent de la Charité, organisme privé, un enseignement de la chirurgie à des élèves religieux et des élèves séculiers. Ils ouvrirent à Grenoble une école de chirurgie pour former des chirurgiens capables d'exercer à la campagne.

L'enseignement pratique complétait l'enseignement théorique.
L'anatomie était l'objet d'une attention soutenue et la pratique de la dissection devint indispensable à la connaissance du corps. Il faut rappeler la sentence de Lanfranc : *La pratique de la chirurgie est inconcevable sans une bonne connaissance de l'anatomie.*
Si Galien n'avait qu'une connaissance imparfaite de l'anatomie humaine, il ne pratiquait la dissection que sur des animaux (singe, cochon, chien), à de rares exceptions sur des cadavres humains, sous Marc-Aurèle dont Galien était le médecin, elle était interdite chez l'homme, par contre l'ostéologie n'avait pas de secret pour lui, car il était facile de se procurer des ossements. Ainsi a-t-il décrit les trajets et insertions des tendons et des muscles. Malgré des erreurs, (il pensait en particulier que le sang circulait entre les ventricules par des pores, que personne n'a jamais observés, car ils étaient censés se fermer après la mort), il reste un grand anatomiste et ses écrits traduits à la Renaissance ont fortement influencé la pensée médicale.
En dépit de la menace d'excommunication, proférée au XIVe siècle dans la bulle de Boniface VIII, *Decretum sepultaris*, interprétée de façon erronée, les dissections, interdites par l'Église qui ne voulait pas qu'on touchât au corps car ce serait aussi toucher à l'âme, ont été pratiquées partout en Europe par des savants, bravant l'Église pour faire progresser la connaissance.
Frédéric II de Hohenstaufen avait promulgué un édit en 1241, autorisant la dissection de cadavres masculins. Il faisait obligation à l'École de Salerne de pratiquer une dissection publique tous les cinq ans ; de plus, on ne pouvait exercer la médecine qu'après un an d'étude de l'anatomie avec dissection. Les premières dissections publiques ont eu lieu à Bologne.
En 1376 à Montpellier, Louis d'Anjou, Lieutenant du roi, avait ordonné que les corps de deux suppliciés par an soient délivrés à l'École de médecine. Les dissections étaient cependant rares, car il fallait l'autorisation du clergé et elles n'étaient légales que chez les condamnés à mort. Les autorités civiles et religieuses les limitaient par peur d'assassinats camouflés ou de manifestations de sorcellerie : les cadavres disponibles étaient donc peu nombreux. La dissection des criminels exécutés devint légale dans certains pays d'Europe dans un but d'enseignement
À la fin du XIIIe siècle et au début du XIVe, Vésale a fait de nombreuses dissections, mais les attaques contre lui étaient nombreuses, car il n'acceptait pas les études anatomiques de Galien, et contestait les travaux de Mondino

de'Liuzzi sur le cœur. Vésale, en Italie, se serait entendu avec le bourreau quant à la date des exécutions pour avoir le corps des suppliciés.
Les médecins estimaient de plus que ce serait déchoir que de pratiquer des dissections, mais ils maintenaient leur monopole sur la distribution des cadavres pour contrôler l'activité des chirurgiens : pour empêcher ces derniers de faire des dissections qu'ils jugeaient inutiles, ils limitaient la livraison de cadavres soumise à l'autorisation du Doyen. S'organisa alors un trafic de cadavres, avec tournées nocturnes dans les cimetières et les gibets. Louis-Sébastien Mercier constate : *il faut que l'anatomiste s'associe avec des hommes de la lie du peuple,*[36] *qu'il ouvre un marché avec des fossoyeurs ; c'est ainsi que l'on a des cadavres. Les élèves, au défaut d'argent, escaladent la nuit les murs d'un cimetière, volent les corps déposés et ensevelis la veille...* (32 : note de fin d'ouvrage) Les dissections étaient pratiquées en hiver, sur trois ou quatre jours, pour réduire la décomposition des cadavres.

En Angleterre, l'interdiction a existé jusqu'au XVIe siècle. Au milieu du XVIIIe siècle des édits royaux donnaient des droits limités à certaines catégories de médecins et de chirurgiens, sous la pression d'anatomistes : *le Royal College of Pysicians* et *la Company of Barber-surgeons*. Le *Murder Act* de 1752 a autorisé la dissection de suppliciés pour meurtres dans l'objectif de recherche anatomique et d'enseignement.
L'enseignement de l'anatomie se faisait à Paris dans l'amphithéâtre du Collège de chirurgie. Le premier amphithéâtre d'anatomie de Saint-Côme a été inauguré sous Louis XIII, le 19 novembre 1616 par Séverin Pineau, doyen des chirurgiens, dans un terrain de l'église Saint-Côme et Saint-Damien, au 5 de la rue des Cordeliers. Jugé trop petit, il sera remplacé par un édifice construit, de 1691 à 1694, par Charles et Louis Joubert, à proximité du couvent des Cordeliers. Cet amphithéâtre étant à nouveau trop exigu, un nouvel édifice, « L'École royale de chirurgie », a été érigé de l'autre côté de la rue, sous Louis XV, à l'emplacement de l'ancien Hôtel de Bourgogne, comprenant l'Académie, le Collège et la bibliothèque de chirurgie. La construction, sous la direction de l'architecte Jacques Gondouin, s'étala de 1769 à 1774.

Louis XVI, tout jeune Roi, vint poser la première pierre de l'amphithéâtre le 14 décembre 1774.
Un premier amphithéâtre contenant 1400 élèves était ouvert toute la journée, les dissections avaient lieu en hiver à ciel ouvert. Dans un second amphithéâtre de 150 places, dit des « sages-femmes », deux professeurs enseignaient à tour de rôle. Dans le laboratoire de chimie, les élèves apprenaient les propriétés et

36. C'est-à-dire avec les bourreaux.

la préparation des médicaments. La soutenance des thèses et les actes publics avait lieu dans la salle des actes au rez-de-chaussée. Les cadavres étaient déposés dans une pièce attenante à l'amphithéâtre. Au premier étage, se trouvait la bibliothèque, la salle de réunion de l'Académie de chirurgie, les bureaux

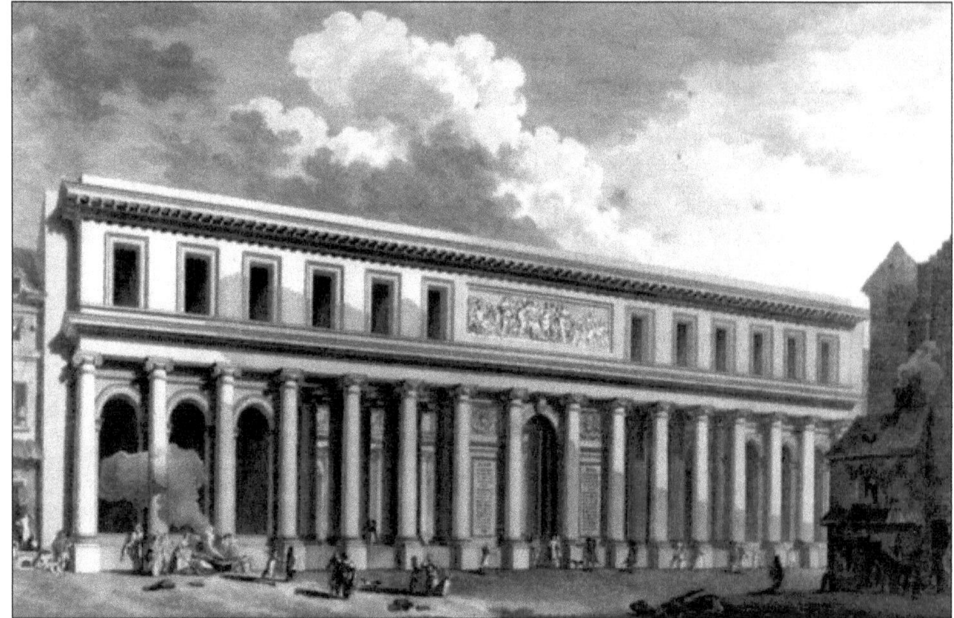

École royale de chirurgie.

administratifs, des logements. Le Collège des chirurgiens déménage en 1775 dans ce nouveau local. L'actuelle Université Paris-Descartes (actuellement 5, rue de l'École de Médecine) est à l'emplacement de cet édifice. Dans l'ancien Amphithéâtre de Saint-Cosme, fut installée l'École gratuite de dessin fondée par Louis XV, aujourd'hui « École nationale des Arts décoratifs ». Dans le reste du couvent des Cordeliers, les collections d'anatomie pathologique ont été exposées pendant longtemps dans le « musée Dupuytren ». À Rouen, ce Collège se réunissait dans l'Église des Carmes.

En 1750, était fondée à Paris, « l'École pratique de dissection » pour que les élèves *puissent journellement pratiquer sous la direction des maîtres de cette école ce qui leur a été enseigné dans lesdits cours* (33 : note de fin d'ouvrage). Les cours étaient assurés par des professeurs et démonstrateurs sous l'autorité du premier chirurgien du roi, dans une pièce attenante se faisaient les dissections et reproduction d'intervention par les élèves. L'inscription y était obligatoire ainsi que trois ans d'assiduité pour obtenir la maîtrise. Elle logea à partir de 1755 dans les locaux de l'Académie royale de chirurgie. Cette École était une révolution dans l'enseignement médical, elle s'opposait à l'enseignement uniquement théorique prôné par la Faculté. Elle survivra, à la Révolution, aux lois Allard et Le Chapelier supprimant l'Académie de chirurgie, elle jouera un grand rôle dans l'enseignement lors du rapprochement médecins-chirurgiens.

Les plus illustres anatomistes de la fin du XVIIIe siècle seront en Italie, Morgagni, professeur à Padoue, qui présente le résultat de plus de six cents dissections en 1761 dans le « *De Sedibus et causis morborum per anatomen indagatis* » (Du siège et des causes des maladies étudiées à l'aide de l'anatomie). Il fonde par là l'anatomie pathologique. Il sera suivi en Angleterre, par les frères Hunter et Winslow, en France par Jean-Louis Petit et Vicq d'Azyr.

À l'École d'anatomie et de chirurgie navale de Rochefort, l'enseignement était complet et diversifié. Il se divisait en enseignement magistral en amphithéâtre et leçons pratiques au lit du malade et dans les jardins de plantes médicinales, organisés autour de l'hôpital. Le premier médecin du port enseignait l'anatomie, la médecine interne, la botanique et l'usage des remèdes. La chirurgie était du domaine du premier chirurgien. Un chirurgien démonstrateur avait la charge de l'exécution des exercices d'anatomie, de chirurgie, tels l'amputation et la trépanation et de dissection, rendus possibles par la proximité du bagne. Les étudiants avaient en outre à leur disposition les collections, les différentes pièces anatomiques, le cabinet de curiosité, la bibliothèque, créées en 1722.

LES DIPLÔMES AU XVIIIe SIÈCLE

Les médecins avaient un long *cursus* : après trois années d'études (latin, grec, français, philosophie et rhétorique), ils étaient « Maître ès arts » et pouvaient accéder à la faculté, ils devenaient ensuite bachelier, puis licencié et enfin maître ou docteur quand ils soutenaient une thèse. Le doctorat leur donnait le droit d'enseigner avec le titre de Docteur Régent. La cote des facultés variait d'une ville à l'autre ainsi que la valeur de leur diplôme, aussi valait-il mieux sortir de Paris ou Montpellier que d'une faculté de province.

La formation du chirurgien était sanctionnée en France par des épreuves qui variaient, comme leur coût, selon l'importance de la localité. L'apprenti pouvait au bout de deux ans chez un maître, exercer en campagne. Compagnon pendant trois ans chez un maître-chirurgien, deux ans dans un hôpital militaire ou civil, il pouvait se présenter à la « simple maîtrise », simple examen devant une communauté de chirurgiens. Dans les villes avec communauté de chirurgiens, le « Grand Chef-d'œuvre », épreuve longue difficile et coûteuse, pour devenir maître-chirurgien, était partout le même sauf dans les villes à statut particulier. Il se passait à l'âge de vingt-cinq ans révolus et se déroulait sur deux mois. Il comportait huit examens : « L'immatricule » était une simple formalité mais éliminatoire, « La tentative » portait sur la physiologie Deux mois après, lors du « premier examen », l'élève était interrogé par neuf Maîtres sur la pathologie chirurgicale, puis venaient les examens des « quatre semaines ». La première semaine, les impétrants étaient interrogés pendant quatre jours sur l'ostéologie, la semaine suivante, quatre jours sur l'anatomie, puis trois opérations devaient être faites sur des cadavres la troisième semaine, enfin les examens de la quatrième semaine portaient sur les médicaments et les thérapeutiques chirurgicales. En dernier lieu, l'élève soutenait une thèse en latin sur un sujet de chirurgie devant le doyen de la faculté, deux docteurs régents, le lieutenant du premier chirurgien du Roi, quatre prévôts, les officiers du corps des maîtres en chirurgie. Il prêtait serment auprès du lieutenant du premier chirurgien du roi et devenait « maître-chirurgien ». Il devait payer les frais d'examen et la redevance à la faculté. Le nouveau maître invitait alors ses examinateurs à un repas. Il était ensuite reçu dans une communauté de chirurgiens et avait le droit d'exercer dans une ville avec l'autorisation du Collège (communauté) des médecins, mais n'était pas « Docteur », titre réservé aux seuls médecins. Il était dit « chirurgien interne » ou chirurgien de « grande expérience » sous l'autorité du lieutenant. Ce *cursus* était coûteux : entre 1 500 et 2 000 livres. Dans les villes sans collège ou communauté de chirurgiens, l'enseignement était exclusivement pratiqué par apprentissage et compagnonnage. Le Grand chef-d'œuvre comprenait deux épreuves sur trois heures chacune, devant le lieutenant et les prévôts de la communauté voisine. Le chirurgien pouvait détenir savoir et compétence, mais il atteignait rarement le titre de Maître-chirurgien. Il était « chirurgien externe ». Le coût était moindre, une centaine de livres. Dans les campagnes, bourgs et villages, le chirurgien-barbier faisait deux ans d'apprentissage et deux de compagnonnage chez un chirurgien, puis passait un examen de « légère expérience » sur deux jours, devant le doyen et le prévôt de la communauté voisine. L'épreuve, peu onéreuse, se situait autour de soixante et dix livres.

L'entrée à l'École d'anatomie et de chirurgie de Rochefort se faisait à 14 ans révolus. Selon leurs connaissances, les élèves étaient répartis en différentes catégories : seuls les seconds chirurgiens et les aides chirurgiens recevaient un traitement. Ils pouvaient demeurer dans cette catégorie jusqu'à dix ans. Pour changer de catégorie ou devenir chirurgien de carrière, il fallait passer un concours annuel, c'est-à-dire un chef-d'œuvre d'anatomie et un de chirurgie et attendre la vacance d'une place. Les élèves pouvaient sortir au bout de trois ans, sur concours, chirurgien-major. Les gagnants-maîtrises étaient dispensés du Grand chef-d'œuvre après cinq ans d'activité dans un hôpital et devenaient maîtres.

À partir de 1731, les candidats chirurgiens devaient, comme les médecins, être maître ès arts.

L'ORGANISATION DE LA PROFESSION MEDICALE AU XVIIIe SIÈCLE

À partir du XVIIe siècle, la profession s'est organisée progressivement. Une commission composée de médecins de la Faculté étudiait un antidotaire dans lequel étaient consignées les différentes recettes des préparations des apothicaires : en 1638, la tenue d'un registre des médicaments est préconisée où se trouve la liste des médicaments autorisés par la Faculté : ce sera le premier *Codex medicamentarius, seu Pharmacopeia Parisiensis, ex mandato Facultatis medicinae Parisiensis in lucem edita, M. Philippo Harduino de S. Jacques, Decano*, (codex des médicaments, ou Pharmacopée parisienne, éditée sur l'ordre de la Faculté de médecine de Paris, par M. Philippe Hardouin de Saint-Jacques, Doyen, Paris 1638). Les apothicaires, tenus de l'utiliser, devaient obligatoirement le détenir dans leur boutique. Le dernier codex en latin paraîtra en 1747. Ce codex, ou formulaire pharmaceutique, régissait les différentes substances vénéneuses. Dans ce codex, l'antimoine apparaissait sous forme de vin émétique, adopté à l'unanimité par la Faculté. Lémery, apothicaire de Louis XIV, avait fait paraître en 1698 en français un « Traité universel des drogues simples », ouvrage dépendant de la Pharmacopée universelle qui sera complété par Simon Morelot dans « Le nouveau dictionnaire général des drogues simples et composées de Lémery, corrigé et considérablement augmenté ». Enfin, le codex toulousain, *Pharmacopea tolosana*, verra le jour en 1738. Un ouvrage en français, « L'apparat médico-pharmaco-chymique », était de la plume de Meuve.

« La Déclaration royale » ou « Déclaration des poisons » de juillet 1682 a été prononcée par Louis XIV après « L'Affaire des Poisons » (1679-1682), scandale touchant jusqu'à l'entourage du roi, et l'exécution en 1676 de la marquise de Brinvilliers, l'empoisonneuse, décapitée et brûlée en place de Grève. Cette Déclaration des poisons est l'ancêtre de nos tableaux des substances vénéneuses et de notre ordonnancier. Elle réglemente de façon très précise les modalités de fabrication et de diffusion des produits toxiques et des substances vénéneuses. Leur définition est dans l'article 6 : *toute substance (susceptible) non seulement de causer la mort, mais encore d'altérer peu à peu la santé*. Les minéraux, tels que l'arsenic (métal blanc), le réalgar (arsenic rouge), l'orpiment (arsenic jaune), le sublimé, ne peuvent être délivrés par les marchands qu'aux professionnels obligés d'en employer : chimistes et apothicaires. Ceux-ci doivent inscrire sur un registre les marchands, leur nom, qualité, demeure et la quantité prise. Obligation est faite de garder fermé à clef le lieu où sont rangées les substances toxiques ou dangereuses, aussi bien aux apothicaires qu'aux consommateurs, (Article 8) (Madame Bovary ira chercher l'arsenic dans un réduit dont elle a la clef, pour se suicider) et d'inscrire sur un registre leur utilisation. Il est fait obligation aux médecins, maîtres apothicaires et professeurs de chimie, après ouverture ou possession d'un laboratoire de chimie, d'avoir l'autorisation royale par la « Lettre du Grand Sceau » et d'en faire la déclaration à la police pour travailler à leur préparation.

Un règlement, enregistré au Parlement le 16 mars 1720, rassemblait dans tout le royaume les chirurgiens et les intégrait dans les statuts de la communauté des maîtres-chirurgiens de Versailles. Désormais, pour exercer la chirurgie herniaire, dentaire ou autre, il fallait passer un examen et payer des droits.

Un « Traité de Déontologie », écrit par Jean Verdier en 1762, passait en revue les règles de la profession. L'auteur s'y interrogeait sur la nécessité d'un « tribunal particulier » pour juger des infractions.

Une première étude des maladies professionnelles a été menée par Bernardino Ramazzini, titulaire de la chaire de médecine à l'Université de Padoue, dans son *De morbis artificium*. Il y étudiait les pathologies d'ouvriers de 52 métiers et leurs conditions de travail.

Fodéré a écrit en 1798 un « Traité de médecine légale et d'hygiène publique » et Frank, directeur en 1795 de l'hôpital général de Vienne en Autriche, un « Système de politique médicale ». Le pouvoir politique, selon lui, devrait avoir la responsabilité de la politique nationale de santé.

Marie-Thérèse de Habsbourg, Impératrice d'Autriche, créa à Vienne en 1753 un Ordre principal de la médecine, *Haupt Medizinal Ordnung*.

LES MODES D'EXERCICE DES MÉDECINS ET DES CHIRURGIENS AU XVIIIe SIÈCLE

La licence d'exercice des chirurgiens était accordée en France par le premier médecin du roi, en Angleterre par les Université d'Oxford et Cambridge, la Compagnie des barbiers-chirurgiens de Londres et par un certain nombre d'évêques, en Allemagne par les *Collegium Medico-Chirurgicum* à partir de 1723.

La répartition du corps sanitaire était, en France, fort différente à la ville et dans les campagnes.

Les médecins étaient surtout regroupés autour des centres urbains, des universités et des cours princières où ils étaient nombreux. Selon une enquête royale de 1786, ils seraient en tout environ deux mille cinq cents, soit un pour dix mille habitants.

À la cour de Versailles, la maison du roi comptait outre le premier médecin ou archiâtre, dont la charge non vénale s'éteignait avec le souverain, le premier médecin conseiller du roi, secondé par huit médecins par quartier (trimestre); ces derniers payaient tous leur charge et la transmettaient à leur descendance. Ils bénéficiaient de privilèges, soignaient la famille royale, pouvaient être au service des ecclésiastiques ou des nobles: le prestige attaché à la charge augmentait l'importance de leur clientèle de ville et de leurs honoraires.

Dans les villes, pourvues ou non d'une université, le corps de santé était bien représenté, mais de formation très inégale: seuls ceux sortant de Paris ou de Montpellier étaient bien considérés. Ils pouvaient obtenir des contrats d'abonnement, avec comme obligations la visite aux pauvres des hôpitaux ou le service en cas d'épidémies, assortis de quelques privilèges (exonération de taxe et de logement des militaires). Les médecins, étrangers à la ville d'exercice, étaient appelés « médecins forains ». Ces médecins pouvaient également être rattachés à un hôtel-Dieu, mais leur rémunération était faible et leur présence aléatoire. Dans les villes thermales, ils étaient Intendants des eaux minérales.

Pour les chirurgiens, ils étaient vingt-cinq mille en France, la pratique était difficile, aussi les trouvait-on souvent dans les armées sous les ordres du roi ou d'un haut personnage: ils séjournaient donc fréquemment à la cour en dehors

des périodes de campagne. Ainsi la Chambre du Roi comprenait un premier chirurgien, nommé par le premier médecin, devant lequel ils devaient prêter serment jusqu'à la Déclaration du 19 juin 1770 qui leur fait obligation de prêter serment entre les mains du roi. Félix de Tassy fut le premier chirurgien de Louis XIV. Elle comptait aussi Mareschal, celui de Louis XIV puis Louis XV, Gigot de la Peyronie, celui de Louis XV, la Martinière, celui de Louis XV et Louis XVI, et un chirurgien ordinaire, huit chirurgiens servant par quartiers (par périodes de trois mois) qui pouvaient tenir un « ouvroir » à Paris. Ils assistaient au lever, coucher, repas du roi, l'accompagnaient à la chasse.
Il y avait aussi trois chirurgiens « renoueurs », spécialisés dans la réduction des fractures et des luxations et un opérateur de la pierre. Le chirurgien oculiste ordinaire sera Daviel de 1749 à 1762. Un opérateur pour les dents nettoyait celles du roi. Toutes ces charges, en dehors de celle du premier chirurgien, étaient vénales et onéreuses, atteignant plusieurs milliers de livres. Le premier chirurgien avait une grande influence depuis la « Grande opération » pratiquée par Félix de Tassy sur Louis XIV.

Les lieux d'exercice étaient divers. Les chirurgiens étaient très nombreux dans les hôpitaux. Les premiers lieux de soins existant au VIIe siècle étaient dans les couvents et les abbayes ou auprès des cathédrales sous l'autorité de l'Église. Il y était fait plus de cas du salut de l'âme que de la santé du corps, car la maladie était considérée comme un péché. L'Église y tenait encore une grande place au XVIIIe siècle, car si la gestion était assurée par le parlement ou les communes, les soins étaient dispensés par des ordres religieux jusqu'en 1905 (Séparation de l'Église et de l'État).
L'hôpital de Bienfaisance et d'Assistance dispensait des soins aux malades non incurables et non fous, non porteurs de maladie contagieuse ou vénérienne. À Paris il s'agissait de l'Hôtel-Dieu, ainsi que du Grand Bureau des pauvres. Il y avait des hôtels-Dieu dans toutes les grandes villes de France. L'organisation des soins hospitaliers variait cependant d'une ville à l'autre. Mais faute de crédit, ces hôpitaux étaient dans un état pitoyable, car le financement était assuré par l'exploitation de leurs biens, de dons, de legs, de quêtes. Des hôpitaux autonomes existaient, soit gérés par le clergé, soit comme fondation privée : Necker, la Charité, rue des Saints-Pères et Cochin.

À l'Hôtel-Dieu de Paris, « maison de dieu », tout le monde était admis : pauvres, mendiants, femmes enceintes, pèlerins, enfants abandonnés, même les lépreux dirigés ultérieurement vers d'autres établissements. Ils étaient reçus par la sœur portière et aussitôt examinés par le chirurgien de garde pour les hommes ou la visiteuse pour les femmes, puis conduits au prêtre pour se confesser et recevoir la communion. L'affluence était grande surtout par les

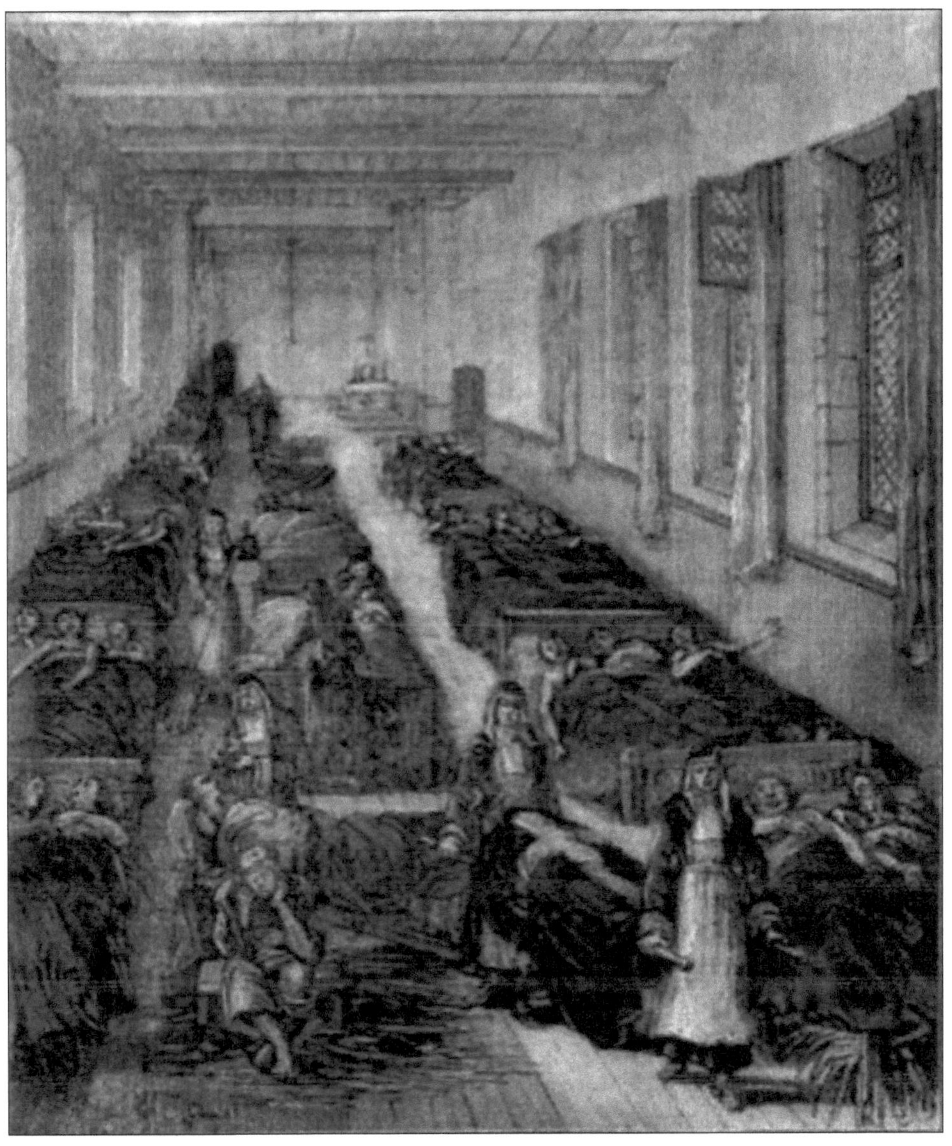

Salle des varioleux à l'Hôtel-Dieu de Paris.

hivers froids : pendant celui de 1709, plus de 9 000 hébergements par jour, de 2 500 à 6 000 par jour en 1786 pour 12 000 lits, en 1790 ils étaient de 2 200 à 2 300. Les lits étant en nombre insuffisant, les malades y étaient entassés à quatre ou cinq, parfois dans des lits à étages, à l'impériale où l'on accédait par une échelle, pêle-mêle les mourants, les contagieux, les malades en voie de guérison, parfois des femmes en couche, dans un état de saleté et de profonde insalubrité : les latrines étaient communes avec celles des dysentériques, l'échange des draps et des chemises était courant, le renouvellement de l'air insuffisant ; Voltaire s'en émeut dans son dictionnaire philosophique dès 1768 (article, Charité). La contagion était la règle, aussi la mortalité était-elle effrayante : un quart des malades. La situation est décrite par Bailly, en 1785, dans une communication à l'Académie des sciences.

Dès le début du XVIe siècle, le service chirurgical à l'Hôtel-Dieu de Paris avait à sa tête, désigné par les médecins de l'hôpital, un maître-chirurgien. Une sorte de second, compagnon chirurgien-gagnant-maîtrise, l'assistait et devenait maître au bout de six ans de service : il apprenait son métier et était finalement dispensé du diplôme de maître ès arts, de la soutenance de thèse et du chef-d'œuvre. Les compagnons chirurgiens internes, logés et nourris à l'hôpital avaient une fonction comparable à celle des internes actuels ; ils étaient nommés pour quatre ans. Daviel sera l'un d'eux à l'Hôtel-Dieu de Paris. Les apprentis externes n'étaient ni logés ni nourris. Quand ils devenaient compagnons ils devaient un « droit de lancette » : deux lancettes au maître chirurgien et au compagnon-gagnant-maîtrise, une à chacun des compagnons. À partir de 1772, un médecin des urgences est logé, nourri, chauffé. La Révolution rebaptise l'Hôtel-Dieu, Hospice de la Charité.

Les soins infirmiers étaient effectués par des religieux hommes et femmes, et des prêtres s'occupaient des âmes.

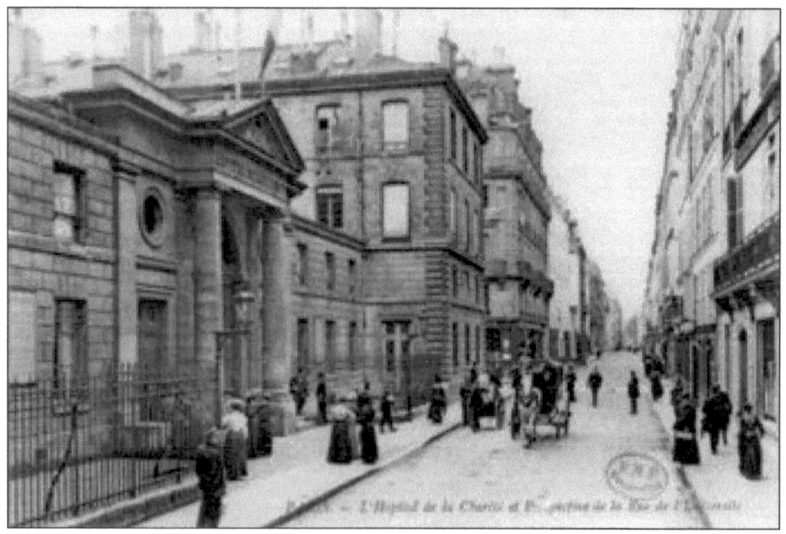

L'hôpital-couvent de la Charité à Paris.

L'hôpital-couvent de la Charité (1601-1935) a été fondé par les Frères de la Charité, ordre de Saint-Jean-de-Dieu uniquement hospitalier ; cinq d'entre eux furent appelés de Florence par Marie de Médicis frappée par leur compétence et leur dévouement. Des lettres patentes de 1602 confirmées en 1668 sous Louis XIII et en 1643 sous Louis XIV, permettaient leur installation en France. Henri IV et l'évêque de Paris leur donnaient pour mission la création d'un hôpital-couvent la Charité, à Paris, pour assurer les soins infirmiers des pauvres, malades ou blessés. Installé d'abord quai Malaquais, il se fixa le long de la rue des Saints-Pères où se trouvait l'entrée principale. Au début, il n'y avait que quelques lits réservés aux hommes, les soins étant effectués par les frères. Ces malades étaient atteints de maladies curables non contagieuses, non vénériennes. À la fin du siècle, les femmes seront admises ; en 1779, 205 lits répartis dans six salles, étaient installés au premier étage : les trente-quatre lits de la « Salle de la Vierge » étaient consacrés à la chirurgie, dans les quinze lits de la « Salle Saint-Raphaël » étaient rassemblés les cas graves, en particulier la taille. Dans ces salles bien aménagées, organisées autour d'un carré commun, aérées et propres, les lits étaient individuels, fait rare à l'époque.

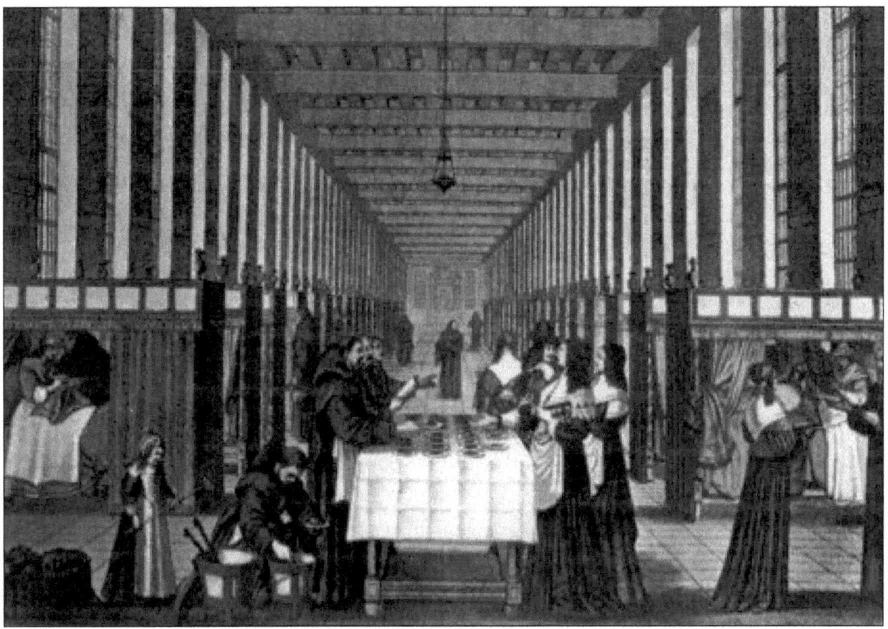

Salle d'hospitalisation à l'hôpital-couvent de la Charité.

Les latrines, d'un accès commode, étaient divisées en secteurs pour les dysentériques et les autres, mais il n'y avait pas d'amphithéâtre et les interventions avaient lieu au milieu des salles, sur le lit du malade. Les voisins, terrorisés par le déploiement des instruments et les cris du patient, profitaient du spectacle. Par contre, faisaient partie de l'ensemble, une école d'anatomie, un jar-

din botanique qui fournissait l'apothicairerie et un cabinet d'histoire naturelle. Une maison de convalescence avait été installée rue du Bac grâce aux dons d'Angélique Faure en 1656. Cette laïque faisait partie de la « Confrérie de Notre-Dame de la Charité »; en collaboration avec les religieux de l'Ordre Hospitalier de Saint-Jean-de-Dieu, cette institution s'occupait des pauvres et des malades.
La mortalité y était bien moindre qu'à l'Hôtel-Dieu. Les lits étaient financés par les fondations des familles riches. Dans les premiers temps, la chirurgie était le domaine exclusif des frères qu'ils exerçaient donc dans leur couvent: les novices recevaient un enseignement religieux, mais aussi des cours par les frères, étalés sur trois ans, de médecine et de chirurgie. Le Prieur ira, plus tard, recruter un garçon-chirurgien de l'Hôtel-Dieu qui venait à l'hôpital pour faire les soins et les opérations, puis il choisira un gagnant-maîtrise qui allait bénéficier des mêmes privilèges que celui de l'Hôtel-Dieu, à savoir intégrer la communauté des chirurgiens après six ans de bénévolat sans examen, sans contrôle du Collège Saint-Côme. Les Frères sortaient de surcroît de leur couvent pour exercer leur art en ville, bravant les interdits des différents conciles, ce qui provoqua l'ire des chirurgiens-barbiers.
Les frères de la Charité entrèrent en conflit avec le Collège Saint-Côme et seront remis dans leur rôle de simples soigneurs par Mareschal par une « Lettre Patente » de 1725. La chirurgie fut interdite aux Frères de la Charité à Paris comme en province. Il leur fut imposé un chirurgien-major, issu du Collège des chirurgiens, désormais nommé par le roi, sur proposition de son Premier chirurgien, de même le gagnant-maîtrise était admis après examen par ce dernier. La Charité devint ainsi le marchepied idéal pour acquérir la maîtrise. En sortiront Mareschal, premier lithotomiste de Paris, gagnant-maîtrise de 1731 à 1736, soutenu par Fagon à la mort de Félix, il deviendra le premier chirurgien de Louis XIV puis Louis XV, La Peyronie, Antoine Louis, Jean-Louis Petit, La Faye, Quesnay, Desault chirurgien-major à la Charité, puis chirurgien en chef à l'Hôtel-Dieu, Deschamps, Boyer, gagnant-maîtrise puis chirurgien-chef, Talachon, dit Frère Élisée, chirurgien de Louis XVIII.
Les directives de cette Lettre n'ont jamais été appliquées en province et probablement de façon incomplète à Paris, aussi les frères de la Charité reprirent l'offensive en 1756. L'argumentaire des religieux était articulé autour de la permanence des soins et les compétences des frères. Ils démontrèrent que dans les campagnes et les colonies, le soin des pauvres n'était pas assuré et que la qualification des chirurgiens par un diplôme de « légère expérience » était insuffisante. Ils obtinrent donc par une Lettre patente de 1768 que le prieur de chaque hôpital de l'Ordre choisisse un chirurgien en chef et un substitut, que le gagnant-maîtrise soit nommé par concours par le doyen de la Faculté de médecine de Paris, le lieutenant du premier chirurgien, les Prévôts de la

Communauté des chirurgiens. Des élèves laïcs seront admis en plus de ceux de l'Ordre et des religieux novices. La formation durera 3 ans, assurée par les cours d'anatomie et de chirurgie du chirurgien en chef, elle sera sanctionnée par un examen devant les médecins et chirurgiens-majors de l'hôpital. Les frères pourront de nouveau pratiquer la chirurgie, mais seulement en cas d'urgence. L'Hôpital deviendra, grâce à l'activité des chirurgiens-majors et des gagnants-maîtrise, une véritable « École de chirurgie » où se côtoyaient des religieux et des laïcs. L'ordre sera dissous sous la Révolution, en 1790, avec les autres congrégations religieuses. L'Hôpital deviendra l'Hospice de l'Unité en 1796. L'École clinique de chirurgie s'installera en 1799 dans la chapelle désaffectée.

La Charité sera détruite le 15 avril 1935 pour faire place à la Nouvelle Faculté de médecine, seule persiste l'Église qui accueillera, en 1942, l'Église catholique de rite byzantin ukrainien, Saint-Vladimir-le-Grand.

Outre leur établissement de Paris, les frères de la Charité en avaient créé quarante en France et dans les colonies, en particulier au Canada et aux Antilles : des hôpitaux urbains comme à Paris et Grenoble, hôpitaux militaires à Saintes et à La Rochelle, de petits hôpitaux ruraux, un établissement pour les « insensés » à Senlis. La Maison Royale de Charenton les accueillait à Charenton Saint-Maurice, mais aussi des pensionnaires enfermés par lettre de cachet. Sade y sera enfermé deux fois et y mourut. Cette Maison deviendra l'Hôpital Esquirol. La Maison royale de Santé accueillera, à partir de 1781, les militaires et les ecclésiastiques malades.

À Montpellier, au XVIIIe siècle, un garçon-chirurgien aidait le maître-chirurgien. Il résidait en permanence à l'hôpital, assurait la garde dans une « boutique de chirurgie ». Pour obtenir le poste, il passait un examen devant le médecin-chef et le chirurgien-major. Rapidement un deuxième garçon-chirurgien a été recruté. À partir de 1732, ils devinrent, par concours, « garçons-chirurgiens internes » et purent devenir maîtres au bout de six ans d'exercice à l'hôpital. L'élève, reçu en troisième position, avait une place de surnuméraire, il était dit « garçon-chirurgien externe ».

L'Hôtel-Dieu de Marseille avait la particularité d'être entièrement laïc : la gestion était assurée par des recteurs choisis parmi les notables par le conseil de la ville. Les recteurs choisissaient l'ensemble du personnel : quatre médecins travaillant à tour de rôle par quartier (trois mois), deux chirurgiens payés par la municipalité. À partir de 1758 un médecin et un chirurgien ont été nommés : ils dépendaient à titre permanent de l'hôpital et s'occupaient uniquement des hospitalisés. Le personnel paramédical, entièrement laïc était recruté dans la région : les hommes s'occupaient des hommes et les femmes des femmes, célibataires, ils étaient nourris et logés à l'hôpital dont ils ne pouvaient pas sortir. La confession à l'admission était toutefois obligatoire et la journée était rythmée par des offices religieux catholiques, mais la congrégation religieuse était totalement séparée de l'organisation du reste de l'hôpital. Une grande attention était portée à l'alimentation dans cette époque où la sous-alimentation était la règle.

L'enfermement des pauvres existait partout en Europe devant l'augmentation des miséreux, vagabonds et estropiés, conséquence des guerres et des famines. L'hôpital général, projet charitable destiné à fournir un asile aux démunis, se transforma rapidement en moyen de châtiment et de police : l'oisiveté devait être punie car elle portait atteinte à l'ordre public par le vagabondage et les agressions qu'elle engendrait. Il fallait endiguer la mendicité, considérée comme un délit, mettre au travail les mendiants et « sauver leur âme » : en Angleterre sous Elizabeth Ier les Houses of correction avaient vu le jour en 1575, elles seront remplacées par les *Workhouses*. En Italie Sixte V a du trouver une solution pour se débarrasser de la mendicité, due à l'afflux de très nombreux pèlerins. Un hôpital à la fois asile et manufacture a été fondé en 1581. Le système s'est répandu en Hollande, en Espagne, en Allemagne, à Lyon en 1614, et enfin à Paris.

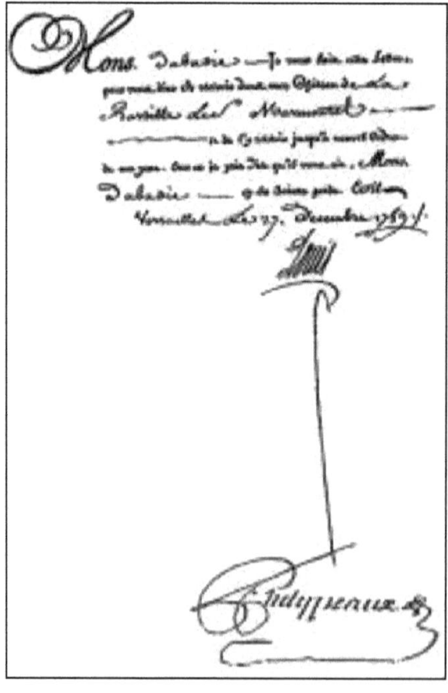

Lettre de cachet.

« L'hôpital général », entièrement laïc, créé à Paris en 1656 par Louis XIV, n'était pas, à l'origine, un lieu de soins mais un lieu d'enfermement des pauvres qui étaient considérés comme mauvais car alcooliques, fous, délinquants, vagabonds, hérétiques, prostituées et autres. Différents hôpitaux à Paris comme la Salpêtrière pour les femmes, ou Bicêtre pour les hommes, ainsi que la Pitié, la Savonnerie, les Petites maisons pour les enfants trouvés (Trousseau), les orphelins (Saint-Esprit), « les femmes de débauche » (Sainte-Pélagie) étaient regroupés sous l'autorité de directeurs, bénévoles, nommés à vie, dont les pouvoirs étaient immenses concernant l'administration, la justice, la police. Les malades étaient envoyés à l'Hôtel-Dieu. Le système sera étendu en 1676 à de nombreuses villes de province (Lyon, Marseille). Chaque Hôpital avait un secteur de prison, la Force, où l'on était enfermé sur « ordre de justice ou ordre du roi », c'est-à-dire par lettre de cachet. Il s'agissait d'un système policier, des rafles étaient organisées par les Lieutenants de police et les Archers de l'Hôpital Général. La prison de la Salpêtrière date de 1680. Peu à peu, cependant, la Salpêtrière va se transformer en centre de soins pour les troubles neurologiques et du comportement. Saint-Louis, bâti pendant le règne d'Henri IV en dehors de Paris, réservé aux épidémies, était devenu un entrepôt à grains au XVIIIe siècle.

Le premier chirurgien du roi assumait depuis 1668 la juridiction « de l'ensemble des professions de santé : les deux communautés de « maîtres chirurgiens, barbiers, perruquiers, baigneurs, bailleurs, étuvistes, renoueurs, oculistes, lithotomistes, experts pour les dents, sages-femmes ». Il devait assurer dès 1670 l'inspection de chacune des deux communautés à Paris comme en province : « chef de la chirurgie » pour les uns « inspecteur et directeur général, commis par Sa Majesté » pour les barbiers et les perruquiers. Il devait aussi surveiller le bon déroulement des règlements de chaque communauté et faire respecter la discipline. Cette juridiction était assurée en province par des lieutenants, choisis parmi les maîtres de chaque communauté. Ils bénéficiaient de nombreuses exemptions : billet de logement, guet, garde etc. Nommés par le premier chirurgien, ils examinaient les chirurgiens et les barbiers de village. Des greffiers étaient commis dans chaque communauté « pour tenir les registres et écrire les délibérations ». Le premier chirurgien était cependant sous la dépendance de l'archiâtre, premier médecin du roi, et véritable chef de la Maison royale. En 1692, les prérogatives du premier chirurgien sur la province lui furent retirées. Des offices héréditaires de chirurgiens jurés royaux remplacèrent les lieutenants dans les villes de province et supprimèrent l'autorité du premier chirurgien, autorité qu'il conservait à Paris. La vente des offices de chirurgiens royaux, vénaux comme toutes les charges de l'Ancien Régime, avait entraîné des abus. Ils étaient incompétents pour la plupart et coûteux puisqu'ils jouissaient à vie des mêmes avantages que les lieutenants. Mareschal obtint, en 1723, que la nomination des lieutenants et greffiers dans les communautés de province soit de nouveau de la responsabilité du premier chirurgien. Des chirurgiens inspecteurs étaient commis sur les navires au contrôle des instruments de chirurgie aussi bien que des cuves nécessaires à la conservation de l'eau. Le premier chirurgien avait de plus un rôle en matière de justice : appelé à ester en justice à Paris comme à Londres, il avait à faire des rapports sur les décès et les autopsies, dans un langage qui sera de plus en plus stéréotypé, ou des témoignages sous serment d'un accident ou d'une blessure qu'il devait déclarer au commissaire. En Angleterre, la *Company of*

Surgeons of London « se voit confier l'évaluation, la qualification et la promotion des personnels chirurgiens de l'armée, la marine et de la East India Company. » (34 : note de fin d'ouvrage)

La clientèle des chirurgiens était composée essentiellement de blessés, d'accidentés. Ils étaient payés à la guérison du malade. Ils dépendaient souvent de familles royales ou princières dont ils étaient pensionnés. Ils avaient, de plus, la priorité sur les biens d'un défunt dont ils avaient soigné la dernière maladie. Dans les institutions charitables ou les hôpitaux, ils recevaient un salaire. Quant aux jeunes apprentis, aujourd'hui comme hier, un travail bénévole était la contrepartie de l'enseignement.

Les chirurgiens étaient soumis aux médecins, intervention et saignée étant prescrites par un médecin. Ils devaient demander l'accord de trois d'entre eux pour les opérations importantes (amputation, trépanation) ; un des médecins devait assister à l'opération. Les premiers chirurgiens du roi avaient une grande influence, bien qu'ils restassent sous l'autorité du premier médecin : ils ne pouvaient examiner le roi et faire un acte quelconque qu'en présence du premier médecin. Aussi à partir de 1716, ils s'unirent dans une fronde contre les médecins. La Martinière, premier chirurgien du roi, n'aura de cesse d'obtenir leur indépendance de la Faculté.

Quant aux chirurgiens-jurés, rares étaient ceux qui avaient présenté le Grand Chef-d'œuvre. Ils avaient prêté le serment exigé pour accéder à la pratique. Dénommés « chirurgien de grande expérience », ils résidaient dans les villes où ils étaient reçus dans des communautés de chirurgiens.

Les chirurgiens « stipendiés » étaient recrutés et rémunérés par la municipalité d'une ville ou d'un hôpital pour donner des soins aux pauvres : ainsi Perret, premier chirurgien du roi Stanislas depuis 1757, est stipendié de Lunéville et de l'hôpital militaire et bourgeois. Ils pouvaient aussi être nommés « chirurgien de la peste ». Tel fut le cas de Daviel lors de l'épidémie de peste de Marseille et de Toulon en 1720.

Les hôpitaux militaires et de la Santé navale étaient à part, créés, comme vu plus haut, par l'édit de 1708. Dans les hôpitaux permanents, avaient été établis des Offices d'Inspecteurs généraux et des chirurgiens, tandis que des chirurgiens-majors étaient affectés aux régiments.

Chaque hôpital militaire était géré par un personnel administratif. Le personnel médico-chirurgical comprenait un médecin qui avait le pas sur les chirurgiens. Obligation était faite aux chirurgiens de chaque hôpital militaire d'assister aux cours d'anatomie et de chirurgie par l'Ordonnance du 20 décembre 1718. Après un stage de trois ans avec un enseignement rigoureux, ils subissaient une série d'examens et pouvaient accéder aux postes successifs de garçon, chirurgien sous-aide major, aide-major et enfin major après une sélection par concours. Un apothicaire avait des sous-aides et des élèves, enfin un personnel religieux assurait les soins.

Depuis Colbert, un médecin était nommé, par le Service de santé navale, dans chaque port et un navire-hôpital était présent dans les escadres de plus de dix vaisseaux. Il y avait obligation d'avoir un chirurgien à bord qui tenait office aussi de médecin et d'apothicaire. En temps de paix, ces chirurgiens sortaient d'une des Ecoles de santé navale, avec le titre de chirurgien-major sur concours. Mais en temps de guerre, les effectifs étaient insuffisants, et des étudiants n'ayant pas la maîtrise ou des barbiers étaient engagés comme chirurgiens « navigans ». Ils assuraient, les uns comme les autres, les soins à la population des colons et aux autochtones.
Les marins prisonniers de guerre, français en majorité, nombreux pendant les guerres révolutionnaires, furent entassés dans des vaisseaux prisons, les pontons. La vie à bord de ces vieux vaisseaux démâtés, installés dans des ports ou des embouchures de rivière, était très dure, particulièrement sur les pontons anglais. L'exiguïté et le manque de nourriture favorisaient maladies et épidémies: les chirurgiens-navigants prisonniers prendront en charge les malades sur des hôpitaux flottants.
Pendant la terreur, seront installés des pontons dans les villes de grands ports où croupiront de nombreux prêtres réfractaires.

Dans les campagnes, le désert médical était abyssal. Les structures de soins, en nombre insuffisant dans les villes, étaient inexistantes dans les campagnes. Il y avait peu de médecins, mais par contre, les chirurgiens y étaient nombreux: les chirurgiens « sans expérience » ne faisaient pas partie d'une communauté de chirurgiens, les chirurgiens « ambulants » allaient de village en village exerçant tous les métiers, taillant la pierre, opérant les hernies, les cataractes et réduisant fractures et luxations, faisant aussi de la médecine. Très mobiles et disponibles, les premiers au lit des malades, proches de la population, ils faisaient leur diagnostic en français ou en patois après un examen plus soigneux que celui des médecins. Mais leurs revenus étant modestes, ils faisaient encore souvent la barbe.
Les paysans avaient donc recours aux charlatans, rebouteux, renoueurs, magiciens, sorciers et recevaient l'aide des personnes charitables, dames pieuses ou ecclésiastiques qui distribuaient les « boîtes d'Helvétius » avec le manuel expliquant les symptômes et le mode d'emploi.

En Allemagne, une politique répressive a été mise en œuvre dans les maisons du travail, les *Werkhaus* ou *Arbeitshaus*, dans lesquelles l'enfermement était combiné avec le travail forcé; plus nombreuses qu'en France, elles ap-

paraissent à Berlin en 1742, Halle, Francfort sur l'Oder, Göttingen en 1749. À la fin du siècle, un grand mouvement de réflexion sur les rapports de la santé et de la pauvreté, parti d'Allemagne avec le manuel de Tissot, « Avis au peuple sur sa santé », traduit en 1776, se propage à toute l'Europe. Des manuels de santé à l'usage des campagnes ou des écoles sont édités en Allemagne et des campagnes d'hygiénisation sont faites dans des calendriers et des almanachs. À côté des *Werkhaus*, où sont recrutés, dès lors, médecins et chirurgiens, existe à Göttingen une « école d'industrie » destinée à l'éducation des enfants pauvres. La construction à la Charité de Berlin d'un théâtre anatomique est le point de départ du *Collegium Medico-Chirurgicum*.
À Vienne, le *Josephinum* est ouvert aux militaires pour l'enseignement de la chirurgie. Swieten avait transféré, en 1784, à l'hôpital général, *Allgemeines Krankenhaus*, les différentes cliniques universitaires qu'il avait créées.

En Angleterre, le *Gilbert's Act* de 1782 (Office de secours des pauvres) humanise le *Workhouse Test Act* de 1723, s'intéresse aux pauvres valides, leur donne du travail près de leur domicile, et implique la Gentry dans ce plan de charité.

Au XVIIIe siècle, les états européens sont devenus des colonisateurs ; ils se livrent à un commerce mondial grâce aux Compagnies des Indes orientales et occidentales et leurs bateaux sillonnent les océans, de l'Amérique à l'Asie, en passant par l'Afrique d'où la traite des noirs est organisée. Ils sont engagés dans de nombreux combats, au cours desquels le chirurgien-major, embarqué en France à bord des bateaux de guerre, la Royale, officie en tant que chirurgien, médecin et apothicaire. En temps de guerre, à côté des chirurgiens sortis d'une école, ou chirurgiens « entretenus », sont recrutés des civils, les chirurgiens de « levée ». Arrivés à destination dans les colonies, certains d'entre eux s'installent dans le pays, en tant que « chirurgien de marine » ou reviennent en métropole pour parfaire leur formation avant de repartir vers leur nouveau lieu d'exercice. Les chirurgiens militaires quant à eux, suivaient à la colonie le mouvement des troupes, traitaient sur place, à chaque stationnement, les blessés et la population locale et repartaient avec leur régiment vers d'autres lieux de combat. Sur les bateaux négriers, le chirurgien avait un rôle prépondérant : il devait avant le départ régler les problèmes de l'approvisionnement en eau et en rations alimentaires. Son « coffre de mer » était vérifié avant l'embarquement et au retour, car le trafic sur les instruments était notable. Pendant le périple en mer, il assurait l'hygiène et la santé aussi bien de l'équipage que des noirs, le « bois d'ébène » qu'ils devaient amener à bon port, malgré des conditions d'hébergement effroyables, autant que possible vivants et en bon état physique.

LA PRATIQUE MÉDICALE

La médecine se pratiquait sans aucun examen, la consultation avait lieu, entre doctes gens qui péroraient en latin, récitant les textes anciens, examinant les urines et tâtant le pouls (cf. Molière Le Malade imaginaire). Quelquefois, elle se déroulait en dehors du domicile du patient, sur simple examen des urines ou même par lettres. Cependant au XVIIe et XVIIIe siècles, l'examen du patient s'enrichit : en plus de l'interrogatoire et de l'inspection, l'examen des urines avec toutes les variations de couleurs et de textures (elles sont sucrées chez les diabétiques), des selles et du sang a une grande importance (vue, odeur et goût). On y ajoute l'étude du pouls, dont Santorio, ami de Galilée, se vante de compter les pulsations avec l'appareil de Santori, le *pulsilogium,* qui utilise un pendule. Floyer, physicien anglais, invente en 1707 une montre, *The Physician's Pulse-Watch* qui permet de compter les impulsions. De nombreuses variétés sont décrites, étude qui reste aléatoire jusqu'à l'apparition de la trotteuse au XIXe indiquant les minutes. Il faut aussi noter l'utilisation du thermomètre depuis Boerhaave.

Ne devant pas verser le sang, les médecins déléguèrent aux chirurgiens, qui sont des techniciens, tous les actes manuels qu'ils estimaient dégradants, telles saignées, purges, application de sangsues. Il leur était aussi interdit de pratiquer la chirurgie. De même les chirurgiens ne devaient pas pratiquer la médecine. Les barbiers-chirurgiens, qui suivaient les armées sur les nombreux champs de bataille de l'Europe, avaient acquis une grande expérience pratique, étant confrontés à des blessures de plus en plus graves et délabrantes, touchant muscles, tendons et nerfs, à cause du développement des armes à feu (arquebuse Xe siècle et mousquet au XIVe). Aux XVIIe et XVIIIe siècles, ils avaient affaire aux plaies consécutives aux rixes, accidents et duels, très fréquents surtout dans la capitale, qu'ils savaient parer. Ils connaissaient les différents points de suture utilisés jusqu'à nos jours : suture simple, bourdonnet, surjet simple, point en X, une forme de stéristrip était même utilisée, de même que de petites agrafes. Ils ont pratiqué longtemps sans doute en cachette des dissections qui leur étaient interdites : contrairement aux médecins, ils savaient se servir de leurs mains et pratiquaient palpation, toucher vaginal, rectal et buccal.

Ambroise Paré, comme il l'a raconté, avait étudié sur la tête de quatre suppliciés du Châtelet[37] avec, entre autres, l'anatomiste André Vésale, médecin de Philippe II d'Espagne, la trajectoire de la lance de Gabriel de Montgomery, entrée dans l'œil d'Henri II lors d'un tournoi, à l'issue duquel le roi était mort. Cet accident était survenu à Paris, rue Saint-Antoine, proche de l'Hôtel des Tournelles où le blessé fut transporté. Cette étude devait guider le célèbre chirurgien dans l'ablation des débris de la lance, mais le roi mourut le 10 juil-

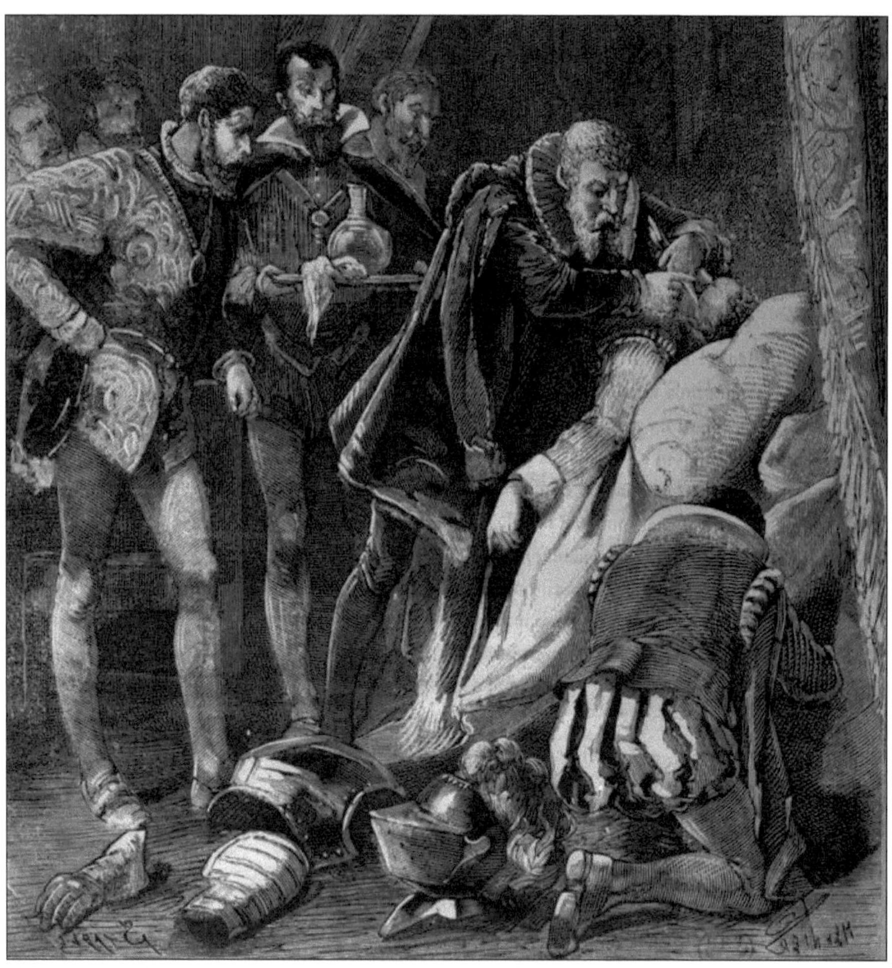

Ambroise Paré, arrachant le fer de lance de Sire de Montgomery, de la blessure d'Henri II.

37. Ce tournoi avait été organisé pour célébrer la paix du Câteau-Cambrésis du 3 avril 1559 entre France et Espagne par le mariage d'Elisabeth, fille aînée de Henri II avec Philippe II, et la signature du contrat de fiançailles de la sœur du roi Marguerite avec le duc Emmanuel-Philibert de Savoie.

let 1599, après une terrible agonie de 12 jours sans que l'on n'ait rien pu faire, des lésions cérébrales irrémédiables ayant eu lieu.

Au XVIIIe siècle, l'examen du chirurgien était plus performant que celui du médecin. Les chirurgiens faisaient un examen complet de leurs patients. Après l'interrogatoire, la vue y tenait une place importante. Ils avaient à leur disposition des instruments permettant d'apprécier l'état d'organes non accessibles à la vision directe, variétés de spéculums, anuscopes et otoscopes. À la fin du siècle, furent mis au point des systèmes lumineux adjoints à ces instruments, ensemble de miroirs éclairés latéralement par des bougies. Venaient ensuite l'examen physique, palpation, auscultation, les différents touchers, buccaux, vaginaux, anaux pour qualifier une tumeur ou l'avancement d'un accouchement et la position du fœtus. La palpation jugeait du volume et de la consistance d'une tumeur solide ou liquide. Elle a été complétée par la percussion, technique empruntée par Auenbrugger aux tonneliers pour distinguer les tonneaux pleins des vides. Il avait étudié à Vienne en 1761 la percussion dans les affections thoraciques et constaté que selon que la sonorité était augmentée ou diminuée, un diagnostic d'épanchement liquidien ou de pneumonie, vérifié par autopsie, pouvait être établi. Redécouverte et introduite en France par Corvisart en 1808, elle fut améliorée par Laënnec. L'autopsie était primordiale, suivie de l'examen au microscope des fragments prélevés. Était ensuite fait référence aux travaux de Morgagni pour effectuer une corrélation entre un symptôme clinique de maladie et sa place sur un tissu.

Avec Tronchin, médecin suisse installé à Genève, il y eut un tournant dans la pratique médicale, à la fin du XVIIIe siècle : il insistait sur l'importance d'une bonne hygiène de vie, simple et naturelle. Une bonne aération des chambres des malades, des vêtements amples, de la marche. Fervent partisan de l'inoculation contre la variole, il l'a fait propager en France. Ami des Encyclopédistes, il est l'auteur d'un des articles « Inoculation » de l'Encyclopédie.

L'ARSENAL THÉRAPEUTIQUE AU XVIIIe SIÈCLE

Il comprend deux volets : le matériel chirurgical proprement dit, bandages, pansements, fils et instruments propres à la chirurgie, et la pharmacopée du XVIIIe siècle, utilisée par les chirurgiens, souvent seuls acteurs de santé, dans les campagnes et aux colonies.

Dans le premier volet se trouvent les bandages et instruments chirurgicaux. Les bandages et pansements sont l'objet d'un enseignement au collège Saint-Côme et à l'École de chirurgie de Rochefort ; les chirurgiens-barbiers les fabriquaient eux-mêmes. Ils avaient à leur disposition des fils : soie, coton ou lin ciré, boyau d'animal (l'équivalent du catgut actuel).

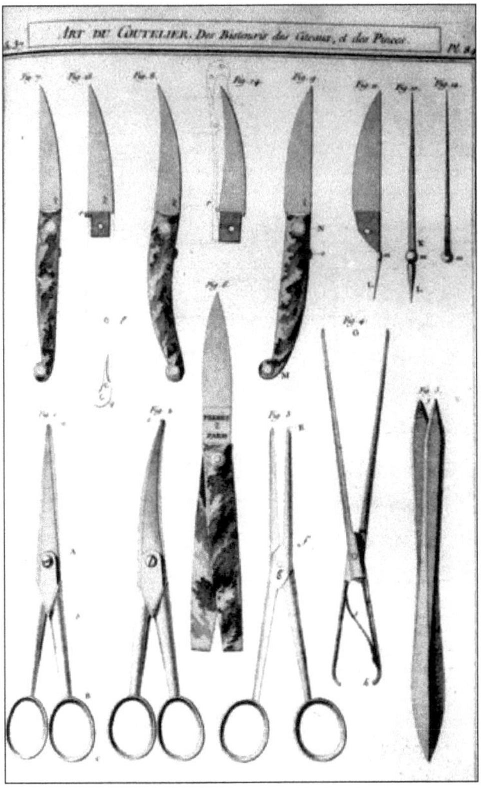

Instruments de chirurgie.

Les instruments chirurgicaux, nombreux et variés, étaient fabriqués avec de l'acier, de l'or, de l'argent, exceptionnellement du platine. L'acier est un alliage de minerai de fer qui durcit quand, après chauffage, il est trempé dans l'eau. Sa qualité dépend de celui du minerai, or la France était tributaire des pays étrangers en raison de sa mauvaise qualité. De plus, les modes de fabrication variaient d'un pays à l'autre : une rivalité s'était établie avec la métallurgie allemande et surtout anglaise qui utilisait depuis 1709 de l'acier fondu dans des hauts-fourneaux chauffés au coke, non plus au charbon de bois, véritable révolution industrielle permettant une production plus rapide et abondante que par les méthodes traditionnelles. La France n'utilisera cette technique dans les hauts-fourneaux du Creusot qu'en 1769 et sa production sera interrompue par les guerres avec le Royaume-Uni.

Les instruments chirurgicaux étaient inventés, dessinés voire modifiés par le chirurgien, qui en confiait l'exécution à un coutelier. La réussite d'une intervention était solidaire de la qualité de l'instrument et assurait la notoriété du chirurgien. Les couteliers étaient en relation étroite avec ces derniers et travaillaient sur commande. Ils suivaient, pour un certain nombre d'entre eux, les opérations à l'hôpital pour adapter l'instrument au type d'intervention et au geste de l'opérateur.

Les couteliers, artisans qui payaient leur « charge » au roi, étaient réunis en corporations ; ils étaient soumis à différentes corvées dont le guet. Leurs ateliers étaient reconnaissables à l'enseigne pendue à leurs portes, les instruments devaient obligatoirement porter un « poinçon », propre à chacun, leur publicité était assurée par « des vignettes, adresses ou enseignes », papiers avec lesquels ils emballaient les livraisons.

Ces instruments avaient un corps en métal, le plus souvent en acier trempé, parfois en or ou en alliage d'argent. Le manche, adapté au type d'opération et au mouvement du chirurgien, était en bois, en ivoire, en corne, en écaille, car il ne risquait pas une détérioration par une stérilisation, inexistante à l'époque. Ces manches, plus ou moins ornementés, n'étaient pas toujours solidaires du corps.

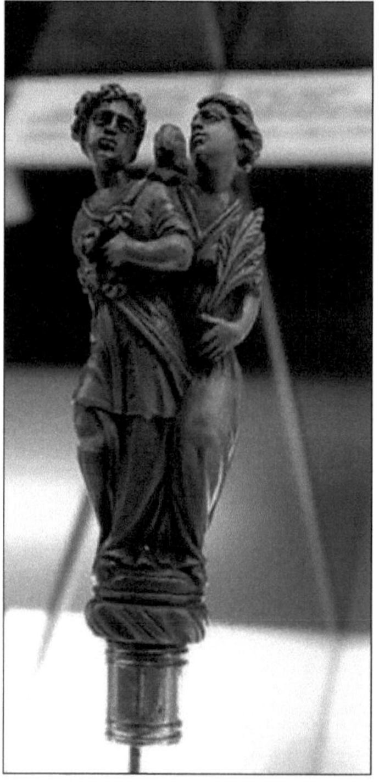

Manche d'un instrument de chirurgie.

Les aiguilles en or étaient du domaine des orfèvres et de leur propre corporation. Les couteliers chirurgicaux exclusifs étaient peu nombreux ; en effet, ils fabriquaient souvent en même temps de la quincaillerie. Les meilleurs instruments venaient de Langres ou de Paris, mais des coutelleries étaient aussi établies en province, comme Châtellerault, Saint-Étienne, Cosne, Nevers… À Paris, ils étaient regroupés autour de l'Académie royale de chirurgie et l'École de chirurgie, dans le quartier des Cordeliers. Les couteliers les plus célèbres au XVIIIe siècle sont Didier Diderot, père de Denis, à Langres, Crépu-Taboureux et Lépine à Lyon. À Paris, Perret devint maître coutelier en 1753 et s'installa rue de la Tissanderie. Il a fait paraître en 1771 « l'Art du coutelier expert en instruments de chirurgie » pour les couteliers travaillant sur commande, avec la description de tous les instruments. Ce livre restera le manuel de base des artisans pendant tout le XIXe siècle. Perret était un élève de Fourcou, célèbre dentiste et coutelier, rue de la Huchette, « renommé dans les instruments dentaires »

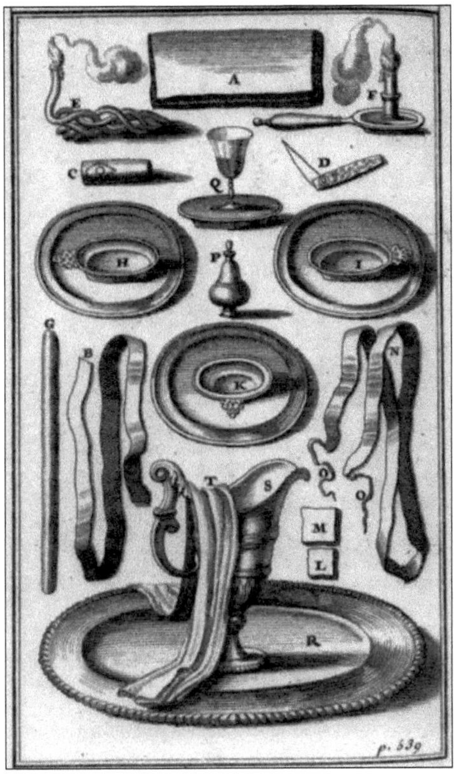

Matériel utilisé lors des saignées.

Dans le matériel chirurgical, les lancettes sont omniprésentes, de même que les palettes et poilettes pour recueillir le sang. Mais s'y trouvent également diverses seringues. Les premières d'entre elles sont inventées en Italie au XVIe siècle pour la pratique des lavements, d'abord en bois, elles sont améliorées progressivement. Elles seront utilisées lors des essais de perfusion de liquide dans le corps et des premières transfusions sanguines. Anel, chirurgien de Louis XIV, met au point une seringue en argent à piston pour irriguer les plaies, pour les lavements et introduction de liquide dans le corps.

Des daviers pour l'arrachage des dents, des trocarts, des poinçons, des sondes pour la vessie et les plaies, des ciseaux, des bistouris, des pincettes font aussi partie de ce matériel. Les forceps, signalés en Angleterre depuis 1634, ont été mis au point par Peter Chamberlen, fils aîné d'un chirurgien-barbier huguenot français réfugié en Angleterre. Ce « Peter l'aîné », médecin, s'installa à Londres comme accoucheur et assista les épouses de Jacques Ier et de Charles Ier. Ses des-

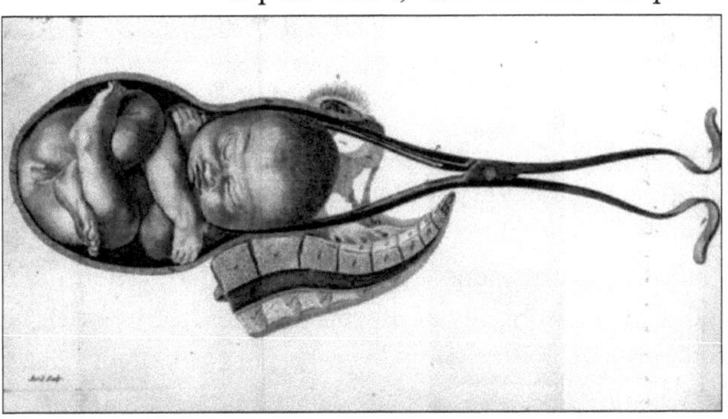

Forceps.

cendants ont tenu secret cet instrument pendant plusieurs générations. Son arrivée officielle en France se situe vers 1735, il est amélioré par Levret en France, puis en 1751 par Smellie en Angleterre.

Le frère Cosme travaillera à l'Hôtel-Dieu de Lyon à perfectionner les instruments servant à pratiquer la taille latérale : il mit au point un lithotome, sorte de bistouri dont la lame est cachée dans une gaine pendant le trajet dans l'urètre et se déploie à l'aide d'un ressort au niveau de la prostate et de la vessie. Cet instrument permettait, aux dires de l'auteur, de bons résultats. Félix de Tassy a mis au point, à l'occasion de la fistule anale de Louis XIV, un bistouri recourbé à la « royale ».

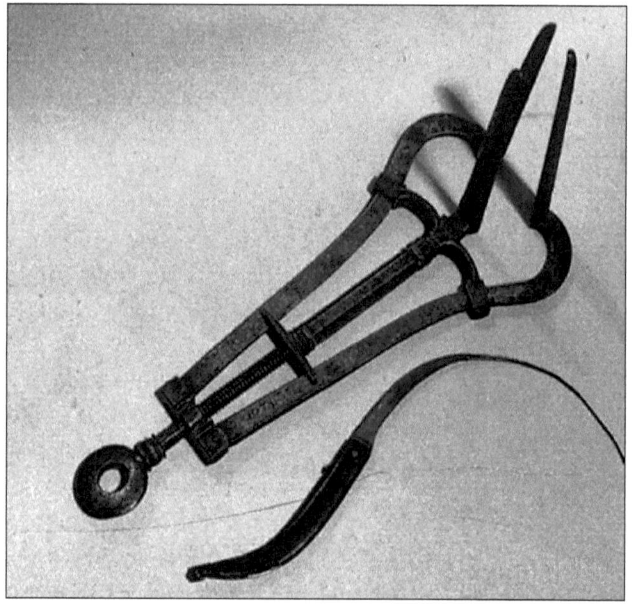

Écarteur et bistouri à la royale utilisés lors de la Grande opération de Louis XIV.

Sur les champs de bataille, les chirurgiens devaient faire face à des blessures de plus en plus graves et à un nombre de blessés croissant. Ils avaient sur eux, attaché à la ceinture, un carquois contenant les instruments de première nécessité. Les chirurgiens « navigans » embarquaient avec leur « coffre de mer » pour les instruments et un pour les médicaments.
La caisse d'instruments de chirurgie était à leur charge et contenait le matériel nécessaire aux accidents de la vie en mer et aux affrontements guerriers : une scie, un grand couteau courbe, un scalpel pour l'amputation et un villebre-

quin, un trépan, un tire-fond et un ganivet lenticulaire pour retirer les petites esquilles osseuses lors de la trépanation. Selon l'ordonnance de Colbert, ce coffre devait être contrôlé, pour éviter les fraudes et le trafic des médicaments avant le départ et à l'arrivée du navire, par un fonctionnaire sous l'autorité de la Marine.

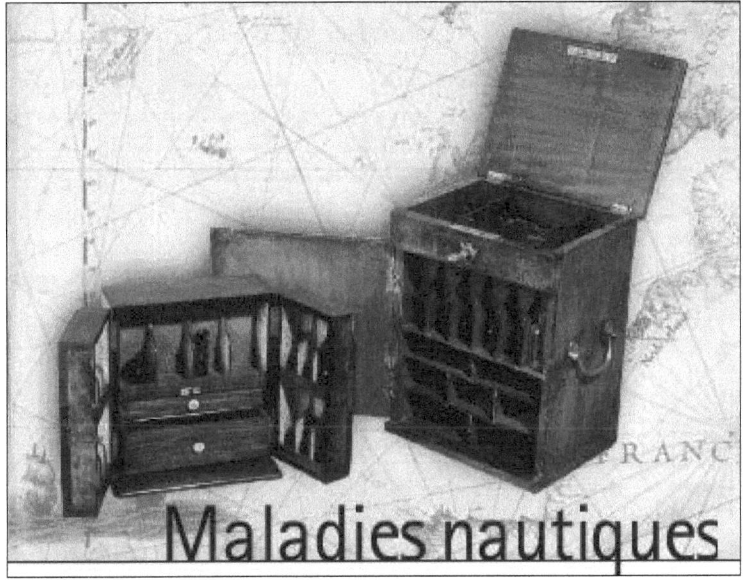

Coffre de mer.

Les instruments utilisés depuis la plus haute antiquité pour le traitement de la cataracte avaient fait des progrès : des aiguilles en métal ou en argent avaient remplacé la simple aiguille de bois, brûlée à la flamme. À chaque phase de l'extraction, correspondait un instrument, propre à chaque opérateur. L'incision de la cornée se pratiquait avec une lancette tranchante : le couteau de Wenzel, dont les deux faces étaient égales et droites, le « cératotome » de Richter avait une lame aiguë s'élargissant de la pointe vers le manche, celui de Beer en Allemagne avait une pointe plus large et une moindre longueur de manche. Une simple lancette, la serpette de Sharp ou un bistouri bien acéré pouvait aussi convenir. Une lancette mousse ou des ciseaux courbes convexes, servaient à agrandir l'ouverture.

La capsule était ouverte avec une curette droite ou courbe, montée sur un manche, ou une aiguille ordinaire. L'aiguille de la Faye était *ronde, assez grosse, pour ne pas fendre si tôt la cataracte*, montée sur un manche, comme la Faye le décrit dans les « Cours d'opération de chirurgie, démontrés au jardin du roi » de Dionis, en 1782.

Enfin, pour l'extraction du cristallin, des pinces fines et droites munies d'un petit crochet ou une petite spatule en or, argent ou acier ou une curette en or étaient utilisées.
Taylor se servait d'une spatule pour presser la paupière supérieure contre la paroi de l'orbite dans le but de blesser les nerfs ciliaires postérieurs et d'obtenir ainsi un certain degré d'anesthésie. Daviel avait perfectionné ses instruments et ses ciseaux courbes, en particulier, étaient la terreur des chirurgiens ; de plus il avait simplifié son geste.

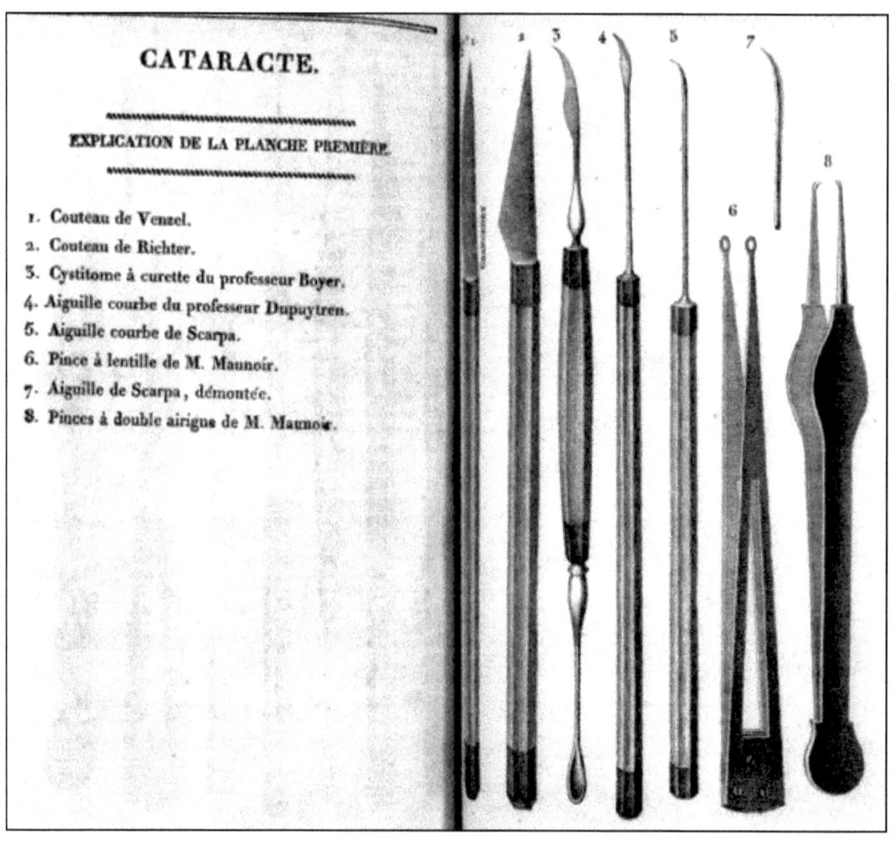

CATARACTE.

EXPLICATION DE LA PLANCHE PREMIÈRE.

1. Couteau de Venzel.
2. Couteau de Richter.
3. Cystitome à curette du professeur Boyer.
4. Aiguille courbe du professeur Dupuytren.
5. Aiguille courbe de Scarpa.
6. Pince à lentille de M. Maunoir.
7. Aiguille de Scarpa, démontée.
8. Pinces à double airigne de M. Maunoir.

Instruments utilisés lors de l'opération de la cataracte.

Le deuxième volet de l'arsenal thérapeutique est représenté par la pharmacopée contenue dans le codex du XVIIIe siècle. Cette pharmacopée est le reflet des théories philosophiques, astrologiques, empreintes de magie de l'époque. Au XVIIe siècle, les Galénistes dont Guy Patin, doyen de la Faculté de médecine de Paris, prescrivent purges, saignées, clystère et substances végétales tel séné et rhubarbe. (Molière, « Malade imaginaire », *Clysterium donare, postea* *saignare, ensuita purgare)* Les médecins sont aux XVIIe et XVIIIe siècle les cibles des railleries de Molière puis de Voltaire et Diderot. Les Iatrochimistes sont les héritiers de Paracelse et de l'alchimie des minéraux, les Iatromécanistes, influencés par les théories de Descartes, Copernic, Galilée, Newton, pensent que la maladie est la conséquence d'un dérèglement mécanique. Les chirurgiens sont aussi médecins et apothicaires dans les campagnes ou à la colonie. Toujours munis de leur boîte d'instruments, ils utilisent également la pharmacopée de l'époque, voire celle des pays colonisés. Dans ces contrées, les chirurgiens avaient connaissance des simples locaux et des pratiques, car ils herborisaient et envoyaient des échantillons au Jardin du roi. Au Canada, ils faisaient usage des simples des Iroquois et des Hurons, des potions abortives à base de sang-dragon (*Sanguinaria canadensis*) ou de chélidoine. Ils faisaient grand cas de l'épinette rouge, du baume produit par le sapin et du sucre d'érable, efficace dans les maladies de poitrine. Ces produits auront cependant peu d'influence sur la pharmacopée de métropole qui s'était cependant enrichie au cours du XVIIIe siècle : les médicaments importés en France dans les siècles précédents étaient largement utilisés : le bois de Gaïac, bois dur originaire du Venezuela et des Antilles, connu depuis des siècles, était utilisé en décoction dans le traitement de la syphilis et de la tuberculose, le thé (1636) et le café, comme psychotoniques (1669) comme Nicolas de Blégny le préconisait dans « Le bon usage du café, du thé et du chocolat pour la préservation et la guérison des maladies » ; le Tout-Paris allait le boire dans les « cafés boutiques » de la capitale ; le cacao introduit à la cour de Louis XIV par Marie-Thérèse ; le quinquina (kina-kina) ou « Poudre des jésuites », arrivé après 1640 en Occident, dont Louis XIV usait pour guérir les fièvres tierces contractées dans les marais de Versailles.

Enfin, l'anesthésie était administrée jusqu'au XIIIe siècle par l'emploi des éponges soporifiques imbibées d'opium, de jus de mandragore, de ciguë et de jusquiame. Le dosage incertain de ces différentes substances avait probablement entraîné des intoxications mortelles, expliquant l'abandon de cette technique aux siècles suivants. L'opium était déjà utilisé par Paracelse sous forme de « Specific Anodin ». Sa formule avait été simplifiée par Sydenham en 1660 : le laudanum était un sirop où l'opium était mélangé à du safran, de la cannelle, du clou de girofle, dissout dans du vin de Malaga. Il était utilisé comme antalgique, hypnotique, antidépresseur. Julie de Lespinasse, pour ne citer qu'elle, en faisait une grande consommation ; il était de bon ton chez les « Salonnardes » de faire usage de *diascordium*, potion inoffensive à base de plantes ou surtout de laudanum. Ce dernier, vendu à tous les coins de rue, chez les apothicaires comme chez les épiciers, était tellement en vogue qu'il avait fini par devenir un fléau, une véritable toxicomanie. La tisane de colchique, utilisée dans le traitement de la goutte, a été améliorée par Stoerck à Vienne, la valériane, l'arnica faisaient aussi partie de l'arsenal thérapeutique. La scille dont les propriétés diurétiques

avaient déjà été étudiées par Dioscoride, était également utilisée. L'Ipéca, ou ipécacuanha, plante d'Amérique du Sud, rapportée du Brésil en Europe en 1672 sous forme de racine, était utilisé dans les diarrhées, très fréquentes, cause d'une mortalité importante chez les enfants telles la dysenterie amibienne, puis comme expectorant et vomitif. Elle fit la fortune d'Adrien Helvétius, médecin hollandais installé à Paris. Ce dernier en avait confirmé les propriétés et la posologie; Louis XIV lui avait acheté, à prix d'or en 1686, ce remède secret dont Helvétius faisait une grande publicité par placards dans Paris. Appelé en 1686 par Daquin, premier médecin du roi, au chevet du Grand Dauphin, souffrant de dysenterie, il lui avait administré avec succès de l'ipécacuanha, après que ses effets bénéfiques eussent été constatés dans les salles de l'Hôtel-Dieu à Paris; aussitôt la cour en fit une grande consommation. De là, son utilisation se répandit très vite en Europe. Il avait reçu une gratification de mille louis d'or et le monopole pour quinze ans de la vente de la drogue, monopole renouvelé en 1703.
En 1753, à la suite de la découverte par Lind, docteur en médecine et membre du collège de médecine d'Édimbourg, puis chirurgien de *la Royal Navy,* de l'action du citron pour la prévention et la guérison du scorbut et de la publication de *A Treatise of the Scurvy* 1753 (traité du scorbut), un punch anti-scorbutique à base de jus de citron fut introduit progressivement par l'Amirauté britannique puis, par le ministère de la Marine en France, à partir de la guerre d'Amérique. Les propriétés de la digitaline sur l'hydropisie furent observées par le médecin et botaniste britannique Withering. En 1785, il publiait ses travaux sur les propriétés et la toxicité de la digitaline dans *An Account of Floxglove and some of its Medical Uses with practical remarks on dropsy.*

Les médicaments chimiques (ou alchimiques) de Paracelse, chers aux Montpelliérains et interdits par le Parlement, ont été introduits petit à petit: les minéraux, en particulier l'antimoine, avaient enfin été autorisés dans l'arsenal thérapeutique de l'Antidotaire[38] de 1637 préconisé par le doyen Hardouin de Saint-Jacques. Madame de Sévigné en faisait grand usage et grand cas dans ses courriers. Ce fut l'objet d'une querelle virulente, la « guerre de l'antimoine », entre les Galénistes, Guy Patin doyen de la Faculté (de 1650 à 1652) en tête, partisans de la tradition galénique qui s'appuyaient sur la théorie des humeurs de Galien et les Iatrochimistes montpelliérains, avec en chef de file le premier médecin du roi, Vallot, adeptes des expériences et théories de Paracelse, issues de l'alchimie, et jugées dangereuses par la Faculté. L'antimoine, proche de l'arsenic dans certaines de ses propriétés, utilisé comme vomitif puissant, peut provoquer de violentes douleurs gastro-intestinales, des diarrhées et vomissements incoercibles. Inhalé, il provoque une hémodialyse aboutissant à la

38. Antidotaire: recueil de remèdes inventés par de célèbres médecins. Antoine de Rivarol. Dictionnaire classique de la langue française, 1827. Ancêtre de notre codex.

mort. C'est pourquoi le Parlement l'avait interdit en 1566, mais il continuait à être prescrit par de nombreux praticiens, en particulier par Vallot, archiâtre du roi, lors de la « mauvaise fièvre » dont fut saisi Louis XIV à Calais en 1658 : sa majesté fut guérie après l'absorption de vin émétique, composé de tartrate d'antimoine dissout dans du vin, conseillé par ce dernier. Le tartrate d'antimoine est utilisé de nos jours malgré sa toxicité pour le traitement de la maladie du sommeil et dans certaines leucémies aiguës. Le 16 avril 1666, le Parlement autorisa enfin l'utilisation de l'antimoine. Paracelse avait introduit le soufre et le fer, les boules de Mars ou de Nancy dans le traitement de l'anémie. Le mercure prenait une grande importance dans le traitement de la syphilis sous forme de cinabre dans l'onguent gris, de gâteaux, de dragées, de sirop. C'était aussi le cas de l'arsenic sous forme de solution de Fowler (solution d'arsénite de potassium), du nom de son inventeur, également utilisé dans la syphilis, qui entrait dans la composition de la « poudre de succession ». La liqueur de Fowler était encore prescrite dans les années 1960. La pétrothérapie préconisait l'utilisation des pierres et métaux précieux. L'or était préparé en poudre ou en bouillon à partir d'un poulet farci d'or. Moins utilisés au XVIIIe siècle dans les villes que dans les campagnes, les sels d'or étaient encore prescrits au XXe siècle dans la polyarthrite rhumatoïde. L'argent faisait également partie de la pharmacopée : il n'y a pas si longtemps, des gouttes d'Argyrophédrine ont été administrées à des régiments d'enfants pour traiter leur rhume, en dépit du risque d'argyrie, pigmentation bleu ardoisée indélébile, apparue après l'exposition à la lumière. Sans oublier l'usage du fameux crayon de nitrate d'argent, manié avec tant de dextérité par les dermatologues, pour stopper le bourgeonnement des plaies et ulcères ; de nos jours, des semelles anti-bactériennes à base de sels d'argent sont proposées aux soldats en campagne. Que dire de ces instituts de beauté où sont pratiqués des massages avec des crèmes contenant or, rubis, saphir, émeraude ! Enfin, de nombreux « remèdes secrets » étaient vendus à tous les coins de rue et sur les marchés et foires. Toutes ces substances étaient délivrées par de nombreuses personnes de diverses qualités. En premier lieu par les apothicaires, selon la prescription d'un médecin et sous leur contrôle. Mais les apothicaires ne seront séparés des épiciers que le 25 avril 1777 par la Déclaration de Louis XVI à Paris. Les chirurgiens, parmi beaucoup d'autres, pouvaient également vendre les produits nécessaires à leur profession. Les curés et les moines ne se privaient pas de commercialiser diverses drogues. N'importe quel artisan pouvait créer une spécialité dont il gardait la composition secrète, pour en protéger l'invention : ces « remèdes secrets »[39] ou spécialités, n'avaient pas d'autorisation puisqu'ils ne figuraient pas

39. Remède secret. Code de la Santé Publique R5 125-57. Médicament simple ou composé, détenu en vue de la vente, mise en vente ou vendu, alors qu'un, ou plusieurs des mentions suivantes ont été omises sur un des éléments de son conditionnement : 1-Nom et adresse du pharmacien ; 2-Nom et dose de chacune des substances actives contenues dans le produit préparé.

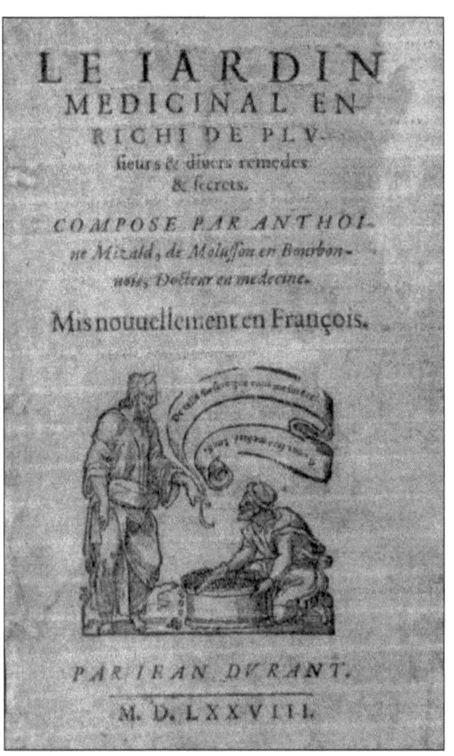

LE IARDIN
MEDICINAL EN-
RICHI DE PLV-
sieurs & diuers remedes
& secrets.
COMPOSE PAR ANTHOI-
ne Mizald, de Molusson en Bourbon-
nois, Docteur en medecine.
Mis nouuellement en François.

PAR IEAN DVRANT.
M. D. LXXVIII.

Les remèdes secrets. l'homme.

dans le codex. Une publicité gratuite était faite dans de nombreux journaux ou dans des brochures vendues aux patients. La noblesse était très friande de ces remèdes miraculeux et en était souvent victime. Les charlatans de tout poil se permettaient de les vendre à grand renfort de publicité sur les marchés et les places publiques. Parmi eux il faut citer la thériaque[40], l'orviétan, l'eau de Mélisse des Carmes, le baume tranquille, l'eau d'Émeraude, l'argile absorbante. Ces remèdes secrets perdureront pendant tout le XVIIIe siècle malgré leur interdiction par les différents édits de la « Commission des remèdes secrets » créé par Dodart le 25 novembre 1728, puis remplacée par la « Société et Correspondance Royale de Médecine » datant du 29 avril 1776. Chargée de l'étude des épidémies, du commerce des eaux et de l'examen des remèdes secrets, elle délivrait les brevets autorisant vente et distribution des remèdes. Elle avait un large contrôle, mais non exclusif sur l'autorisation de vente. En fait, la faculté de médecine et l'Académie des sciences pouvaient délivrer l'autorisation dont la distribution dépendait cependant de la susdite Société. Enfin le roi pouvait *acquérir quelque remède particulier, autrefois inconnu, et jugé efficace, en accordant la réserve du secret au vendeur jusqu'à sa mort, ou après un certain temps limité.* Ce sera le cas du « remède d'Helvétius » (Ipeca) qui fera la fortune de son inventeur, mais se révélera, quant à lui, très efficace. Les pharmaciens ne pourront plus vendre des remèdes secrets par la loi du 21 Germinal an XI (11 avril 1803). Ils devront se *conformer pour les préparations et compositions qu'ils devront exécuter et tenir dans leurs officines, aux formules insérées et décrites dans les dispensaires ou formulaires.* La distribution de drogues sur les places publiques, foires et marchés est interdite, à partir de cette date, ainsi que la publicité par affiche. Pour la petite histoire, il convient de remarquer que la « Jouvence de l'abbé Soury » fait encore l'objet d'une publicité intense !

40. La thériaque contenait 70 substances dont 30 plantes somnifères (opium et valériane). Sa préparation demandait des mois. Elle était très chère.

Après la description de la circulation sanguine par Harvey et l'observation des globules rouges par Leeuwenhoeck, seront essayées, l'injection intraveineuse d'extrait liquide d'opium à des chiens par Christopher Wren en Angleterre et la transfusion sanguine.

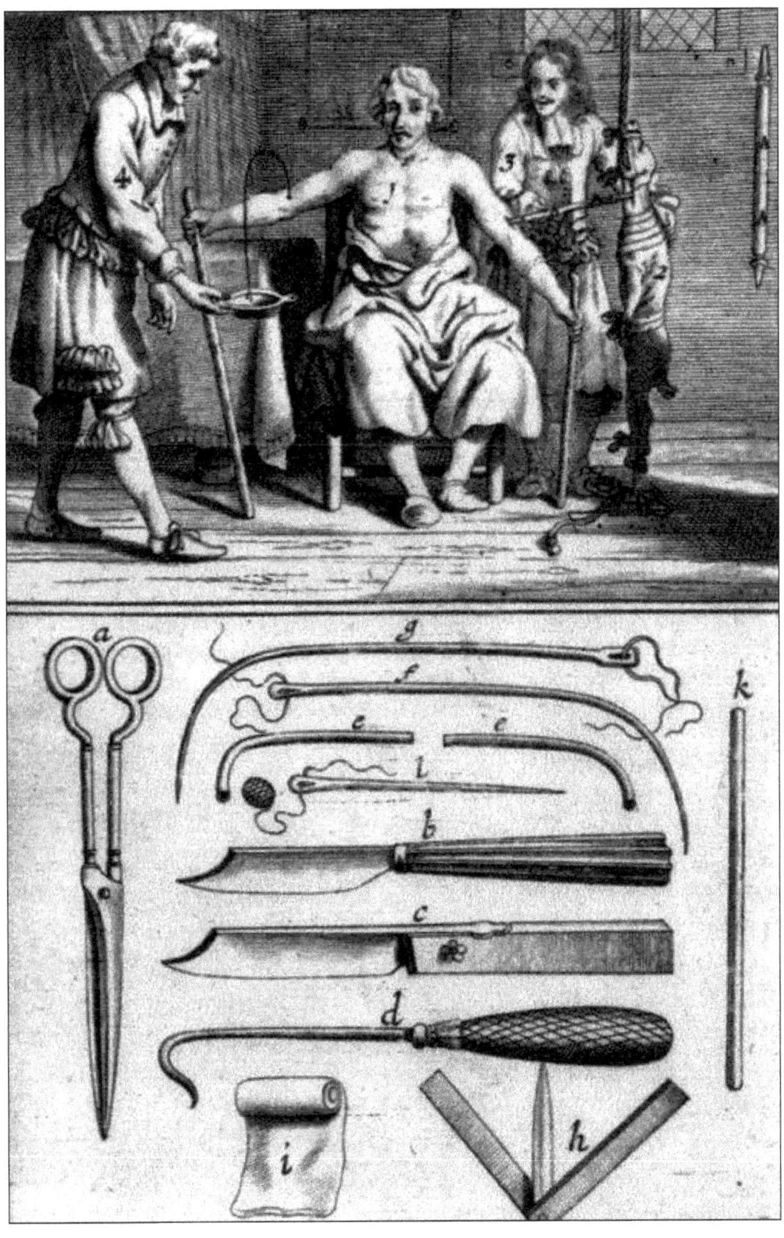

Transfusion sanguine du chien à l'homme.

En 1492, une transfusion du sang de trois jeunes garçons avait été tentée sur le pape Innocent VIII agonisant. Le pape et les donneurs en moururent tous les quatre, comme Stefano Infessura le raconte dans *Diarium urbis Romae.* En 1666 en Angleterre, la première transfusion sanguine est effectuée à Oxford, de chien à chien, d'une artère à une veine par l'intermédiaire d'un tube de verre, par Richard Lower, auteur de nombreuses observations sur le système cardio-vasculaire. Denis tente à Montpellier la première transfusion de sang de mouton à un jeune homme le 15 juin 1667. L'expérience est publiée en anglais par une lettre à la *Royal Society.* Il en fera quatre en tout avec un mort. Après un procès intenté à Denis par la mère d'un patient décédé, le Parlement interdit par un édit de 1676 la pratique de la transfusion en France. Cependant, ces essais sont poursuivis dans de nombreux pays en Europe au cours du XVIIIe siècle, toujours de l'animal à l'homme, la transfusion inter-humaine n'est pas envisagée à l'époque. Leur manquent des notions de physiologie, d'hématologie et d'immunologie.

La grande innovation du XVIIIe siècle est la découverte de la vaccination contre la variole. La variole, dite « petite vérole », était très répandue. Introduite au XVIIe siècle en Europe, elle était plus meurtrière que la peste, dix pour cent de la population en mouraient, elle touchait en priorité les enfants. Voltaire écrivait dans la lettre philosophique 11 : *Sur cent personnes dans le monde, soixante au moins ont la petite vérole ; dans ces soixante, dix en meurent dans les années les plus favorables et dix conservent pour toujours les fâcheux restes.* Très contagieuse, elle présentait une forme majeure dont la mortalité importante variait entre 30 et 50 % et une forme mineure moins sévère avec une mortalité autour de 1 %, première cause de mortalité chez l'enfant. L'épidémie de 1723 tuait 20000 parisiens. Elle défigurait les sujets qui en guérissaient. Le « mufle de Mirabeau » en est un bon exemple. Louis XIII et Louis XIV eurent des formes légères de la maladie, le Dauphin de France en mourut en 1711, Joseph I en 1714, Louis XV en 1774.
L'inoculation du pus variolique était connue depuis très longtemps en Chine et dans le Caucase. Giacomo Pylarini réalisa la première inoculation à Constantinople en 1701. En 1716 Timoni, médecin de l'ambassade d'Angleterre à Istanbul, publia sa technique dans les *Philosophical transactions* ; elle fut diffusée en Angleterre par Lady Mary Wortley Montagu, épouse de l'Ambassadeur d'Angleterre auprès de la Sublime Porte. Cette dernière, défigurée dans sa jeunesse par la variole, après avoir fait inoculer son fils, en 1710, organisa en Angleterre une campagne de variolisation en 1718. Elle persuada Caroline, fille de George Ier de faire varioliser ses enfants. Aussitôt une querelle violente entre les partisans et les détracteurs fut déclenchée en Angleterre : le danger de provoquer une variole existait et des cas mortels furent répertoriés. En France,

la pénétration de la technique fut lente : à Versailles le docteur Tronchin variolisa, en 1756, les enfants du duc d'Orléans. Louis XVI et la famille royale, isolés à Marly après la mort de Louis XV, seront variolisés par Richard. Voltaire fut un partisan actif de la variolisation. Tenon pratiqua l'inoculation dans une maison proche de la Salpêtrière. Cette technique sera remplacée par la vaccination anti-variolique. Jenner, installé dans le Gloucester en tant que médecin de campagne, avait remarqué que les vachères atteintes de la vaccine ou *cowpox,* variole de la vache, ne contractaient pas la maladie humaine, aussi fit-il de nombreuses observations et recherches sur le *cowpox* ; le 14 mai 1796, il pratiqua la première inoculation du pus du *cowpox*, prélevé sur la main d'une paysanne, à un enfant n'ayant jamais eu de contact avec la variole, suivie d'une variolisation sans aucune réaction. Il poursuivit ses expériences et en publia les résultats, à frais d'auteur, car refusés par la *Royal Society* de Londres. Ils sont intitulés : *An inquirey into the causes and effects of the Variolæ Vaccinæ...* Jenner eut un succès foudroyant et la vaccination commença à Londres par scarification, mais comme toujours, elle mettra du temps à se généraliser. La vaccination jennérienne est le point de départ des travaux de Pasteur sur la vaccination préventive à la fin du siècle suivant.

Les « boîtes de remèdes du roi » ou « boîte d'Helvétius », instaurées par Louis XIV vers 1706, étaient envoyées une fois par an aux intendants sur les ordres du Contrôleur général des finances, à partir de 1721-1722, dans chaque généralité. Douze petites boîtes et une grande ont été ainsi distribuées exclusivement aux pauvres des campagnes, à travers tout le pays, par des personnes charitables : ecclésiastiques, dames nobles ou femmes de notables. Une brochure explicative était destinée à ces personnes. Les chirurgiens et médecins ont eu peu de rôles dans cette distribution. L'acheminement entre bourgs, villages et hameaux se faisait par les cavaliers de la maréchaussée ou par les colporteurs. S'y trouvaient, en petit volume et bien emballées, différentes poudres, purgatives, vomitives, fébrifuges, pendant un temps de la poudre d'ipécacuanha et de quinquina. Des fioles contenaient des formes liquides d'or potable, d'élixir thériacal, de la quintessence d'absinthe. Contre les plaies et les contusions, il y avait une « boule médicamenteuse » et de la pierre bleue pour l'inflammation des yeux. Elles étaient accompagnées d'une balance et de poids. En principe, les drogues étaient contrôlées par les apothicaires, mais leur rôle était épisodique. Ces boîtes seront reprises et complétées par Lassone, médecin de Marie-Antoinette puis de Louis XVI.

L'électricité, étudiée de façon empirique depuis le XVIIe siècle, fait son apparition dans le traitement des douleurs et des paralysies. Une machine à électriser est améliorée en 1709 en Angleterre par Hawksbee. Desaguliers, physicien anglais, rencontré comme grand maître de la Loge anglaise, décrit en 1742 des corps conducteurs et d'autres non. L'abbé Nollet, dans son cabinet de physique, fait des observations sur l'électrisation de différents animaux. En 1746, Kratzenstein traite par électrisation « une contracture de doigts ». La bouteille de Leyde ou de Kleist est inventée par Musschenbroek en 1746 à Halle. Elle est utilisée dans les paralysies, par exemple par Le Cat, qui reçoit un prix de l'Académie de Berlin pour son mémoire sur « L'existence, la nature et les propriétés du fluide des nerfs » ou par le Révérend père John Wesley, fondateur du méthodisme. Le Dru père et fils, avant d'être condamnés au même titre que Mesmer par une commission de la Faculté de médecine en 1782, ouvrent une clinique d'électrothérapie dans l'ancien couvent des Célestins. Enfin, Marat utilise l'électrisation par bains. À la fin du siècle, deux théories s'affrontent : l'électricité animale et l'électricité bimétallique. Galvani fait à Bologne sa célèbre expérience sur la contraction de la cuisse de grenouille décérébrée proche d'une machine électrique et piquée par un scalpel : il en déduit l'existence d'une « électricité animale » décrite à l'Institut de Bologne dans le *De viribus electricitatis in motu musculari*.

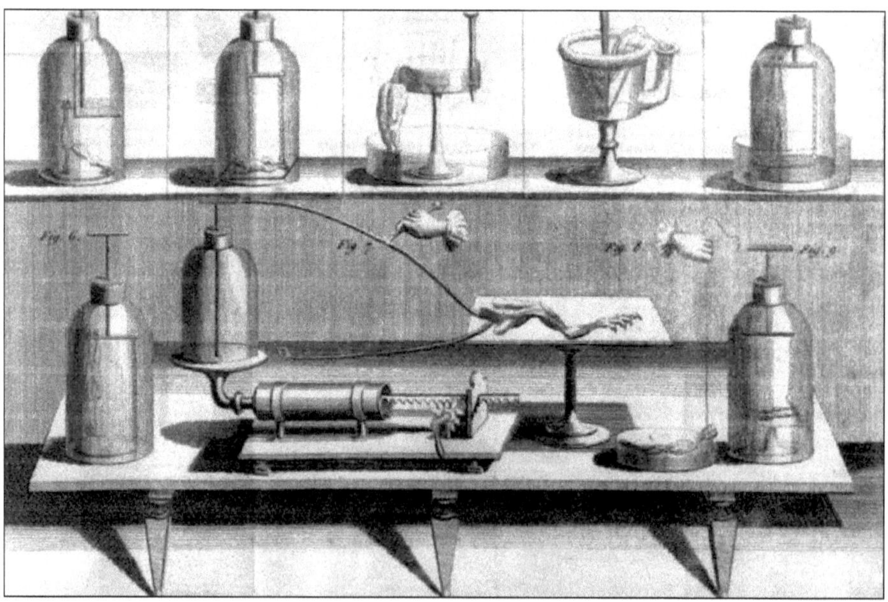

Expérience de Luigi Galvani.

Volta s'oppose à cette thèse, car il pense que la contraction se fait par l'intermédiaire de la « pile » dont il est l'inventeur en 1798 ; cet appareil est composé d'une plaque en zinc et d'une autre en cuivre séparées par un carton mouillé d'eau salée. En fait, les deux phénomènes peuvent coexister dans une même expérience.

L'hydrothérapie prend de l'importance.

À la fin du siècle, en 1796, Hahnemann, né en Saxe, mort à Paris, jette les bases de l'homéopathie.

Malgré ces découvertes, la médecine était encore très empirique : la physiologie était embryonnaire, quant au traitement, la médecine de Molière était encore d'actualité et la saignée et la pose de sangsues seront prônées par Broussais jusqu'au XIXe siècle. Les malades étaient donc démunis devant la souffrance : aussi dans les villes et surtout dans les campagnes, le recours à la « Magie Blanche » était fréquent. Des remèdes de bonne femme, dont les recettes étaient consignées par chaque famille dans des carnets, les « Livres de raison », et transmises de père en fils pendant plusieurs générations, accompagnées de formules magiques : influence de la lune sur le mode de préparation, et celle du solstice d'été, association de scènes bibliques avec une maladie. Bien sûr, dans ces préparations étaient incorporés des extraits animaux, bave de crapaud, vipères, cloportes, vermisseaux, souris, sans oublier les indispensables sangsues. Les dames de la cour et parmi elles, Madame de Sévigné, étaient très friandes de ces potions et élixirs ; cette dernière en faisait grand commerce et les conseillait à ses amis et connaissances comme en témoigne sa correspondance. Au siècle suivant, leur utilisation était encore très répandue. Mais ces pratiques ne sont-elles pas encore d'actualité avec l'essor des compléments alimentaires, des huiles essentielles, des eaux et pèlerinage avec bains dans des fontaines miraculeuses ?

Un embryon de secours d'urgence est organisé. À Paris, en 1722, un chirurgien et pharmacien du nom de Pia, élu échevin de Paris en 1770, avait créé avec Lenoir, lieutenant général de police, un poste de secours pour les noyés : des boîtes « entrepôts ou fumigatoire » contenant des moyens de fumigation de tabac par voie rectale, de l'eau-de-vie camphrée, de l'esprit volatil de sel-ammoniac et des instructions pour s'occuper des noyés et des asphyxiés étaient réparties dans des gardes de corps le long de la Seine. Diffusées par les intendants, ces « boîtes de Pia », se sont multipliées par ordre de Turgot dans les villes où passent des fleuves. Le transport au corps de garde et l'administration des traitements étaient sous la responsabilité du sergent du guet, un chirurgien appelé si une saignée était prescrite. Les sauvetages étaient enregistrés comportant un compte rendu de l'état des personnes, des soins et des médicaments administrés. Ce secours aux victimes, financé par la ville de Paris, évoluera et deviendra la « fluv » ou « brigade fluviale », très active à Paris en toute saison. Le même système est organisé le long de la Tamise. En 1740, Réaumur met l'accent sur la prise en charge rapide des noyés dans son « Avis au peuple pour donner des secours à ceux que l'on croyait noyés ». Un édit royal de 1740 organise, sous Louis XV, une prise en charge des victimes accidentelles ou volontaires. Des sociétés philanthropiques d'aide aux noyés furent créées à Londres, Paris, Amsterdam, Hambourg. La réanimation se faisait par bouche-à-bouche, trachéotomie ou intubation : Vésale préconisait l'emploi d'un roseau. Des fumigations de tabac intra-rectales ou nasales étaient pratiquées ou par la chaleur : les boîtes contenaient un réchaud à alcool. En 1790, la Convention confie aux communes, par un vote, la responsabilité des secours d'urgence dans les catastrophes naturelles.

Les chirurgiens étaient au centre du système de soins d'urgence : à la ville, ils étaient confrontés aux nombreux accidents de circulation, la description des « Embarras de Paris » de Boileau est assez parlante, duels, altercations avec violence, meurtres, accidents domestiques. Ils devaient être repérés facilement, aussi depuis l'arrêt de 1749 devaient-ils indiquer sur leur porte leur nom et qualité. Une permanence des soins devait être assurée, en leur absence par un élève. Enfin, ils travaillaient en étroite corrélation avec les commissaires de police, auxquels leurs adresses étaient fournies chaque année. Ils devaient déclarer au procureur ou au juge les blessures par arme à feu ou épée. Le transport de l'accidenté se faisait soit vers le domicile s'il était proche, soit, en particulier pour les pauvres sans domicile, vers l'Hôtel-Dieu de Paris ou plus accessoirement vers la Charité.

Au cours de cette bataille de Fontenoy, si meurtrière, pendant la guerre de succession d'Autriche, Louis XV, ainsi que le rapporte Voltaire dans son « Discours préliminaire au Poème sur la bataille de Fontenoy », avait ordonné que les blessés quel que soit leur camp soient traités de la même manière : *on sait encore, que quand Monsieur de Séchelles seconda les intentions du roi, avec une prévoyance si singulière, & qu'il fit préparer autant de secours pour les Prisonniers ennemis blessés, que pour nos troupes*... Larrey en 1796 estime lui aussi qu'il faut sur le champ de bataille traiter le plus gravement atteint sans notion de rang ou de nationalité, ami ou ennemi. Henri Dunant, devant le spectacle terrifiant du champ de bataille de Solférino le 24 juin 1859, se souviendra-t-il de cette phrase en créant le « Comité international de secours aux blessés de guerre », la Croix rouge actuelle ? Cependant le secours aux ennemis a toujours existé, tout le monde se souvient de Saladin envoyant son médecin personnel à Richard Cœur de Lion malade, lors de la troisième croisade. Le dilemme reste entier quant à la rapidité des soins : convient-il de traiter les blessés sur place ou différer l'acte et transporter le blessé à l'arrière ? Cette polémique est toujours à l'ordre du jour. Ambroise Paré, qui a pratiqué la chirurgie de guerre pendant une grande partie de sa vie, opérait sur le champ de bataille. Déjà au XVIe siècle, Sully avait organisé un système d'ambulances qui suivaient le mouvement des troupes. Au XVIIe siècle et au début du XVIIIe, les blessés étaient transportés vers les hôpitaux mobiles de l'arrière dans des charrettes. Le ramassage des blessés sur le champ de bataille existait de longue date, mais se faisait à la fin des combats, les chirurgiens militaires étant cantonnés à l'arrière, à quatre kilomètres du lieu des affrontements. L'idée d'assistance aux blessés sur le champ de bataille fait son chemin.

La Martinière, le premier, fait rapprocher les hôpitaux militaires du front. Dès la fin du combat, une « équipe volante » part dans une grande caisse sur roues, tirée par deux chevaux, contenant tout le matériel de premier secours et de brancardage. Les chirurgiens militaires Larrey et Percy, futur chirurgien en chef de la Grande armée, améliorent ces soins d'urgence aux armées. L'originalité de leurs propositions résidait dans l'évacuation rapide et le tri des blessés, le soin d'urgence aux plus graves sur place et le transport rapide des plus légers vers les structures chirurgicales de l'arrière.

Larrey, nommé par concours chirurgien-major de la marine royale en 1787, embarque sur la frégate la Vigilante, chargée de la surveillance de la flotte en pêche au large de Terre-Neuve ; il observe l'évacuation des blessés vers l'arrière. En 1792, aide-major à l'Armée du Rhin, il va au cœur des combats porter secours aux blessés et imagine le transport d'urgence des blessés, du lieu de l'affrontement vers l'arrière, dans les petits hôpitaux « à la suite », par des voitures légères, les « ambulances volantes », avec trois chirurgiens et un infirmier. Ce transport rapide ne sera réalisé qu'en 1796 pendant la campagne d'Italie. Ces ambulances perfectionnées seront utilisées, adaptées aux circonstances et aux données climatiques, mulets dans les Alpes, chameaux pendant l'expédition d'Égypte et de Syrie de 1798-1799, des nacelles, fixées sur les flancs des animaux, pouvaient transporter couchés deux blessés, traîneaux lors de la campagne de Russie. Larrey sera surnommé pendant la campagne de Syrie la « Providence du soldat » car il sauva ainsi beaucoup de vie.

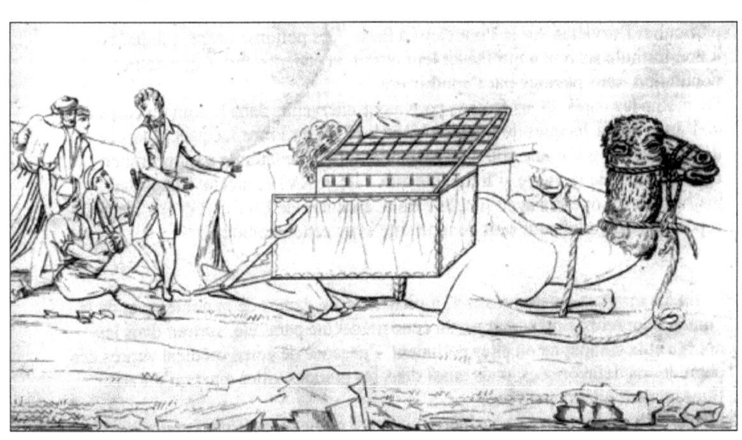

Ambulance volante installée sur le dos d'un chameau conçue pour l'expédition d'Égypte.

Percy va encore plus loin, des ambulances transportent sur

le front des chirurgiens-majors munis de leur trousse, des infirmiers avec leur matériel et des civières.

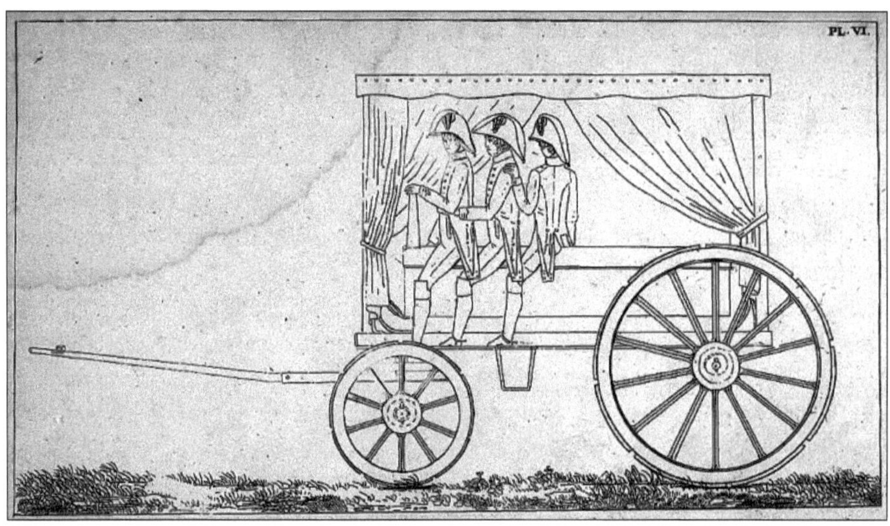

Ambulance du baron de Percy.

Ils organisent le tri des blessés sur place, évacuent les plus légers vers l'arrière sur des brancards et traitent *in situ* les plus lourds dans des caissons d'artillerie, les *Wurtz* en forme de saucisse. Ces véhicules sont recouverts de cuir arrondi permettant aux chirurgiens et aux aides de s'asseoir pendant les trajets; ils sont munis de rideaux, ils contiennent le matériel chirurgical, des pansements et des brancards, et transportent rapidement les chirurgiens et leurs aides pour agir au feu même de l'action, les blessés y sont placés au retour. Par malheur, à l'arrière, les conditions sanitaires sont déplorables : les hôpitaux sont installés dans des granges, des églises sans aucune mesure d'hygiène, les membres amputés sont entassés à même le sol. Il n'y a pas de soins post-opératoires, ce qui explique la mortalité importante. La malnutrition, la gangrène, les épidémies de dysenterie, de choléra, de charbon, de typhus, de peste font des ravages. C'est à ces problèmes que va s'atteler Desgenettes, nommé médecin-chef de l'Armée d'Orient qui doit faire face à une épidémie de peste pendant la campagne de Syrie et organiser les soins selon les principes hygiéniques de l'époque.

LES PROJETS DE RÉFORMES DU SYTÈME DE SANTÉ AU XVIIIe SIÈCLE

Pendant tout le XVIIIe siècle, de très vifs débats agitent le monde des Lumières, car de multiples questions se posent : elles concernent l'enseignement. Quel contenu, doit-il être théorique ou pratique, où le dispenser, son lieu, école spécialisée, hôpital, apprentissage chez un praticien chevronné, quel doit être le rôle de l'État ? Enfin, quelle est la place du médecin et du chirurgien dans la société, doivent-ils être réunis dans un même enseignement, faut-il deux sortes de chirurgiens : des chirurgiens lettrés et des chirurgiens des campagnes ? Sont-ils les égaux des médecins ? De vives discussions s'ordonnent autour d'une réforme de l'enseignement des choses de la santé et des hôpitaux.

Réformes de l'enseignement

En France, en dépit des réformes et améliorations apportées dans l'enseignement de la santé, la situation reste confuse, aussi plusieurs personnalités proposent des projets de réformes. L'influence des philosophes des Lumières est très forte : Diderot, très proche du monde médical et des Frères de la Charité, est au fait de l'organisation de Leyde, Edimbourg, Vienne. Il rédige un plan qu'il envoie à Catherine II de Russie en 1775. Il y critique la Faculté de médecine de Paris et dénonce le manque de pratique ; la faculté doit être ouverte à tous, il fixe la durée des études à sept ans, et l'ordre des apprentissages, la chimie y a une bonne place. L'enseignement au lit du malade occupe les deux dernières années. Citons encore l'essai de Jadelot de 1781, celui de Tissot de 1785 ayant toujours comme modèle les Ecoles de Vienne et d'Édimbourg. Il préconise un enseignement à deux vitesses, celui des villes et celui des campagnes, moins savant. Vicq d'Azyr, docteur régent de la Faculté de médecine de Paris et secrétaire perpétuel de la Société royale de médecine, présente à l'Assemblée Constituante le 15 novembre 1790, un projet de réforme audacieux, ambitieux et étonnement moderne, le « Nouveau Plan de Constitution pour la Médecine en France présenté à l'Assemblée Nationale par la Société royale de médecine ». Dans ce plan, il critique les études médicales qui présentent une déficience de formation des médecins et une évaluation irrégulière des connaissances. Il note qu'il n'y a pas d'enseignement de l'anatomie complète de l'homme, ni de la dissection, de la chimie médicale, de la botanique, de la pharmacie, de l'histoire de la médecine et de l'enseignement au lit du malade. Il étudie avec soin le mode d'enseignement à Berlin et à Vienne où Stoll est titulaire d'une chaire de médecine clinique.

Il en vient à préconiser, comme dans ces pays, l'allongement des études de trois à six ans, *Que peut-on attendre de quelques années d'étude, qui se passent à dicter ou à lire des Prolégomènes de Médecine, uniquement formés de définitions & de divisions stériles.*

Il envisage aussi le remplacement des facultés existantes par des collèges de médecine, annexés à un grand hôpital, où seront instruits ensemble médecins et chirurgiens ; la réforme des examens, car *des examens faciles et presque nuls ont tellement multiplié le nombre des docteurs ignorants et des charlatans avides, que la fortune et la santé des citoyens en sont menacées de toutes parts,* dit-il encore. Il préconise l'installation d'une expérience pratique ; la création de chaires (histoire de la médecine, hygiène, médecine judiciaire) ; la nomination des professeurs par concours, les candidats étant examinés par un corps électoral où les étudiants en médecine auront leur place et le droit de vote. Le déroulement des études est ensuite détaillé avec soin et ressemble à s'y méprendre au *cursus* actuel. Ce projet ne sera pas retenu, pas plus que celui de Guillotin[41] de 1790 au nom du Comité de salubrité. D'un trait de plume, l'Assemblée Constituante (17 juin 1789-30 septembre 1791) va supprimer, au nom de la liberté d'exercer et la libre concurrence, les corporations, les jurandes, les associations, les sociétés savantes dont l'Académie royale de chirurgie et les sociétés littéraires qui seront supprimées le 8 août 93, et la même année les collèges, les universités, ainsi que les diplômes.[42] Les décrets du 2 et 17 mars 1791, connus sous le nom de loi d'Allarde, seront complétés par la loi Le Chapelier du 18 août 1792. Les députés pensent même que l'exercice de la médecine deviendra inutile puisque la pauvreté va disparaître et avec elle, la maladie. Les médecins réussissent cependant à garder leurs titres et privilèges. Mais il n'y a plus de maître-chirurgien de Saint-Côme : ainsi, sans aucun diplôme, on pouvait s'installer où on voulait, comme médecin ou chirurgien, à condition de payer patente et de respecter les règlements de police. Selon le vocabulaire révolutionnaire, les « acteurs de la santé », médecins, chirurgiens, apothicaires et même vétérinaires, deviendront des « officiers de santé », façon d'abolir la vieille domination des médecins sur les

41. Joseph Ignace Guillotin (1738-1814), médecin français, député du Tiers-Etats aux Etats Généraux de 1789, Membre de la Constituante, propose en 1789, une réforme du droit pénal pour une exécution de la peine égale pour tous et dans un souci humanitaire la décapitation par une machine. Il n'est pas l'inventeur de la guillotine, la mise au point est faite par Antoine Louis, secrétaire perpétuel de l'Académie de chirurgie et la mise en route adoptée en 1792.

42. Quesnay et Turgot avaient déjà essayé de supprimer les corporations, mais ils ont dû céder devant leur pression et elles furent rétablies après la disgrâce de Turgot le 13 mai 1776.

chirurgiens ! L'anarchie, le chaos s'installa. Les charlatans étaient de retour et leur nombre grandissait sans cesse. Pour lutter contre cette prolifération d'officiers de santé sans qualification, des « Petites écoles » ou écoles normales ou départementales sont ouvertes par d'anciens professeurs de facultés ou de collège, avec le soutien des maires et des préfets qui y assurent un enseignement de qualité. Desault ouvre un cours de démonstration en chirurgie et l'École pratique de dissection reprend ses activités. L'hospice des maladies extraordinaires fonctionne toujours dans les locaux de l'Académie de chirurgie, l'école clinique de médecine, ouverte à La Charité par Corvisart, se maintient. Dans les écoles départementales, la formation rapide et peu coûteuse produit des médecins de seconde catégorie.
Après la chute de Robespierre (9 thermidor An II, 27 juillet 1794), Fourcroy reprend les grandes lignes du projet de Vicq d'Azyr et la Convention fera ouvrir des Écoles de santé à Paris, Montpellier, Strasbourg (4 décembre 1794) dans lesquelles médecine et chirurgie sont enfin réunies et obtiennent les mêmes diplômes. Elles sont destinées à remplacer faculté de médecine et collèges de chirurgie. La France, en guerre, a un besoin accru de personnel de santé, aussi ont-elles pour mission de former en trois ans à la fois les officiers de santé pour le service des hôpitaux, surtout les hôpitaux militaires et de marine et des médecins et chirurgiens. Ces deux catégories n'ont ni les mêmes études, ni les mêmes droits, ni les mêmes devoirs. Les professeurs sont rémunérés par l'Etat. À Paris, l'École de santé s'installera dans la chapelle désaffectée de l'hôpital de la Charité, rebaptisé hospice de l'Unité, rénovée et agrandie. Corvisart est nommé professeur de médecine clinique et Desault, de chirurgie clinique. En 1797, (9 thermidor an V) les écoles de santé sont intégrées dans l'université. En 1798 l'École de santé de Paris devient École de médecine, elle est érigée en Faculté le 17.3.1808. La réforme sera menée à son terme par Corvisart sous le consulat. L'externat et l'internat seront créés en 1802.
Faut-il être aussi sévère que les Révolutionnaires sur l'enseignement de l'Ancien régime ? Cette réforme aboutit-elle à un changement radical dans son organisation ? Laurence Brockliss et Roselyne Rey émettent des doutes à ce sujet et reprennent une à une toutes les possibilités d'éducation offertes par l'Ancien Régime, en particulier à la faculté. De plus, comme il vient d'être décrit, de nombreux lieux d'enseignement existaient, où médecins, chirurgiens et savants se rencontraient.

Réforme des hôpitaux

À la fin du siècle, les caisses de l'État français sont vides : de nombreuses voix s'élèvent qui demandent la réforme totale des hôpitaux parisiens. Necker, directeur général des finances depuis 1777, doit organiser à la demande de Louis XVI une réforme du système hospitalier. Un département, chargé de la surveillance des hôpitaux est confié en 1780 à Colombier, chirurgien militaire et docteur en médecine. Il est nommé inspecteur des hôpitaux, prisons, dépôts de mendicité. Il fait un travail considérable, voyage à travers toute la France, rédige des rapports au ministère sur les finances et la gestion des hôpitaux par les administrateurs, sur le personnel soignant, essentiellement la place des sœurs hospitalières qui ont acquis un grand pouvoir. Il s'occupe également de la création ou de la réhabilitation des bâtiments et à ce titre de la reconstruction de l'Hôtel-Dieu à Paris. Après l'incendie de 1772, qui détruit une aile de l'Hôtel-Dieu, Louis XVI charge Tenon, en 1785, de faire un « Mémoire sur les hôpitaux de Paris ». Une commission de huit membres issus de l'Académie des sciences dont Tenon, chirurgien, Daubenton, naturaliste, Lavoisier, chimiste, Laplace, mathématicien, Bailly astronome, examine les différents projets de construction de nouveaux hôpitaux. Un état des lieux de ces derniers est établi, ainsi que la formation et la distribution des maisons réparties en fonction des maladies destinées à remplacer l'Hôtel-Dieu. Ils examinent le cas de cette maison, bien que les administrateurs, des religieux, se soient opposés à la visite. Considéré comme insalubre et incommode, ils préconisent *l'individualisation des lits, l'amélioration de la circulation de l'air, la classification des maladies ou encore l'isolement des patients si nécessaire.* Un commencement de classement des maladies voit le jour à Montpellier par Boissier de Sauvages de Lacroix s'inspirant de la classification de Sydenham. Il classe en 1763, 2400 maladies, comme dans la classification binominale de Linné adoptée par les botanistes, dans son *Nosologia methodica sistens morborum classes genera et species juxta sydenhami mentem et botanicorum ordinem,* en genre, ordre, espèce.

Quatre hôpitaux sont proposés par la commission : il en existe déjà deux, Saint-Louis et Sainte-Anne, deux autres sont prévus sur l'emplacement de la Roquette et de l'École Militaire.

Dans son « Mémoire » de 1785, Poyet, architecte et contrôleur des travaux de la ville de Paris, projette de déplacer l'Hôtel-Dieu dans l'Île aux Cygnes et de le reconstruire. Pour préciser les différents plans proposés, deux commissaires issus de l'Académie des sciences, Tenon professeur au Collège de chirurgie et le physicien Charles-Augustin Coulomb, partent en mission pour visiter les hôpitaux anglais, ces derniers étant fameux pour leur organisation. Ils font, en 1787, le compte rendu de cette mission dans le « *Journal d'observation sur les principaux hôpitaux et quelques prisons en Angleterre* ». Ils en visitent cinquante-deux entre le premier juin et le trois août 1787. Tout est passé en revue *l'architecture, l'administration, la gestion, l'hygiène, le confort, les commodités, les régimes alimentaires, la distribution et l'évacuation des eaux ;* ils

ont eu des contacts avec leurs confrères, ont visité les salles d'opération et les morgues : ils en reviennent avec, en tête, les plans de l'hôpital de la Marine de Stonehouse, à Plymouth, ouvert en 1760. Ce plan ne sera pas réalisé, il faudra attendre le XIXe siècle pour le voir aboutir. (35 : note de fin d'ouvrage)
Un autre voyageur, un Anglais, John Howard, étudiera toute sa vie les prisons, les hôpitaux, les maisons de Force. À Paris, il constate l'état déplorable de l'Hôtel-Dieu et la bonne organisation et gestion des établissements de la Charité. Il visite aussi l'Autriche et admire le grand hôpital ouvert à Vienne en 1784, selon les réformes de l'Impératrice Marie-Thérèse et de son fils Joseph II, frère de Marie-Antoinette.

La dissolution des congrégations religieuses et la mise en vente de leur patrimoine par la Convention en juillet 1794 (23 Messidor An II) ruineront les hôpitaux et désorganiseront le système de santé. Les hôpitaux sont nationalisés, mais devant le désastre financier consécutif à cette mesure, ils sont municipalisés le 7 octobre 96 (16 Vendémiaire an V).

Jusqu'au milieu du XVIIIe siècle, les guerres étaient dites de « position » et la Martinière, chirurgien-major à l'armée de Bavière pendant la Guerre de succession d'Autriche, constate le mauvais fonctionnement du service de santé des armées. Une réforme de cet organisme est indispensable. Les hôpitaux militaires sont trop peu nombreux, mal situés, trop loin du champ de bataille, les chirurgiens sont en civil et peuvent être pris pour des pillards, ils sont renvoyés à la fin des combats, sans rémunération. Il n'y a pas d'enseignement à la pratique de la guerre. Devenu premier chirurgien du roi avec le titre de « chirurgien consultant aux armées royales », il organise le service de santé pour les armées de terre dans les places militaires, certaines d'importance réduite, d'autres importantes comme Metz (1728), Strasbourg (1742), Lille (1758). Ce sont les secours militaires sur les champs de bataille sous le commandement des intendants.
En 1772, une commission de Santé est chargée d'inspecter les hôpitaux. En 1774, les hôpitaux de Lille, Metz et Strasbourg sont dotés d'un amphithéâtre : ce sont les « hôpitaux-amphithéâtres » où un enseignement est destiné à former médecin et chirurgiens.
En 1781, une ordonnance du roi de la main de Louis XVI charge Colombier de réorganiser les hôpitaux militaires comme il l'avait fait pour les hôpitaux civils. En fait, la vieille animosité entre médecins et chirurgiens n'est pas terminée : les chirurgiens, se sachant plus indispensables que les médecins au bon fonctionnement du service de santé, car ils opèrent sur le champ de bataille, essayent d'éliminer ces derniers avec l'aide de chirurgiens militaires dont Antoine Louis et François Dezoteux, membres de surcroît de l'Académie

royale de chirurgie. Cette ordonnance prévoit de remplacer les hôpitaux militaires des frontières, très coûteux d'entretien et sous l'autorité des médecins, par des hôpitaux « régimentaires » sous la responsabilité des chirurgiens-majors des régiments qui gardent les blessés et les malades et exercent de ce fait la médecine et la chirurgie, outrepassant ainsi leur fonction. Cette réforme fait aussitôt l'objet de la contestation de Coste, premier médecin des armées qui se désole de ces dispositions. Cette réforme sera éphémère car, avec la Révolution, les guerres dites de « position » deviennent des guerres de « mouvement »: la France entre en guerre contre la coalition de toutes les royautés d'Europe, guerres très meurtrières qui s'étalent de 1792 à 1802 (Traité d'Amiens). L'appel aux armes de 1792 s'adresse aux volontaires, *la patrie est en danger* proclame Danton devant l'invasion de la France par les troupes austro-prussiennes.

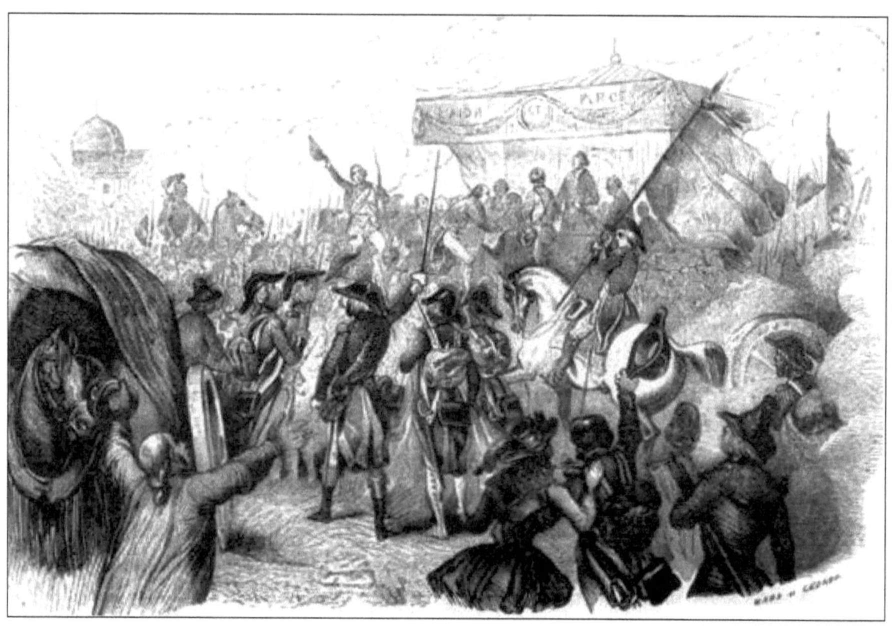

La patrie est en danger.

La bataille de Valmy remportée le 20 septembre 1792 contre l'armée prussienne, commandée par le duc de Brunswick Lunebourg, inaugure la guerre de « mouvement et d'offensive ».

La levée en masse est décidée en 1793 par la Convention, complétée par la loi Jourdan de 1798 qui institue un service militaire obligatoire organisé par la conscription. Les besoins de la France en médecins et chirurgiens des hôpitaux en campagne vont en grandissant; bon nombre d'entre eux sont morts sur les champs de bataille. Mais le personnel de santé est hétéroclite: il est composé des chirurgiens renommés bien formés dans les hôpitaux amphithéâtres tels Percy, Desgenettes, Larrey et d'autres, tous membres de l'Académie de chirurgie, du Collège de chirurgie ; il est complété par un personnel non qualifié plus nombreux, comprenant des médecins et chirurgiens civils, des étudiants volontaires ou requis, mal formés, d'anciens séminaristes ou des prêtres, fuyant les persécutions, appelés par Percy « les chirurgiens de pacotille. »

Le lieu de l'enseignement de la chirurgie va basculer de l'Académie royale de chirurgie vers les hôpitaux militaires. Le 31 juillet 1793, le nouvel hôpital militaire du Val-de-Grâce à Paris voit le jour dans l'abbaye du Val-de-Grâce, devenue bien national, avec l'autorisation de la Convention. Il devient hôpital d'instruction le 30 floréal an IV. Un enseignement de haute qualité sur le plan spécifique et scientifique est donné aux élèves militaires. En 1796, médecine, chirurgie et pharmacie voient leur enseignement théorique et pratique réorganisé dans les hôpitaux amphithéâtres. Percy et Larrey figureront parmi les professeurs de chirurgie, tandis que Coste sera celui de médecine.

Une commission de santé fixe le 3 Ventôse an II (22 février 1794) les règlements du service de santé des armées qui décide de l'emplacement des hôpitaux, de la formation et de l'affectation du personnel ; le conseil de santé est supprimé le 30 floréal an IV (9 mai 1794) remplacé par des inspecteurs généraux siégeant auprès du ministre de la guerre, les commissaires de guerre voient leur pouvoir renforcé. L'avis de Larrey, Percy et Desgenettes n'est pas écouté. Des économies drastiques sont promulguées par de nouveaux règlements. Il n'y a plus que 30 hôpitaux militaires et quatre hôpitaux d'instruction. Napoléon sera moins économe de la vie de ses hommes que ses prédécesseurs et le service de Santé des armées, pendant les guerres napoléoniennes, subira de nombreuses réformes qui le démantèleront.

LES INTERVENTIONS À L'ÉPOQUE DES LUMIÈRES

Elles sont encore très limitées, car les chirurgiens sont confrontés à trois problèmes qu'ils n'ont pas su résoudre. En premier l'hémorragie, souvent mortelle : le saignement artériel est contrôlé par la compression, la cautérisation, la ligature. Les pinces hémostatiques ne seront mises au point par Péan qu'à la fin du XIXe siècle. Vient ensuite l'infection par défaut d'asepsie. Il faudra attendre Pasteur et Lister pour que des mesures d'hygiène soient enfin préconisées[43] : les opérateurs travaillent à mains nues, en costume de soie, jabot de dentelle et perruque, ils passent sans aucune précaution de la salle d'opération, à la salle d'autopsie avec des résultats catastrophiques. Le troisième écueil est l'anesthésie, elle est inexistante. L'éther ne sera utilisé qu'en 1846, d'où la nécessité de faire vite, la dextérité est essentielle. En fait les interventions sur les organes internes, en particulier sur la cage thoracique ou la cavité abdominale, sont encore rares. De plus, la chirurgie en temps de paix est bien différente de celle des temps de guerre. De même, en ville les interventions sont plutôt le fait des chirurgiens, en particulier les gagnants-maîtrises des Frères de la Charité, à la campagne ce sont les chirurgiens « de légère expérience », les rebouteux, renoueurs, voire les charlatans qui officient.
D'autres affections demandent l'intervention des chirurgiens. La « taille » ou lithotomie sera pratiquée à la Charité pour traiter la lithiase urinaire ou maladie de la pierre ; elle fera la renommée de l'Hôpital. La taille ou lithotomie consistait à ouvrir la vessie pour en extraire les pierres. « Le petit appareil » incisait le périnée, dans la région médiane ou latérale, la prostate, le col de la vessie, deux doigts dans le rectum guidait la pierre vers l'incision. Le « Grand appareil » utilisait une sonde intra-urétrale pour inciser l'urètre postérieur, des instruments étaient introduits pour dilater ou dilacérer le col vésical et ainsi extraire le ou les calculs. La taille au-dessus du périnée est dite du « haut appareil ». La mortalité était autour de 40 %.
Sont aussi réalisées trépanation dans les traumatismes crâniens, évacuation d'un hématome extradural par Jean-Louis Petit, trachéotomie dans la diphtérie

43. Louis Pasteur (1822-1895) développe entre 1857 et 1876 la pasteurisation et la stérilisation. Joseph Lister, chirurgien britannique, utilisant les travaux de Pasteur sur les germes, désinfecte les instruments, les blouses et les plaies avec du phénol et réduit la mortalité opératoire.

D'autres interventions font l'objet de mémoires à l'Académie royale de chirurgie. Le cancer du sein dont Anne d'Autriche est morte en 1666, après des soins très douloureux par chaux vive et scarifications, est le sujet de nombreux essais. Jean-Louis Petit ainsi que Peyrhile proposent l'exérèse en bloc du sein, des ganglions axillaires et d'une partie du muscle grand pectoral. De même, les traitements des hernies étranglées, de la lithiase biliaire ou rénale et l'incision du rein dans une lithiase infectée, le traitement du bec-de-lièvre sont évoqués dans les communications. La première observation de résection ostéo-articulaire, pour éviter l'amputation dans les « caries » des os, est envoyée à l'Académie royale de chirurgie en 1782. La première appendicectomie aurait été pratiquée en Angleterre en 1735 par Claudius Aymant. Cheselden pratique, en 1750, la première incision supra-pubienne pour évacuer un calcul de la vessie.

Ces interventions sont le fait des gagnants-maîtrises de la Charité ou des opérateurs itinérants. Parmis eux, Jacques de Baulieu, dit « Frère Jacques », a appris le métier auprès d'un empirique, sans connaissance de l'anatomie ni de la pratique opératoire ; il a revêtu un habit religieux. Il acquiert une grande notoriété en Europe et se distingue par sa nouvelle opération de la pierre, la « taille latérale » qu'il pratique à la Charité. Le premier médecin du roi, Fagon, atteint de la maladie de la pierre, comme bien d'autres à cette époque, est tenté de se faire opérer par ce Frère, mais Mareschal se méfiant des charlatans, le met en garde. Il apprend toutefois la technique de Frère Jacques et opère Fagon selon sa méthode avec succès le 30 novembre 1701.

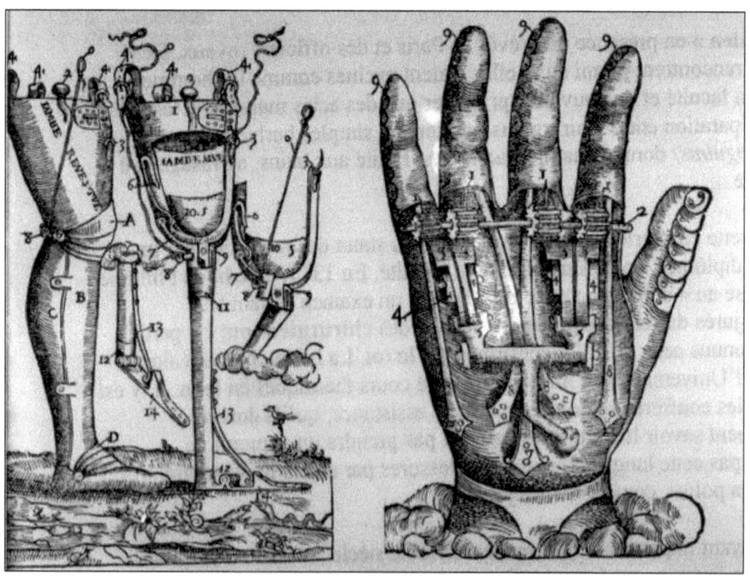

Prothèses d'Ambroise Paré.

C'est sur le champ de bataille que les innovations audacieuses ont lieu, car il faut économiser les vies et redonner le moral aux troupes par des actions d'éclat : la prise de décision doit être rapide. Ambroise Paré conseille le nettoyage précoce et soigneux des plaies avec extraction des corps étrangers et l'amputation rapide pour les blessures graves, plaies et fractures ouvertes des membres, avec ligature des vaisseaux pour éviter l'hémorragie et la gangrène. Il faut noter aussi l'immobilisation des fractures. Ambroise Paré avait préconisé la ligature des vaisseaux au lieu de la cautérisation des plaies par fer chaud ou huile bouillante et utilisé des pansements avec un mélange de jaune d'œuf, d'huile de rosat et de térébenthine de même que les asticots pour traiter la suppuration des plaies, idée reprise un temps au XXe siècle dans les services de dermatologie pour déterger le fond des ulcères de jambes. Il avait mis au point des prothèses pour remplacer les membres amputés. Il conseille aussi l'écoute de la musique pour soigner les maladies et apaiser les souffrances des blessés. Il est aimé des soldats et de leurs officiers qui apprécient sa curiosité d'esprit, toujours à la recherche d'une nouvelle technique et son humanité.

Le tourniquet à vis, pour limiter les hémorragies lors des amputations, fut inventé en 1718 par Jean-Louis Petit.

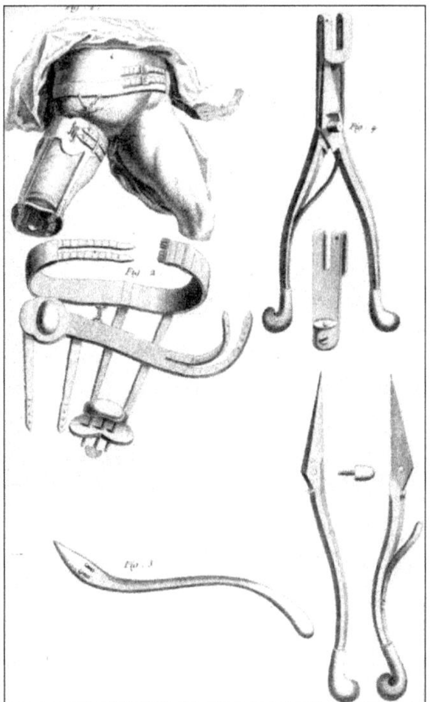

Le tourniquet à vis de Jean-Louis Petit.

Larrey, quant à lui, est pour l'amputation en urgence, pour éviter la gangrène, lors des blessures des membres, toujours très fréquentes. Connu pour sa dextérité et sa rapidité, il ampute une cuisse en quatre minutes et un bras en dix-sept secondes. C'est dans ces circonstances que des progrès seront réalisés.

La première césarienne sur une femme vivante a lieu en Allemagne en 1500 pour sauver l'enfant. Elle est décrite en 1581 par François Rousset dans « L'enfantement césarin ». Le taux de mortalité varie de 60 à 90 %, aussi Ambroise Paré puis François Mauriceau y seront opposés. Toutefois, elles augmentent du XVIe au XIXe siècle. Les césariennes *post mortem* de la mère, pour ondoyer le nouveau-né et le délivrer du péché originel afin qu'il n'aille pas dans les limbes, sont plus fréquentes.

CONCLUSION

C'est ainsi que les barbiers, modestes artisans, méprisés par les médecins, ont franchi progressivement au cours des siècles les échelons les menant au statut de chirurgiens, et sont enfin reconnus égaux des médecins. Ils ont acquis les connaissances théoriques et pratiques grâce aux nombreux lieux de savoir que ce soient les académies, les bibliothèques, les théâtres anatomiques et les hôpitaux. Le défilé de noms illustres qui jalonnent la presse médicale de syndromes, comme la maladie de La Peyronie, sclérose des corps caverneux, la fracture de l'extrémité inférieure du radius dite de Pouteau-Colles ou de sites anatomiques comme le triangle de Scarpa, zone de perception du battement de l'artère fémorale au niveau du pli inguinal, et ornent les rues et frontons de la plupart des hôpitaux de nos pays, est impressionnant. Mais dans ces temps comme aujourd'hui, une inadéquation existe entre les avancées scientifiques, leur acceptation et leur application. Du XVIIe à la fin du XVIIIe siècle des découvertes ont été faites sous l'impulsion des chirurgiens militaires, essentiellement les premiers chirurgiens du roi en France, la séparation entre chirurgie et barberie s'est effectuée, une amélioration du système de santé permettra l'émergence de la médecine du XIXe siècle avec ses grands noms tels Dupuytren, Nélaton, Velpeau, Laennec, Claude-Bernard, Pasteur. Un enseignement a été mis en place à l'Académie royale de chirurgie, dans les hôpitaux militaires et les écoles de chirurgie de province. Grâce à ces chirurgiens, en particulier La Martinière, la chirurgie est désormais une profession à part entière. Mais les structures de santé restaient insuffisantes, surtout dans les campagnes, et le personnel de piètre qualité. La thérapeutique ou plutôt les différentes recettes pour soigner ont peu de secours à apporter aux patients. Le peuple recherchait des solutions pour soulager ses maux d'où le recours à des « charlatans », qu'il faut sans doute considérer avec indulgence, car leurs résultats n'étaient pas si différents de ceux de la pratique officielle.

Taylor avait reçu la formation classique du chirurgien-barbier au XVIIIe siècle, en Angleterre : enseignement à l'hôpital par un maître, en l'occurrence Cheselden, célèbre lithotomiste, puis départ à l'étranger, chez Boerhaave à Leyde et Jean-Louis Petit à Paris. Il parfait ses connaissances et apprend le *couching*, luxation du cristallin dans le vitré, technique utilisée à l'époque pour traiter la cataracte. Il était loin d'être incompétent, considéré par certains comme expert en la matière. Il devait surtout sa réputation de charlatan à la publicité dont il s'entourait. Taylor a-t-il provoqué la mort de Bach et la cécité de Händel ? Rien n'est moins sûr. D'ailleurs étaient-ils porteurs de cataracte ? En absence de matériel adéquat, le diagnostic ne peut pas être établi. Bach et Händel ont été traités tous les deux par abattement ou luxation du cristallin, Bach des deux yeux, Händel sans doute du gauche, le droit atteint probablement par un phénomène vasculaire. Étant donné la place de l'aveugle dans la société, à l'époque de Taylor, les opérer et leur rendre la vision dans 40 % des cas, était faire œuvre utile. Il y avait encore au XVIIIe siècle un rejet de l'aveugle, tourné en dérision, *La dérision s'en prend au mendiant, ivrogne, cynique et débauché souvent berné par son guide. L'infirmité, marque visible d'une tare cachée, suscite aussi la répugnance.* (36: note de fin d'ouvrage) En 1771, l'aveugle est encore exhibé à la foire Saint-Ovide. Les résultats de Taylor n'étaient pas plus mauvais que ceux de ses confrères. Nos musiciens auraient-ils pu bénéficier avec succès de la technique d'extraction du cristallin de Daviel, que connaissait Sharp, mais que ce dernier n'a pas utilisée pour opérer Händel ? Daviel n'est pas allé à Leipzig, pas plus qu'en Angleterre. Il a commencé sa carrière en Espagne, puis a opéré en Allemagne la Princesse Palatine des Deux Ponts, également à Liège, Cologne, Metz et Strasbourg. Quant à leur mort, celle de Bach a sans doute été précipitée par l'intervention, mais Händel est mort très paisiblement un an après : ils étaient tous les deux victimes de leur mode de vie et de leur caractère et avaient eu des périodes « d'attaques » vraisemblablement cardio-vasculaires, peut-être à l'origine de leur problème visuel.

Comment Bach et Händel, personnages de haute spiritualité, vivant dans un monde cultivé, ont-ils pu s'adresser à Taylor, si ce n'est parce que ce bateleur avait un système de communication très au point et qu'il avait donc acquis la notoriété ? N'en est-il pas toujours ainsi de nos jours ? Devant la maladie et l'approche de la mort le recours à toute proposition n'est-il pas tentant ? Petits comme grands personnages de notre temps n'y ont-ils pas succombé ? Au XXIe siècle, le phénomène n'a pas disparu, gourous et sectes sont en nette augmentation.

Ces deux musiciens sont morts aveugles dans le noir de leur cécité il y a quelque deux siècles et demi : des portraits, des témoignages d'amis ou de la famille restent sur lesquels sont échafaudées des théories ; sans doute faut-il faire preuve d'humilité et reconnaître que tous les diagnostics proposés reposent sur des hypothèses non vérifiables.

NOTES

1 Romain Rolland, « Haendel », *Albin Michel*, 1951.
2 Nécrologie de C.-P.-E. Bach et J.-F. Agricola dans *Musikliche Bibliotek*, Leipzig, 1754 (Tra. Gilles Gantagrel).
3 Cuvillier Dominique. « À vue d'œil. Une aventure de lunette ». *Chêne. Hachette Livres*. 2007.
4 Idem C.-P-E. Bach *Opus cité*.
5 Stephan Zweig, « Les très riches heures de l'humanité : la résurrection de Georges-Frédéric Haendel », Paris, Grasset, 1939.
6 Idem Zweig *Opus cité*.
7 Labie Jean-François, « Georges-Fédéric Haendel ». *Diapason, Robert Laffont*, 1980.
8 Romain Rolland. *Opus cité*
9 Labie *Opus cité*.
10 La Sainte Bible. École biblique de Jérusalem : *Les Éditions du Cerf*, Paris 1956. Livre de Tobie, II l'Aveugle pp. 497, VI le Poisson p. 501, X les Yeux pp. 504-505.
11 Brisseau Michel. « Premières observations sur la cataracte » in Traité de la cataracte et du glaucome, Paris, Houry, 1709.
12 Grimm Friedrich Melchior. « Correspondance littéraire, philosophique et critique 1790, à Paris chez Furne et Lagrange ». *Gallica*.
13 Geiringer Karl. « Bach et sa famille ». *Buchet-Chastel*, 1979.
14 Mercier Louis-Sébastien, « Paris le jour, Paris la nuit ». *Robert Laffont, Bouquins*. 1990.
15 Lenoir Frédéric. « Comment Jésus est devenu Dieu ». *Fayard* 2010.
16 Lunel Alexandre. « La Maison médicale du roi. XVI-XVIIIes siècles. Le pouvoir royal et les professions de santé ». *Champ Vallon* 2008.
17 Isambert F.A., « Recueil général des anciennes lois françaises », tome XX, Paris 1830, pp. 508-517. Publication intégrale du texte de l'Édit de Marly.
18 Lebrun François. « Se soigner autrefois. Médecins, saints et sorciers au XVIIe et XVIIIe siècles ». *Éditions du Seuil*. Histoire, 1995.
19 Chateaubriand René de. « Les Mémoires d'outre-tombe ». *Livre de poche* n° 16079 I à XII.

20 Porter Roy. « Quacks : Fakers & Charlatans In English Medicine ». *Tempus Publishing Ltd*, 2000.
21 Coats G. « The chevalier Taylor », in Studies in the History of Ophtalmology in England, prior to the year 1800. *Ed. RR James* (Cambridge : *Cambridge University Press*) pp. 132-219.
22 Descartes René. « Discours de la méthode : pour bien conduire sa raison et chercher la vérité dans les sciences ». Paris : *Ed. de Cluny*, 1943. (Bibl. de Cluny 9).
23 Voltaire, « Lettres philosophiques », Rivages poche/ Petite bibliothèque, n° 634, 2009.
24 Mercier *Opus cité.*
25 Beaurepaire Pierre-Yves, « L'Europe des Lumières », *PUF*, 2000, n° 3715.
26 Mercier L.S. *Opus cité.*
27 Durand A. présente François-Marie Arouet dit Voltaire ; www.comptoirlitteraire.com.
28 Chateaubriand *Opus cité.*
29 Mercier *Opus cité.*
30 Rabier Christelle, « Les techniques chirurgicales autour de 1800 entre France et Grande-Bretagne : les enjeux des échanges ». Document pour l'histoire des techniques (en ligne) 19/2e semestre 2010, mis en ligne le 21 juin 2011 URL : htpp ://dht. revues. org/1298.
31 Bougainville L.-A. « Le voyage autour du monde », *Folio classique* 1982 (1385) pp. 93- 94.
32 Mercier *Opus cité.*
33 Imbault-Huard Marie-José. « L'école pratique de dissection de Paris de 1750-1822 ou l'influence du concept de médecine pratique et de médecine d'observation dans l'enseignement médico-chirurgical au XVIIe siècle et au début du XIXe siècle ». Atelier d'impression des thèses 1975-XVI. 370 p. École pratique des hautes études, sciences historiques et philologiques, Annuaire 1970-1971 - année 1971 - pp. 841-850.
34 Rabier Christelle, « Le service public de la chirurgie ». *Revue d'histoire moderne et contemporaine* 2011-58-1.
35 Greenbaum Louis, « The Commercial Treaty of Humanity ». La tournée des hôpitaux anglais par Jacques Tenon en 1787, *Revue d'histoire des sciences,* 24, 317-350.
36 Weygand Zina. « Vivre sans voir. Les aveugles dans la société française, du Moyen-Âge au siècle de Louis Braille », Paris, *Créaphis*, 2003, p. 375.

RÉFÉRENCES BIBLIOGRAPHIQUES

LES MUSICIENS ET LEUR MALADIE

BACH

Bach C.P.E et Agricola J.-F. « Nécrologie de Johann Sebastian Bach », dans *Musikliche Bibliothek,* Leipzig, 1754. (Trad. G. Cantagrel)

Breitenfeld Tomislav. *The Eyes and Brain of Johann Sebastian Bach. Arch. Ophtalmol. 2006 ; 124 : 1510.*

Candé Roland de. Jean-Sébastien Bach. *Seuil*, 1984. 491 p.

Cantagrel Gilles.
Bach en son temps, *Fayard* 1997.
Le moulin et la rivière, air et variations sur Bach. Paris, *Fayard*, 1998, 496 pp.
Bach en son temps. Pluriel. *Hachette* 1982. 568 p.
La rencontre de Lübeck. *DDB*, 2007.
Georg Philipp Telemann. *Éditions Papillon*, 2003.174 p.

Forkel Johann Nikolaus. *Über Johann Sebastian Bachs Leben, Kunst und Kunstweerke*. Leipzig, *Hoffmeister und Kühnel*, 1802.

Geiringer Karl. « Bach et sa famille ». Buchet/Chastel, 1979.

Lindeboom GA. « Johann Sebastian Bach' Eyes Operation and his Surgeon John Taylor » (in dutch). Nederlands tijdschrift voor geneeskund 01/1986 ; 129(51) : 2458-62 *Pub Med.*

Ludwig Reinhard. « Johann Sebastian Bach im Spiegel der Medizin ». *Édition. Waechterpappel, Grimma 2000.*

Nguyen Viet-Linh. « Schauet doch und sehet ». Muse baroque, *Le Magazine de la musique baroque,* 2003-2011, www. musebaroque. fr.

Synder C. « Johann Sebastian Bach and the chevalier Taylor ? Our ophtalmic heritage ». Boston, mass. *Little Brown & Cor ;* 1967, 77-79.

Wilkinson C. 12 Caroline Wilkinson. Figaro 5 mars 2008 Hervé de Saint-Hilaire.

Zegers Richard H.C. MDT. « The eyes of Johann Sebastian Bach ». *Arch. Ophtalmol.*, 2005 ; 123 : 1427-1430.

HÄNDEL

Belissa Marc. « Haendel en son temps ». *Ellipses éditions* 2011.

Keynes Milton. « Handel's Illenesses ». *Lancet* 1980 Dec. 20-27 ; 2 (8208-8209).

Labie Jean-François. « Georges Frédéric Haendel ». *Diapason Robert Laffont* 1980.

Mainwaring John. « Memoirs of the Life of the Late Georg Frederic Handel », London 1760, Gale Ecco, Print Éditions (28.5.2010).

Rolland R., « Haendel ». *Albin Michel*. 1951. p. 118, 2, 21.

Slatter E, Meyer A. « Contribution to a Pathology of the Musicians II Organic and Psychotic Disorders ». *Confin Psychiatry*, 3 : 129-145-160.

Zweig Stefan. « Les très riches heures de l'humanité : la résurrection de Georges-Frédéric Haendel ». Paris, *Grasset* 1939.

CATARACTE

« La chirurgie d'Abulcassis ». Traduction du docteur Lucien Leclerc 1861 pp. 146-48. En ligne.

Brisseau Michel, Traité de la cataracte et du glaucome Paris ; chez Laurent d'Houry, 1709.

Coats G., 1933, « The chevalier Taylor in Studies in the History of Ophtalmology in England Prior to the Year » 1800. *Ed. RR R James* (Cambridge : Cambridge University Press) pp. 132-219).

Cuvillier Dominique. « À vue d'œil. Une aventure de lunettes ». *Chêne. Hachette Livres*. 2007.

Daviel Jacques. « Sur la nouvelle méthode de guérir la cataracte par l'extraction du cristallin ». Mémoires de l'Académie royale de chirurgie. 1753, p. 337-354.

Holland Gerhard, « The first Eye-Operation-Cataract Surgery History of Medecine and Pharmacie ». Collection Christian Albrechts University Kiel, Germany, *Dieter Brocksch, Carl Zeiss AG*.

La Sainte Bible. École biblique de Jérusalem : *Les ÉditionS du Cerf* Paris 1956. Livre de Tobie, II l'Aveugle p. 497, VI le Poisson p. 501, X les Yeux p. 504-505.

Maître-Jan Antoine. « Traité des maladies de l'œil et des remèdes propres pour leur guérison. Enrichi de plusieurs expériences de physique ». Troyes *Jacques Le Febvre*, 1707.

Monti Maria Teresa. « La chirurgie de la cataracte. Institutions, techniques et modèles scientifiques de Brisseau à Daviel ». Revue d'Histoire des Sciences. Année 1994-vol.47. n° 47-1 p. 107-128.

O'Malley, C.D. and Saunders J.B. de C.M. « Leonardo da Vinci on the Human Body », New York, 1952, *Henri Schuman*, Inc., p. 331. Permission à demander aux auteurs et à Abelard-Schuman Limited.

Pouliquen Yves. « Un oculiste au siècle des lumières, Jacques Daviel ». *Odile Jacob*, Fév. 1999.

Saint-Yves Charles de. « Nouveau traité des maladies des yeux, les remèdes qui y conviennent & les opérations que leurs guérisons exigent. Avec de nouvelles découvertes sur la structure de l'œil, qui prouvent l'organe immédiat de la vue ». Paris : *P.A. Le Mercier*, 1722.

Sedan J. « La révolution opératoire de Daviel » clinique ophtalmologique, 1963 n°1 ; « Daviel, maître chirurgien-juré de l'Hôtel-Dieu de Marseille ». Annuaire de l'Association des internes et anciens internes de Marseille 1946.

Taylor John. « An Account of Mechanism of the Eyes » Norwich, 1727. 8 vol. 2. « The History of the Travels and Adventures of Chevalier John Taylor Ophtalmiater ». Alabama : The Classics of Ophtalmology, Division of Gryphoneeditions, Ltd. 1990, 2 vol.

Terson Albert. « Tenon comme ophtalmologiste ». Bull. Soc. Fr. Hist. Méd. 1993.27-15-22.

Weiner Dora B. « An Eigteenth-Centuty Battle for Priority : Jacques Daviel (1693-1762) and the extraction of cataracts ». Westport (conn) : *Greenwood Press* 1980. XVIII-271 p.

Weygand Zina. « Vivre sans voir : les aveugles dans la société française du Moyen-Âge au siècle de Louis Braille ». *Creaphis Paris* 2003. 375 p.

HISTOIRE DES CHIRURGIENS BARBIERS

Arasse Daniel. La chair, la grâce, le sublime ; Histoire du corps, 1. De la Renaissance aux Lumières, éditions du Seuil, janvier 2005, p. 464, p. 491-498.

Aziza Judith. Soigner et être soigné à l'Hôtel-Dieu de Marseille au XVIIe. XVIIIe. siècle. In rives nord méditerranéennes 2007.

Badinter Elisabeth. Emilie, Emilie ou l'ambition féminine au XVIIIe siècle. Livre de poche, Flammarion, Sept. 2007. p. 295-304.

Bailly Jean-Sylvain. Extraits des registres de l'Académie Royale des Sciences du 22 nov. 1786. Imprimerie royale 1786.

Barancourt Michel. Le codex parisien de 1748, un indicateur de la pharmacie au XVIIIe siècle. Thèse n° 43, Université Claude Bernard-Lyon 1, Faculté de pharmacie.18.6.1999.

Barot Franck. La médecine d'urgence : évolution du concept, de l'Antiquité au Samu. Thèse médecine. Amiens, 1998.

Beaurepaire Pierre-Yves. L'Europe des lumières. PUF, 2004, n° 3715.

Beccaria Cesare. Des délits et des peines. Flammarion 1991.

Bescond Jacques. Une construction de la clinique. Le savoir médical au XVIIIe siècle. L'Harmattan, 1010.

Boileau-Despréaux Nicolas. « Arrêt burlesque donné en la grand'chambre du Parnasse, en faveur des maîtres ès arts, médecins et professeurs de l'Université de Stagyre, au pays des chimères : pour le maintien de la doctrine d'Aristote ». Œuvres complètes. Bibliothèque de la Pléiade, Gallimard, 1966.

Bois J.-P., Les soldats invalides au XVIIIe siècle. Perspectives nouvelles. Histoire, économie et société ; 1982, V. 1, N° 1-2, p. 237-258.

Bonnemain Henri, Remèdes secrets, Revue Hist. pharma., 2001, V. 89, n° 332, pp. 471-476.

Bonner Neville Thomas. *Becoming a Physician : medical Education in Great Britain, France, Germany and United States, 1750-1945, Oxford, Oxford University Press, 1995, p. 93.*

Bots Hans, Waquet Françoise. La République des lettres. Belin-Bœck 1997. Europe et Histoire.

Bougainville L.A. de. Voyage autour du monde, Folio classique 1982 (1385) p. 93-94. Préface de Jean Proust. Folio classique.1982.

Boustani F. La circulation du sang. Entre Orient et Occident, l'histoire d'une découverte. Octobre 2007 Philippe Rey.

Bouvet M. Les commissions de contrôle des spécialités pharmaceutiques au XVIIIe siècle. Bull. Soc. histoire Pharmacie. 1922, V.10, n° 35, pp. 88-94.

Brockliss Laurence. L'enseignement médical et la Révolution. Histoire de l'éducation-n°42, mai 1989.

Brown E.A.R., 1981 « Death and the human body in the later Middle Ages : the legislation of Boniface VIII on the division of corpse ». Viator vol. XII, pp. 221-270.

Buchet Christian. Royal Navy et projection de puissance au XVIIIe siècle. Vers la maîtrise des facteurs tactiques et techniques du succès. Nouvelle « Histoire bataille » cahiers du CEHD n° 24, 2004.

Bueltzingloewen Isabelle von. Machines à instruire, machines à guérir. Les hôpitaux universitaires et la médicalisation de la société allemande. Presses universitaires de Lyon. 1997.

Céline Louis-Ferdinand. Semmelweis, Th Méd., Gallimard, l'Imaginaire, octobre 1999.

Chateaubriand René de. Les mémoires d'outre-tombe. Livre de poche n° 16079 I à XII, p. 590.

Chauvin Frédéric, Schiele Philippe, Chauvin Edouard, Fischer Cassu-Ferra Véronique, Fischer Louis-Paul. Les docteurs Moreau de Bar-le-Duc, Victor Moreau 1746-1791, Pierre-Félix Moreau 1778-1846, Les premières résections ostéo-articulaires. Histoire des Sciences médicales, T. XXXVI-N°4-2002.

Cheymol Jean, « L'honorable société des apothicaires de Londres ». Société Française d'Histoire de la Médecine, Séance du 15.3.1975.

Cotinat Louis. Un cabinet parisien d'histoire naturelle vendue aux enchères sous Louis XV. Revue d'histoire de la pharmacie. Octobre-Décembre 1959, V.47, n° 163, pp. 177-183.

Cerf Madeleine. La censure royale à la fin du XVIIIe siècle, communications, 1967, V. 9, N° 9, pp. 2-27.

Coury Charles. L'enseignement de la médecine en France des origines à nos jours. Expansion scientifique française, 1968, 199 p.

Dachez Roger. Histoire de la médecine de l'Antiquité au XXe siècle. Tallandier 2004.

Dagnino Jorge, MD. « Wren, Boyle and the origins of Intravenous injections and the Royal Society of London ». Anesthesilogy 2009-11-4, p. 923-924.

Dall'Ava-Santucci Josette. Des sorcières aux mandarines. Histoire des femmes médecins. Calmann-Lévy 1989.

Darnton Robert. De la censure, nrf essais, Gallimard, 2014.

Daverne Christine, Fleurent Christine. Éditions de La Martinière, 2011. Cabinets de curiosité. La Passion de la collection.

Demazière A. Encyclopédie des mots historiques vrais et faux, p. 258, Famot, G. Genève 1980.

Denizot Paul. Publicité et libertés dans la presse britannique à la fin du XVIIIe siècle. Bul. Soc. Études anglo-américaines des XVIIe et XVIIIe siècles. 1989. V 29, n° 29, pp. 159-177.

Descartes René. Discours de la méthode : pour bien conduire sa raison et chercher la vérité dans les sciences. Paris : Ed. de Cluny, 1943. (Bibl. de Cluny 9)
Traité de l'homme (1648) Extraits. Version numérique Jean-Marie Tremblay site Web. htpp ://pages. infinit. net/sociojmt.

Diderot Denis, d'Alembert Jean Le Rond, L'Encyclopédie ou Dictionnaire raisonné des sciences, des arts et des métiers par une Société de gens de lettres. 1re édition 1751 à Paris. André Le Breton, Michel Antoine David, Laurent Durand, Antoine-Claude Briasson.

Diderot Denis. Lettre sur les aveugles à l'usage de ceux qui voient. Additions à la lettre sur les aveugles. GF-Flammarion 1972 n° 252.

Dionis Pierre. Cours d'opérations de chirurcie (sic chirurgie) démontrées au Jardin royal. Paris chez Laurent d'Houry, rue Saint Séverin, 1750.

Durand André présente François-Marie Arouet dit Voltaire. www.comptoirlitteraire.com.

Ecco Umberto. Le nom de la rose. Livres de poche 5859.

Fischer LP, Bel JC, Blatteau JE. ; François de Lapeyronie (1678-1747) « restaurateur de la chirurgie », avec les démonstrateurs de « chirurgie » (1724) l'Académie de chirurgie (1731), « les droits des chirurgiens » (1743), brillant chirurgien civil et

militaire. En ligne www.bium.univ-paris5.fr/acad-chirurgie 1634-0647, 2012.
Florence Catherine. La pratique et les réseaux savants d'Albrecht von Haller (1708-1777), vecteurs du transfert culturel entre les espaces français et germaniques au XVIIIe siècle. Thèse doctorat histoire, Université Nancy 2, 18.9.2009, pp. 170-186.

Fodéré François-Emmanuel. Essai sur les maladies des artisans, traduit du latin par M. de Fourcroy, maître ès Arts de l'Université de Paris et étudiant en médecine, I Vol., in 16, Moutard, Paris 1777.

Frank Johann Peter, *System einer vollstaendigen medizinischen Polizei* médecin du Prince évêque de Spire. 1er vol. À Manheim chez Schwan, 1779. IN 8 vo de 678 pages.

Furetière Antoine, Dictionnaire universel contenant généralement tous les mots français, tant vieux que modernes et les termes des sciences et des arts, A La Haye et Rotterdam Chez Arnout & Reiner Leers, 1690. Avec privilège. Tome I Article charlatan.

Gargam Adeline, Savoirs mondains, savoirs savants : les femmes et leurs cabinets de curiosités au siècle des lumières, Genre et Histoire (en ligne), n° 5, Automne 2009. https:genrehistoire/revues. org/899

Gelfand Toby. *Professionalizing Modern Medecine : Paris surgeons and medical Science and Institution in 18 th Century*. Revue d'Histoire des Sciences. 1984, vol. 37, n° 37-1, pp. 90-91.

Gélis Jacques, Le corps, l'Église et le sacré, Histoire du corps 1. De la Renaissance aux lumières, Éditions du Seuil, janvier 2005, pp.110-111.
Sages-Femmes et accoucheurs : l'obstétrique populaire au XVIIe et XVIIIe siècles. Annales, Économies, Sociétés, Civilisations 1977, V 32, n° 5, pp. 927-957.

Gilbert Joseph. Buffon. Le sacre de la nature. Perrin 2011.

Gmerk Mirko D. (dir). Histoire de la pensée médicale en Occident, vol.3, du romantisme à la science moderne, Paris, le Seuil, 2000, p. 428, essor de la chirurgie Ulrich Tröhleer.

Gonzalès J. Histoire de la procréation humaine. Albin Michel, 2012.

Gougenheim Sylvain. Aristote au Mont Saint-Michel : les racines grecques de l'Europe chrétienne. Seuil, collection « Univers historique », mars 2008.

Gousset Denis. Santé, médecins et chirurgiens dans la marine anglaise de l'époque médiévale à 1815 : essai d'histoire comparée de la médecine. Th. : Méd. Nantes 1976-1644.

Greenbaum Louis., *The commercial Treaty of Humanity.* La tournée des hôpitaux anglais par Jacques Tenon, Revue d'histoire des sciences, 1971, V 24, n° 24-4, p. 317-350.

Hogarth, Exposition Musée du Louvre, Paris 20.X.2006-8.I. 2007.

Holland Gerhard, *The first eye-Operation-Cataract Surgery History of Medecine and Pharmacie collection Christian Albrechts University Kiel, Germany, Dieter Brocksch, Carl Zeiss AG.*

Howard John. *The state of prisons in England and Wales, Londres Warrington, 2 Vol., 1777-1780* (État des prisons, des hôpitaux et des maisons de force, tra. J.-P. Bérenger, Paris, Lagrange 2 vol., 1788).
Huart Pierre. L'enseignement de la chirurgie à l'Hôtel-Dieu, d'après une lettre inédite de Desault à l'Assemblée Nationale (1791). Revue d'histoire des sciences. 1972, T. 25 n°1. pp. 55-63

Huart Pierre. Cl. Chaligne, chirurgien de la Compagnie des Indes. Histoire du service de santé de la compagnie (1664-1793). Rev. Hist. Sciences et applications, 1961, V 14, n° 14_3_4, p. 365-367.

Hug Sylvain. L'ombre de la magie blanche sur le quotidien. http://etudesmagiques.info/varia/EG_Varia-01.pdf.

Imbault-Huard Marie-José. École pratique des hautes études. 4e section, Sciences historiques et philologiques. Annuaire 1970-1971, année 1971, p. 841-850

Isambert F.A. Recueil général des anciennes lois françaises, tome XX, Paris, 1830, p. 508-517. Publication intégrale du texte de l'Édit de Marly.

Iselin François. La Martinière. Perrin 2010, p. 118.

Jacquart Danielle. La médecine médiévale dans le cadre parisien. XIV-XVes siècles. Paris, Fayard « Penser la médecine » 1998, 587 p.

Jeanneau Béatrice. La pharmacopée des navires négriers nantais au XVIIIe siècle, Th. Dipl. État doct. pharm., Université de Nantes, 2003, 468 p., 2 tomes.

Julien Pierre. Avec la marine royale. Rev. Hist; pharma. 1962, V. 50, N° 172, pp. 233-234.

Johnson S. *Dictionary of English language.* London. Printed by W. Strohan. 1755.

Labrude Pierre. Jean Colombier (Toul 1736 - Paris 1789) médecin, chirurgien et hygiéniste, inspecteur des hôpitaux et réformateur du Service de Santé Militaire. Études touloises, 2009, n° 132, p. 21-32.

Lafont Olivier. Médicaments des villes, médicaments des champs. Réglementation stricte contre pragmatisme. Rev. Hist. Pharm., 90, n° 334, 2002, p. 211-220.

Laget Mireille. La césarienne ou la tentation de l'impossible, XVIIe et XVIIIe siècle. Annales de Bretagne et des pays de l'ouest. 1979, V. 86, n° 86-2, pp. 177-189.

Laget Pierre-Louis, Le développement de l'enseignement clinique à Paris et la création de l'école Clinique interne de l'hôpital de la Charité, *In Situ*, mis en ligne le 13.12.2011, consulté le 25.8.2013. URL: http:/insitu. revues. org/911;DOI:10.4000/ insitu.911.

Lamarck J.B. Mémoire sur les cabinets d'histoire naturelle et particulièrement celui du jardin des Plantes. 1790.

Larcan Alain. Histoire des gestes et des techniques de réanimation au XVIIIe siècle. Histoire des sciences 1979.

La Médecine à Paris du XIIIe au XXe siècles. Fondation Singer-Polignac Éditions Hervas. 1984.

La Sainte Bible. École biblique de Jérusalem: les Édition du Cerf Paris 1956. Livre de Tobie, II l'Aveugle p. 497, VI le Poisson p. 501, X les Yeux p. 504-505.

Le Trésor des Médicis. Musée Maillol 29.9.2010-13.2.2011.

Le Quellec Stéphanie. Histoire des urgences à Paris de 1770 à nos jours. Th. Université Paris 7-Denis Diderot. Faculté Xavier Bichat-2000.

Lebrun François. Se soigner autrefois. Médecins, saints et sorciers au XVIIe et XVIIIe siècles. Éditions du Seuil. Histoire, mars 1995. H 193.

Leclerc Buffon GL. Dans « De la manière d'étudier & de traiter l'Histoire naturelle » par G.-L. Leclerc Buffon, tome I, Imprimerie royale Paris.

Lenoir Frédéric. Comment Jésus est devenu Dieu. Fayard. Avril 2010. pp. 217-219, 252.

Lessard Renald. De France à Nouvelle-France: la pratique médicale canadienne au XVIIe et XVIIIe siècles, Annales de Bretagne et des pays de l'Ouest, 1988, V.95, n° 95-4, pp. 421-433.

Lime Jacques, Villeparisis et l'Abbaye St-Victor de Paris, 1991,160 p.: J. Lime 1991

Lochey Hélène. Etre sage-femme au XVIIIe siècle. AGAM, www.agam-06.org.

Lucenet Monique. Médecine, Chirurgie et Armée en France, au siècle des Lumières. Édition I &D, 2006.

Lunel Alexandre. La maison médicale du roi. XVI-XVIIIe siècles. Le pouvoir royal et les professions de santé. Champ Vallon, 2008.

Mazauric Simone, Histoire des sciences à l'époque moderne, Paris, Armand Colin, 2009.

Martin Jean-Pierre. Instrumentation chirurgicale en France, des origines au XIXe siècle. Édition Harmattan. fr, diffusion.harmattan@wanadoo.fr.

Mercier Louis-Sébastien. Paris le jour, Paris la nuit. Robert Laffont. Bouquins 1990.

Mettrie Onfroy de la. Julien, L'homme machine 1747. Folio Essais.

Mias Lucien. Bref historique de l'ordre des médecins. Mai 2000.

Molière : Le malade imaginaire. Œuvres complètes en six volumes, tome sixième. Édition Lutetia. Nelson, Paris, Éditeurs.

Mongrédin Jean. La musique en France, des Lumières au Romantisme. Flammarion, 1986, p. 18.

Moulin Anne-Marie, Chuvin Pierre. L'Islam au péril des femmes : une Anglaise en Turquie au XVIIIe siècle. Introduction traduction et notes : La Découverte 1991.

Moulin Anne-Marie. Médecin du Prince. Voyage à travers les cultures. Odile Jacob 2010.

Mounier-Kuhn Alain. Chirurgie de guerre. Le cas du Moyen-Âge. Economica. 2006.

Oki Sayaka. Académiciens et experts ? Le problème hospitalier parisien vu par l'Académie royale des sciences à la fin du XVIIIe siècle. 3.II. 2006 en ligne.

Opetalovà Kristina, Blaizot Xavier and co. *Maggot Therapy for Wound Debridement. Arch. Dermatol.* 2012 ; 148 (4) 432-438.

Paravicini Baglioni A. 1992 « Démembrement et intégrité du corps au XIIIe siècle » Terrain, n° 18, pp. 26-32.

Perret Jean-Jacques, Maître Coutelier. L'Art du coutelier expert en instruments de chirurgie, 1771, 239 p. sous format « in-folio » avec 72 planches en taille-douce,

sous l'approbation de l'Académie Royale des Sciences.
Peter-Décarsin Carole, Le corps mort: sujet ou objet de l'autopsie ou de la naissance du cadavre à la mort de l'homme. DEA d'Ethique Biologique et Médicale, Faculté de Médecine Necker 1995.

Petitfils Jean-Christophe: sous la direction de. Le siècle de Louis XIV. Perrin Le Figaro histoire 2015.

Porter Roy. « Quacks; Fakers & Charlatans in English Medecine ». Tempus Publishing Ltd. 2000.

Porter Roy et Vigarello Georges. Histoire du corps, 1. De la Renaissance aux Lumières, corps, santé et maladie, pp. 372-373.

Pouliquen Yves. Un oculiste au siècle des lumières. Odile Jacob. Félix Vicq d'Azyr, Les Lumières et la Révolution. p. 30 Odile Jacob Sept. 2009. Mme de Sévigné et la médecine du grand siècle. Odile Jacob 2006.

Rabier Christelle. La disparition du barbier chirurgien. Analyse d'une mutation professionnelle au XVIIIe siècle. Annales. Histoire sciences sociales. 2010/3 (65e année). Analyse d'une mutation professionnelle au XVIIIe siècle. Annales. Histoire Sciences sociales 2010/3 (65e année) p. 679-711. Vulgarisation et diffusion de la médecine pendant la Révolution: l'exemple de la chirurgie. Annales historiques de la Révolution française; en ligne, 338 octobre-décembre 2004, mis en ligne le 15 décembre 2007. URL: http:/ahrf. revues. org/1589. Les techniques chirurgicales autour de 1800 entre France et Grande-Bretagne: les enjeux des échanges. documents pour l'histoire des techniques (En ligne) 19/2e semestre 2010, mis en ligne le 21 juin 2011, URL: http://dht.revues.org/1298. Le système des professions, entre sociologie et histoire: retour sur une recherche 6. 2.2013. hashs-archives-ouvertes. fr/halshs-00790494. Le service public de la chirurgie. Revue d'histoire moderne et contemporaine 2011-58-1.

Rey Roselyne. La vulgarisation médicale au XVIIIe siècle: le cas des dictionnaires portatifs de santé. Revue d'histoire des sciences, 1991, V.44, N° 44_3_4, pp. 413-433. L'école de Santé de Paris sous la Révolution: transformations et innovations. Histoire de l'éducation. 1993, V. 57, N° 57, pp. 23-57.

Riquier R. Contribution à l'étude historique de la réanimation respiratoire au XVIIIe. et au XIXe siècle, à travers les secours à donner aux asphyxiés, aux noyés et aux enfants en détresse. Thèse médecine; Amiens 1985.

Rivière Patrick. Comte de Saint-Germain. Qui suis-je? Éditions Pardès 20 chirurgie. Revue d'histoire moderne et contemporaine.

Robert Georges, Émission du Comité protestant Des Amitiés françaises à l'étranger.

« La lettre » n° 24 1999. La Révocation de l'Édit de Nantes et la dispersion des professionnels de santé hors de France. Soc. FRC. d'His. De la médecine Comité de lecture du 18.XII. 2004.

Roche Daniel, Le siècle des Lumières en province, Académies et Académiciens provinciaux, 1680-1789, Paris, La Haye, Mouton, 1978, 2V., 394 p.

Sagal Alain. Les progrès de l'exploration visuelle des organes au XVIIe et XVIIIe siècles. www.biusanteparisdescartes.fr/sfhm/HSMx1979x013x004x0395.pdf.

Saïdou Anne Isabelle. Les derniers médecins du roi Stanislas. La Lettre du musée de la Faculté de médecine de Nancy, 2005, n° 34, p. 3-4 : recueil 1997-2006, p. 159-161.

Seefeldt Jürgen et Ludger Syré. Des portails sur le passé et le futur. Les bibliothèques en Allemagne. Edité sur commande de *Bibliothek & Information Deutschland e. V. (BID)*. Édition papier : *Georg Olms Verlag 2007 Hildesheim-Zürich-New-York 2014.*

Sicard André. La chirurgie française au XVIIIe siècle. Communication présentée à la séance du 20 mars 1993 de la société française d'Histoire de la médecine.

Sournia Jean-Charles. Histoire de la médecine, Paris 1982, Jean-Pierre Goubert édit.

Tenon JR. L'anatomie, la pathologie et la chirurgie. Paris : Nyon, in 8°, 1806.XXIV-, 496 p. Doin Éditeurs/ Assistance Publique-Hôpitaux de Paris, 1998, 472 p. Mémoires sur les hôpitaux de Paris repris de l'édition de 1788. Doin Éditeurs/ Assistance publique-Hôpitaux de Paris, 1998, 472 p.

Tussaud Marie. Madame Tussaud. Mémoires et souvenirs. Arléa. 2005.

Viaud JF. « Crédibilité et ambiguïté des annonces et messages médicaux dans la presse sous l'Ancien Régime » publié le 6.6.2011 par Sisyphe.

Vidal François. Les « Petites écoles » de médecine au XIXe siècle. Actes. Société française d'histoire de l'art dentaire, 1995.

Vigarello Georges. Histoire des pratiques de santé. Éditions du Seuil Histoire H 259, 1993.

Vittu Jean-Pierre, Du Journal des savants aux Mémoires pour l'histoire des sciences et des beaux-arts : l'esquisse d'un système européen des périodiques savants, PUF XVIIIe siècle 2005/3-n°228, p. 527-545.

Voltaire Monsieur de. Collection complète des œuvres. Tome sixième. À Amsterdam. DCC. LXIV p 330. Lettres philosophiques XII.
Waresquiel Emmanuel de. Fouché, Les silences de la pieuvre. Tallandier/Fayard, septembre 2014, 831 pp.

Weiner Dora B. *An Eighteenth-Century Battle for Priotrity : Jacques Daviel (1693-1762) and the extraction of cataracts. Westport (Conn.) Greenwood Press. XVIII-271 p.*

Weiss Charles, Histoire des réfugiés protestants de France, depuis la révocation de l'Édit de Nantes, jusqu'à nos jours. Tome II (1853) Paris, Charpentier, Libraire-Éd.,1853, 455 pages. Téléchargement format PDF (Acrobat Readers) (I fichier de 270 pages de 968K).

Withering William. *An account of Floxgloves and some of its Medical Uses with practical remarks on dropsy and some other diseases. 1785. Pudl. Swinney. Birmingham.*

Zelbstein Uri. Médecine et électricité. Centre de recherche sur la culture technique, Neuilly-sur-Seine (FRA), culture technique n° 15-1985 p. 294-302.

TABLEAU CHRONOLOGIQUE DES ÉVÉNEMENTS

Siècles	Musiciens	Grands événements santé	Grands personnages	Barbiers / chirurgiens	Arts et Lettres	Histoire	Gouvernants
-460 -380			Hippocrate				
-341 -270			Épicure				
II			Galien 138-201				Marc-Aurèle 121-180
IV-V						Invasions barbares	Clovis Vers 465-511
XI			Avicenne 980-1037 Alhazen 965-1039				
		École de Salerne XI-XII	Constantin l'Africain 1015-1087		Abélard 1079-1142	8 croisades 1096-1291 Hasting 1066	Guillaume Le Conquérant 1027-1087
XII							
		Concile de Tours 1163			Légende roi Arthur 1136-1155	Découverte science arabe 1120-1190	Frédéric Barberousse 1122-1190 Gengis-Khan 1155-1227 Aliénor d'Aquitaine 1122-1204 Frédéric II Hohenstaufen 1194-1250
XIII	Adam de la Halle vers 1240-1287	IV Concile Latran 1215	Chauliac Guy de 1215-1295 Pitart 1238-1315 Lanfranc 1250-1306	Vers 1268 Confrérie St Côme St Damien École chirurgie à Paris Lanfranc	Joinville 1225-1317	Oxford Université 1206 Montpellier Université 1220 Cambridge Université 1223	Saint Louis 1226-1270 Philippe Le Bel 1285-1314

TABLEAU CHRONOLOGIQUE DES ÉVÉNEMENTS

Siècles	Musiciens	Grands événements santé	Grands personnages	Barbiers / chirurgiens	Arts et Lettres	Histoire	Gouvernants
XIV							
	Guillaume de Machaut 1300-1377	Bulle interdisant la dissection 1300	Boniface VIII 1235-1303	Statuts Collège St-Côme 1347	Pétrarque 1304-1374	Guerre de Cent ans 1337-1453 Peste noire 1347-1352 Gutemberg 1398-1468	Philippe VI Valois 1293-1350 Édouard III d'Angleterre 1312-1377
XV	Josquin des Prés 1440-1521			1437 Entrée chirurgiens à l'université 1462 United Barber-surgeons company cours à l'université pour les barbiers 1490/1494	Jeanne d'Arc 1412-1431 Leonardo da Vinci 1452-1519	Azincourt 1415 Expulsion des juifs d'Espagne et du Portugal 1492	Charles VII, Valois « Le Victorieux » 1403-1461 Édouard IV d'Angleterre 1442-1483 Isabelle la Catholique 1451-1504 Elizabeth I d'Angleterre 1533-1603
XVI	Monteverdi 1567-1643	Ligature des artères 1552 Circulation pulmonaire 1553	Paré 1510-1590 Servet 1511-1553 Vésale 1514-1564	Collège St-Côme = Faculté de chirurgie 1577	Galilée 1564-1642	« Et pourtant elle tourne. » 1633	Charles Quint 1500-1558 Charles VIII York 1509-1547 François Ier 1494-1547

Siècles	**Musiciens**	**Grands événements santé**	**Grands personnages**	**Barbiers / chirurgiens**	**Arts et Lettres**	**Histoire**	**Gouvernants**
XVII							
	Lully 1632-1687 Purcell 1659-1695 Telemann 1681-1767 Rameau 1683-1764 Bach, Händel, Scarlatti 1685	1628 Circulation du sang 1638 1er codex en latin 1666 A. R. Sciences Paris 1686 "La Grande Opération"	Harvey 1578-1657	1660 Dissolution Collège St-Côme Communauté des chirurgiens barbiers de St-Côme 1692 réouverture collège St-Côme	Képler 1571-1630 Descartes 1593-1650 Molière 1622-1673 1673 Le Malade imaginaire Defoe 1660-1731 Robinson Crusoe	Guerre de 30 ans 1618-1648 Commen-wealth d'Angleterre Départ des Huguenots vers le « Refuge » 1530-1685 1685 Révocation de l'Édit de Nantes	Charles I Stuart 1600-1649 Cromwell 1559-1658 Louis XIII 1601-1643 Charles II Stuart 1630-1685 Louis XIV 1638-1715
XVIII							George I Hanovre 1660-1727 George II Hanovre 1683-1760

Siècles	**Musiciens**	**Grands événements santé**	**Grands personnages**	**Barbiers / chirurgiens**	**Arts et Lettres**	**Histoire**	**Gouvernants**
XVIII							
	Gluck 1714-1787	1707 Édit de Marly	Brisseau Pierre 1631-1717	1731 Académie Royale de chirurgie	Voltaire 1694-1778	1700 A. R. Sciences Prusse	Frédéric II Prusse 1712-1786
	Haydn 1732-1809	1708 Édit du roi service de santé des armées	Newton 1643-1727	1743 séparation robe longue/ courte	Kant 1724-1804		Louis XV 1710-1774
	Grétry 1741-1813					1777 Lavoisier composition de l'air	Impératrice Marie-Thérèse Autriche 1717-1780
	Chevalier St-Georges 1745-1799		Brisseau Michel 1676-1743	1745 Company of surgeons		1777 1re Société des auteurs	
	1750 mort de Bach	1708 Cataracte = cristallin opacifié	Daviel Jacques 1693-1762		Beaumarchais 1732-1799		Georges III Angleterre 1738-1820
	Mozart 1756-1991	1745 Extraction du cristallin : Daviel	Swieten Gerard van 1700-1772			1765-1785 Sturm und Drang	Joseph II Autriche 1741-1790
	1759 mort de Händel	1772 *Bürgerspital* enseignement lit du malade. Vienne			Goethe 1749-1832		Louis XVI 1754-1793

Siècles	Musiciens	Grands événements santé	Grands personnages	Barbiers / chirurgiens	Arts et Lettres	Histoire	Gouvernants
XVIII							
	Beethoven 1770-1827	1782 Desault enseignement lit du malade 1791 Loi Allard/ Le Chapelier 1792 Campagne d'Italie, organisation médecine de guerre 1794 3 écoles de Santé France 1798 École de médecine Paris	Hunter John 1728-1793 Desault Pierre Joseph 1738-1795 Percy Pierre-François 1754-1825 Larrey Dominique-Jean 1766-1842	1782 Josephinum Autriche	Diderot/ Alembert La Grande encyclopédie 1751-1772 Fichte 1762-1814	1789-1791 Constituante 1789 Déclaration des droits de l'homme 1791-1792 Législative 1792-1795 Convention 27/7/1794 9 Thermidor 1795-1799 Directoire 1798 Loi Jourdan 1799-1804 Consulat 1792-1795	Bonaparte 1769-1821

INDEX DES PERSONNAGES

Adelung Johann Christoph 1732-1806
Agricola Johann Friedrich 1694-1733
Alembert Jean le Rond d', 1717-1783
Algarotti Francesco, 1712-1764
Alhazen (Ibn al-Haytham) 965-1039
Allarde Pierre-Gilbert Le Roy Baron d', 1749-1809
Alletz Pons-Augustin 1703-1785
Altnickol Johann Christoph 1720-1759
Ammar ibn'Ali al Mawsili vers 1000
Anel Dominique, 1679-1730
Anderson James 1684-1739
Arago François 1786-1853
Arantius, Aranzio Guilio Cesare, v.1530-1562
Ariosti Attilio 1666-1729
Aristote 384 av.JC-322 av. JC
Arlandes François-Laurent marquis d', 1742-1809
Aselli Gaspare 1581-1626
Astruc Jean Aymant Claudius
Auenbrugger Joseph Leopold 1722-1809
Auguste Frédéric de Saxe le Fort Auguste II de Pologne 1694-1733
Autriche Anne d', 1601-1666
Bach Carl-Philipp-Emmanuel 1714-1788
Bach Jean Sébastien 1685-1750
Bach Johann Christian 1732-1795
Bach Johann Christoph 1720-1759
Bach Johann Elias 1705-1755
Bach Wilhelm Friedemann 1710-1784
Bacon Francis 1561-1626
Bailly Jean-Sylvain 1736-1793
Balmat Jacques 1762-1834
Balsamo Joseph dit Allessandro Cagliostro 1743-1795
Bammler Johann Nathanael 1722-1784
Barbe Sainte morte vers 235
Barre François-Jean Lefebvre chevalier de la, 1746-1766

Barthez Joseph 1745-1818
Bartisch Georg 1535-1606
Baudelocque Jean-Louis 1745-1810
Bayen Pierre 1725-1798
Bayle Pierre 1647-1706
Beaulieu Frère Jacques de, 1651-1720
Beccaria Cesare 1738-1794
Beer Georg Joseph 1763-1821
Beethoven Ludwig van 1770-1827
Bégon Michel, 1638-1710
Belestre François Picoté de 1661-1733
Belle-Isle Charles Louis Auguste Fouquet duc de 1684-1761
Berkeley Georges 1685-1753
Bernardin de Saint-Pierre Jacques-Henri 1737-1814
Bernoulli Jacob (Jacques) 1654-1705
Berthollet Pierre-Louis 1748-1822
Bertholon Jean-Paul Poirier Abbé 1741-1800
Bichat Marie-François Xavier 1771-1802
Bignon Jean-Paul 1662-1743
Biheron Marie-Marguerite
Billardière Jacques-Julien Houtou de la 1755-1834
Bingen Sainte-Hildegarde von 1098-1179
Bligny Nicolas de,1682-1722
Blow John 1649-1708
Bodley Thomas 1545-1613
Boë François de la (Sylvius) 1614-1672
Boerhaave Herman 1668-1738
Boieldieu François-Adrien 1775-1834
Boileau Etienne v.1200-1270
Boileau-Depréaux Nicolas 1636-1711
Boissier de la Croix de Sauvages François 1706-1767
Bonaparte Napoléon 1769-1821
Boniface VIII, Gaetani Benedetto 1235-1303
Bononcini Giovanni Battista 1670-1747
Bordeu Théophile de, 1722-1776
Bougainville Louis-Antoine de, 1729-1811
Boulduc Simon 1652-1729
Bourdelin Louis-Claude 1696-1777
Bourgeois Louise 1563-1636
Boyer Alexis (baron) 1757-1833
Boyle Robert, 1627-1691

Brès Mélanie 1839-1925
Breteuil Louis-Charles le Tonnelier baron de, 1730-1807
Brinvilliers Marie-Madeleine Dreux d'Aubray marquise de 1630-1676
Brisseau Michel 1676-1743
Brissot Jacques-Pierre 1754-1793
Bromfield William 1712-1792
Brosse Guy de la, 1586-1641
Broussais François-Joseph-Victor 1772-1838
Brown John 1735-1788
Brunet Claude fin XVIIe, début XVIIIe
Bruno Giordano 1548-1600
Brunswick Wolfenbüttel Anna-Amelia 1739-1807
Buchan William 1729-1805
Budé Guillaume 1467-1540
Buffon Georges Louis Leclerc comte de, 1707-1788
Bunon Robert 1702-1748
Buxtehude Dietrich 1637-1707
Byrd William 1540-1623

Calcar Jan van Johan Stephen von. v.1499-1545
Cambacérès Jean-Jacques Régis de, 1753-1824
Cartouche Louis Dominique Garthausen dit, 1693-1721
Catherine II de Russie, Sophia Augusta Frederika d'Anhalt-Zerbst, 1729-1796

Cavendish Henry duc de Devonshire 1731-1807
Celsus Aulus Cornelius 25 av.JC-50 après JC
Chamberlen Peter le vieux 1560-1631, Peter le jeune 1572-1696
Chandos James Brydge duke of, 1673-1744
Chaptal Jean-Antoine comte de Chanteloup 1756-1832
Charles I Stuart 1600-1649
Charles II Stuart 1630-1685
Charles IX Valois 1550-1574
Charles Quint Habsbourg 1500-1558
Charles VIII Valois 1470-1498
Chamillard Michel 1652-1721
Chateaubriand François-René de, 1768-1848
Châtelet Emilie le Tonnelier de Breteuil Marquise du, 1706-1749
Chauliac Guy de, 1298-1368
Cheselden William 1668-1752
Chicoyneau François 1672-1752
Chirac Pierre 1648-1732

Coats George 1876-1915
Cochon-Dupuy Jean 1674-1757
Colbert Jean Baptiste Antoine marquis de Seignelay 1651-1690
Colbert Jean-Baptiste 1619-1683
Commerson Philibert 1727-1773
Condamine Charles-Marie de la, 1701-1774
Condorcet Nicolas de Caritat marquis de, 1743-1794
Condillac Etienne Bonnot de, 1715-1780
Constantin I Flavius Valerius Aurelius Constantinus 272-337
Constantin l'Africain 1015-1087
Cook James 1728-1779
Copernic Nicolas 1473-1543
Corvisart Jean-Nicolas 1755-1821
Coulomb Charles-Augustin 1736-1806
Cullen William 1710-1790

Damiens Robert-François 1715-1757
Daquin (d'Aquin) Antoine 1620-1696
Daubenton Louis Jean-Marie d'Aubenton 1716-1799
Daviel Jacques 1693-1762
Deffand, Marie de Vichy Champron marquise du, 1697-1780
Denis Jean-Baptiste 1635-1704
Desaguliers John 1683-1739
Desault Pierre-Joseph 1738-1795
Desbois de Rochefort Louis-René 1750-1786
Descartes René 1596-1650
Deschamps Joseph François Louis 1738-1795
Desgenettes René-Nicolas Dufrèche baron 1740-1824
Desmoulins Camille 1760-1794
Diderot Denis 1713-1784
Digby Kenelm 1603-1665
Dionis Pierre 1643-1718
Dodart Denis 1634-1707
Dollet Etienne 1509-1546
Doublet de Persan Marie Anne 1677-1771
Dunant Henri 1828-1910
Duret Jean 1563-1629

Edouard IV (York) 1442-1483
Elisabeth I Tudor 1533-1603

Epicure 342-_270
Epinay Louise d', 1726-1783
Ernesti Johann August 1707-1781
Esterhazy prince Nikolaus 1714-1790
Eustachi Bartolomeo 1510-1574

Fagon Guy- Crescent 1638-1718
Fallopia Gabriele 1523-1562
Faye Georges de la, 1699-1781
Fayette Marie-Joseph Motier marquis de la, 1757-1834
Félix Charles-François de Tassy 1635-1703
Floyer John 1649-1734
Fludd Robert 1574-1637
Fodéré François-Emmanuel 1764-1835
Fontan Felice Gaspare Ferdinando 1730-1805
Fontenelle Bernard le Bouyer de, 1657-1757
Forkel Johann Nikolaus 1749-1818
Fouquet Marie de Maupeou Mme 1587-1640
Fourcroy Antoine-François 1755-1809
Frédéric II de Hohenstaufen 1194-1250
Fredéric II de Prusse Hohenzollern 1712-1786
Frédéric-Guillaume I roi Sergent 1688-1740
Frère Jacques, Jacques de Beaulieu 1651-1720
Fragonard Honoré 1732-1799
François I Valois, 1494-1547
Franklin Benjamin 1706-1790
Furetière Antoine 1619-1688
Fürstenberg Guillaume Egon de, 1629-1704

Galien Galenus Claudius 131-201
Galilée Galileo Galilei 1564 1642
Gallois Jean Abbé 1632-1707
Galvani Luigi 1737-1798
Gardane Jean-Jacques 1773-1789
Garrett Miss Elizabeth 1836-1917
Geoffrin Marie-Thérèse Rodet, 1699-1777
George I de Hanovre 1683-1727
George II d'Angleterre 1683-1770
Gibbon Edward 1737-1794
Gigot François de la Peyronie 1678-1747
Gilliani Alexandra 1275-1326

Giordano Bruno 1548-1600
Goethe Johann Wolfgang von 1749-1832
Goldberg Johann Gottlieb 1727-1756
Gondouin Jacques 1696-1768
Goupy Joseph 1689-1769
Goussier Louis-Jacques 1722-1799
Goya Franscisco de 1746-1828
Graaf Reiner de 1641-1673
Grégoire Henri, Abbé 1750-1831
Grégoire XIII 1502-1585
Grégoire XVI 1765-1846
Grimm Friedrich Melchior 1723-1807
Guybert Philibert 1579 ?-1633
Guillaume III d'Orange-Nassau, Guillaume III d'Angleterre 1650-1702
Guillemeau Charles 1588-1656
Guillotin Joseph Ignace 1738-1814
Gutenberg Johannes Genfleisch zur Laden zum Gutenberg vers 1400-1468

Hahnemann Christian Friedrich Samuel 1755-1843
Haller Albrecht von 1708-1777
Händel 1685-1759
Harduin (Hardouin) de Saint-Jacques Philippe
Harpe Jean-François de la, 1739-1803
Harrer Johann Gottlob 1703-1755
Harvey William 1578-1657
Hasse Johann Adolph 1699-1783
Haussmann Elias Gottlob 1695-1774
Hautesierck François-Marie-Claude Richard de, 1713-1789
Haydn Franz Joseph 1732-1809
Hebert Jacques René 1757-1794
Hecquet Philippe 1661-1737
Hegel Georg Wilhelm Friedrich 1770-1831
Heidegger Johann Jacob, 1659-1749
Heister Lorenz 1683-1758
Helmont Jean-Baptiste van 1579-1727
Henckel Joachim Friedrich 1712-1779
Helvétius Adrien 1661-1727
Helvétius Claude Hadrien 1715 1771
Henri II de France 1519-1559
Henri III de France 1551-1589
Henri IV 1553-1610

Henri VIII d'Angleterre 1491-1547
Herda Elias 1674-1728
Herder Johann Gottfried von 1743-1803
Héroard Jean 1551-1628
Hillmer Joseph 1748-1768
Hippocrate de Cos v. 460 av. JC-v.370 av. JC
Hoffmann Friedrich 1660-1742
Hohenstauffen Frédéric II von 1194-1250
Holbach Paul-Henri Thiry baron d', 1723-1789
Hölderlin Friedrich1770-1843
Hooke Robert, 1635-1703
Horne Jacques de 1720-179?
Howward John, 1726-1790
Humboldt Alexander 1769-1859
Humboldt Wilhelm 1767-1835
Hunter John 1728-1793
Hunter William 1718-1783

Ibn Al-Nafis 1210-1288
Innocent III Giovanni Lotario 1160-1216
Isambert François-André 1792-1857

Jacques II d'Angleterre, (James Stuart) Jacques VII d'Ecosse 1633-1701
Jacques VI d'Ecosse, Jacques I d'Angleterre 1566-1625
Jadelot Nicolas, 1758-1833
Jaucourt Louis chevalier de, 1704-1779
Jean II d'Aragon 1398-1479
Jennens Charles 1700-1773
Jenner Edward 1749-1823
Johnson Samuel 1709-1784
Joseph II d'Autriche 1741-1790
Joseph Père François Leclerc du Tremblay 1577-1638
Joubert Charles et Louis
Jussieu Antoine de,1686 1758
Jussieu Antoine-Laurent de, 1748-1836
Jussieu Bernard de, 1699-1777
Jussieu Joseph de, 1704-1779

Kepler Johannes 1571-1630
Klumpke Déjérine Augusta 1859-1927
Kolof Lorenz Christoph Mitzler von 1717-1798

La Billardière Jacques-Julien Houtou de, 1755-1834
La Brosse Guy de, 1586-1641
La Faye Georges de, 1699-1781
La Fayette Marie-Joseph du Motier marquis de, 1757-1834
La Harpe Frédéric-César de, 1754-1838
La Hire Gabriel Philippe de, 1677-1719
Lacépède Bernard Germain Etienne de Laville-sur-Illon comte de, 1756-1825
Lamarck Jean-Baptiste de Monet chevalier de 1744-1829
Lanfranc Guido (Lanfranchi de Milan) 1250-1306
Laplace Pierre Simon de 1749-1827
Larrey Dominique-Jean 1766-1842
Lasnier Rémy mort en 1690
Lassone Joseph-François Marie de, 1717-1798
Lavoisien Jean-François
Lavoisier Antoine de 1743-1794
Le Boursier du Coudray Angélique Marguerite 1712-1792
Le Cat Claude Nicolas 1700-1768
Le Chapellier Isaac 1754-1794
Le Tellier Michel, marquis de Barbezieux 1603-1685
Linné Carl von 1707-1778
Leibniz Gottfried Wilhelm 1646-1716
Lémery Nicolas 1645-1715
Léonard Jean-François Autier dit, 1758-1820
Lessing Gottfried Ephraïm 1729-1781
Lespinasse Julie de, 1732-1776
Leszczyn'ski Stanislas 1677-1766
Leuwenhoeck Antoni van 1632-1723
Lind Joseph + 1794
Locke John 1632-1704
Louis Antoine 1723-1792
Louis X le Hutin 1289-1316
Louis XIII 1601-1643
Louis XIV 1638-1715
Louis XV 1724-1774
Louis XVI 1754-1793
Louvois François Michel Le Tellier marquis de, 1641-1691
Lower Richard 1631-1691
Lully Jean-Baptiste 1633-1687
Luzzi Mondino di'1270-1326

Macquer Pierre-Joseph 1718-1784

Maine Louis-Auguste de Bourbon duc du, 1670-1736
Maintenon Françoise d'Aubigné, marquise de, 1635-1714
Maître-Jan Antoine 1650-1725
Malesherbes Chrétien-Guillaume de Lamoignon de 1721-1794
Malpighi Marcello 1628-1694
Marat Jean-Paul 1743-1793
Mareschal Georges 1658-1736
Marie-Antoinette de Habsbourg Lorraine 1755-1793
Marie-Thérèse (Autriche) 1717-1780
Marie-Thérèse (Espagne) 1638-1683
Marillac Louise 1591-1660
Mattheson Johann, 1681-1764
Martinière Germain Pichault de la, 1697-1783
Maupertuis Pierre-Louis Moreau de, 1698-1759
Mauriceau François 1637-1709
Mazarin Jules 1602-1661
Médicis Cosme I de, 1389-1464
Médicis Marie de, 1575-1642
Meister Jacques-Henri 1744-1828
Mencke Otto 1644-1707
Mercier Louis-Sébastien 1740-1814
Mesmer Franz-Friedrich-Anton 1734-1815
Mettrie Julien Offray de la, 1709-1751
Mézeray François Eudes de, 1610-1683
Milton John 1608-1674
Mirabeau Gabriel-Honoré comte de 1749-1791
Mirabeau Victor Riquetti marquis de (économiste) 1715-1789
Mirosmesnil Armand Thomas Hue de 1723-1796
Mizler von Kolof Lorenz Christoph 1711-1778
Molière Jean-Baptiste Poquelin 1622-1673
Molyneux William 1656-1698
Mondeville Henri 1260-1320
Monet Claude 1840-1926
Montagu Mary Wortley lady, 1689-1762
Montalembert Charles-Forbes-René comte de 1810-1870
Montesqieu Charles-Louis de Secondat baron de 1689-1755
Monteverdi Claudio 1567-1643
Montgolfier Joseph-Michel (1740-1810)
Montgolfier Jacques-Etienne (1745-1799)
Montgomery Gabriel de Lorges comte de 1526-1574
Moradini-Manzolin Anna 1714-1774

Moran Sauveur-François 1697-1773
Moray Robert sir, 1608-1673
Morgagni Giovanni Battista 1682-1771
Morveau Louis- Bernard Guyton de 1737-1816
Mozart Wolfgang Amadeus 1756-1791
Mozart Léopold 1719-1787
Münchhausen Gerlach Adolph Freiherr von 1688-1770

Necker Jacques 1732-1804
Necker Suzanne 1739-1794
Newton Isaac 1642 1727
Nobleville Daniel-Arnault de, 1704-1778
Nollet Abbé Jean-Antoine 1700-1770
Nostradamus Michel 1503-1566

Orléans Philippe duc d', le « Régent » 1674-1723

Paccard Michel 1757-1827
Palatine Princesse, Elisabeth-Charlotte de Bavière, 1652-1722
Pallas Simon 1694-1770
Panckoucke Charles-Joseph 1736-1798
Paracelse Philippus Theophrastus Aureolus Bombastus von Hohenheim v.1493-1541
Paré Ambroise 1510-1590
Pâris François diacre 1690-1727
Parmentier Antoine-Augustin 1737-1813
Pasteur Louis, 1822-1895
Patin Guy 1601-1652
Pecquet Jean 1622-1647
Percy Pierre-François baron 1754-1825
Pérouse Jean-François de Galaup de la, 1741-disparu en 1788
Perrault Claude1613-1688
Petit Jean-Louis 1674-1750
Petit Marc-Antoine 1766-1811
Peyronie François Gigot de la, 1678-1747
Peyrilhe Bernard, 1737-1804
Philippe Auguste Philippe II de France 1165-1223
Philippe le Bel Philippe IV de France 1268-1314
Philippe le Hardi Philippe III de France 1245-1285
Pilastre de Rozier Jean-François, 1754-1785
Pia Philippe-Nicolas 1721-1799
Pineau Séverin +1619

Pinel Philippe 1745-1826
Pisendel Johann Georg 1687-1755
Pitard Jean 1228-1315 ?
Platter Félix 1536-1614
Poivre Pierre 1719-1786
Polignac Yolande duchesse de ,1749-1793
Pontchartrain, Louis II de Phélypeaux, comte de Maurepas, comte de, 1643-1727
Porpora Nicolo 1686-1768
Portal Antoine 1742-1832
Pott Percival 1714-1788
Pourfour du Petit François 1664-1741
Pouteau Claude, 1724-1775
Praetorius Emmanuel Michel 1571-1621
Priestley Joseph 1714-1741
Primerose Jacques (Primrose James) v. 1600-1659
Purcell Henry 1659-1695
Pylarini Giacomo 1659-1718
Pythagore v. 580 av.JC-v.495 av.JC

Quantz Johann Joachim 1697-1773
Quesnay François 1694-1774
Quintinie Jean-Baptiste de la, 1626-1688

Ramazzini Bernardino 1633-1714
Rameau Jean-Philippe 1683-1764
Raulin Joseph 1708-1784
Raynal Guillaume Thomas Abbé 1713-1796
Réaumur René Ferchault de, 1683-1757
Reinken Joseph Adam 1623-1722
Rembrandt 1606-1669
Renaudot Théophraste 1586-1635
Reynolds Joshua 1723-1792
Richelieu Armand-Jean du Plessis duc de, 1585-1642
Richer de Belleval Pierre 1564-1632
Riolan Jean dit le Jeune 1577-1657
Robespierre Maximilien de, 1758-1794
Rodolphe II de Habsbourg 1552-1612
Rohan Louis René Edouard de, cardinal 1734-1803
Rolfinck Werner 1599-1673
Rolland Romain 1846-1944
Rondelet Guillaume 1507-1566

Rouelle Guillaume François dit l'aîné 1703-1770
Rouelle Hilaire-Marin 1718-1779
Rousseau Jean-Jacques 1712-1778

Saint Benoît de Nursie 480-490 ?-547
Saint-Germain comte de, entre 1690 et 1710-1784
Saint-Simon, Louis Rouvroy duc de, 1675-1755
Saint Vincent de Paul 1581-1660
Saint-Yves Charles de, 1667-1731
Sainte Barbe morte vers 235
Saladin, 1138-1193
Salicet Guillaume de, 1210-1277
Sallo Denis de, 1626-1669
Santorini Gian Domenico 1561-1636
Scarpa Antonio 1752-1832
Scheiner Christoph 1575-1650
Schelling Friedrich Wilhelm Joseph von 1775-1854
Schiller Friedrich von 1759-1805
Schütz Heinrich 1585-1672
Seckendorff Veit Ludwig von1626-1692
Semmelweis Ignace Philippe 1818-1865
Senesimo, Francesco Bernardi dit 1685-1759
Servet Michel 1511-1553
Sharp Samuel 1700 ?-1778
Sloane Hans 1660-1753
Snell Willebrord van Roijen 1580-1626
Spallanzani Lazzaro 1729-1799
Stahl Georg Ernst 1659-1734
Stoerck Antoine 1731-1803
Suard Jean Baptiste Antoine 1732-1817
Süe Pierre 1739-1816
Sully Maximilien de Béthune duc de, 1559-1641
Swieten van Gerhard 1700-1772
Swift Jonathan 1667-1745
Sydenham Thomas 1624-1689

Talachon Marie-Vincent, Père Elysée 1753-1817
Tassy Charles-François Félix de, 1638-1703
Taylor John 1703-1772
Telemann Georg Philip, 1681-1767
Tencin Claudine Guérin de, 1682-1749

Tenon Jacques René 1724-1816
Theodoricus Borgognoni 1205-1298
Tilly Jean t'Sterclaes comte de, 1559-1632
Timoni Emmanuel, 1670-1718
Tissot Samuel-Auguste 1728-1797
Tournefort Joseph Pitton de, 1656-1708
Tronchin Théodore 1709-1781
Thury Cassini I Jean Dominique de, 1625-1712
Trotula de Salerne entre XII et XIIIes siècles
Turgot Anne Robert Jacques baron de l'Aulne 1727-1781
Tussaud Marie 1761-1850

Vallière Louise de la, 1644-1710
Vallot Antoine 1595-1671
Vandermonde Charles-Auguste 1727-1785
Vauban Sébastien Le Prestre de, 1663-1707
Vergennes Charles-Gravier de, 1719-1787
Vésale Andries van Wesel dit Andrea 1514-1590
Vicq d'Azyr Félix 1748-1794
Vicary Thomas 1490-1561
Villars Claude Louis Hector de 1653-1734
Vinci Léonard de, 1452-1519
Vivant Dominique baron Denon 1747-1825
Volta Alessandro 1745-1827
Voltaire François Arouet 1694-1778

Walpole Horace 1717-1797
Washington George 1732-1799
Wenzel Jakob baron de, 1755-1810
Wieland Christoph Martin 1733-1813
Winslow Jacques Bénigne 1669-1760
Woolhouse Jean-Thomas + 1730
Wren Christopher, 1632-1723

Zelenka Jan Dimas 1679-1745

RÉFÉRENCES DES ILLUSTRATIONS

Le chevalier Taylor by Nicholas Wade. Caricature of oculist John Taylor (1703-1770 or 1772). Date 1770 Source : British Museum. Auteur : Thomas Patch (1725-1782). Gravure. Wikimedia Commons, the free media repository.

Bach Johann Sebastian, 1746, *mit Rätselkanon*. Peinture à l'huile par Elias Gottlob Haussman (seconde version du tableau de 1746), *Altes Rathaus Leipzig, Germany*. Photographe inconnu, domaine public.

Leipzig *Thomas Schule. File, Bach's apartment in the Thomas Schule, Wikimedia commons : Johann Sebastian Bach, Historical images of Germany Thomasschule zu Leipzig. Wikimedia commons.*

Queen's Theater of Haymarket. *Italian opera house at the Haymarket*. Auteur William Capon (1757-1827) Date 1783 Source : http:/collections. vam. ac. uk/item/0187680/ print-h-beard-print-collection/Wikimedia PDArt.

Portrait à l'huile de Georg Friedrich Händel en 1741 par Thomas Hudson (1701-1779), Staats und Universitätsbibliothek Hambourg, Allemagne. Domaine public.

Händel : « *The charming brute* » caricature publiée in 1754 par Joseph Goupy. Wikipedia commons, domaine public.

Léonard de Vinci, coupe sagittale de l'œil. Permission O'Malley and Saunders, Abelard Schumann limited.

Anatomie de l'œil.

Opération de la cataracte : *modus operandi,* Encyclopédie, ou dictionnaire raisonné des sciences, des arts et des métiers… Diderot et d'Alembert ; Éd. : Paris : Briasson, David, le Breton, Durand, 1763, dessin : Goussier. Graveur : Prevost, Emploi de l'image chirurgie pl. XXIV, Collection biusante-parisdescartes 01552. Cote 001186X3.

Allégorie en l'honneur du chirurgien Daviel qui pratiqua le premier en France l'opération de la cataracte. Auteur de l'ouvrage : Lacroix Paul. Ouvrage XVIIIe siècle : lettre, sciences et arts édit. Paris : Didot 1878. Emploi de l'image : frontispice. biusante-parisdescartes 00990. Cote 023554.

Portrait de John Taylor. Auteur de l'ouvrage : Taylor John. Ouvrage : Le méchanisme ou le nouveau traité de l'anatomie du globe de l'œil. Éd. Paris : M.E. David, 1738. Peintre Chevalier Riche. Graveur Scotin, J.-B. Gravure-eau forte. Collection biusante-parisdescartes 04264. Cote 047803.

Portrait de Jacques Daviel. Welcome Library, London. Portrait of Jacques Daviel from *Handbuch der Gesamten Augenheilkunde,* Publisched 1908, volume XIII Facing Page 471 Table IV. Collection Welcome images ; Copyrighted available under free active commons. Creative Commons CC0 1.0 Universal Public Domain Dedication.

La grande chirurgie. XVIe siècle. Auteurs : Guy de Chauliac, Falcon Julien, Champier Symphorien, Romeri Antoine (edit.), Édition Lyon : Étienne Michel 1580, emploi de l'image : page de titre, biusante-parisdescartes 06893. Cote 031357.

Jean Pitard. Collections artistiques de la Faculté de médecine de Paris. Photographie CIPB 1458.

Guy Patin. XVIIe siècle, 1670. Dessinateur et graveur Masson Antoine. Gravure burin. biusante-parisdescartes.fr/histmed/image CIPC0157.

Portrait de Félix de Tassy. Collection artistique de la faculté de médecine de Paris. biusante-parisdescartes 08247. Cote 009264.

Portrait de Georges Mareschal de Bièvre. Auteur Legrand Noé André. Ed : Paris, Masson 1911 Photo. biusante-parisdescartes.fr/histmed/image 02138 Cote 009264.

La saignée. Auteur de l'ouvrage : Amato, Cintio d'. Ouvrage : « Nuovo et utilissima prattica di tuttto quello ch'al diligente barbiero s'appartiene ». Éd. Naples : Géronimo Fasulo, 1671. Empl. image : fig. IV. Technique : burin. biusante-parisdescartes frhistmed/image? 00294. Cote 074734.

Portrait d'Antoine Augustin Parmentier. (1737-1813). Gravure : Tardieu Ambroise, Forestier. biusante-medecine Cote CIPB0108.

Angélique Marguerite du Coudray. Ouvrage : Abrégé de l'art des accouchements. Paris : Debure, 1777. Graveur Robert J. Lithographie. Collection de portraits, biusante-parisdescartes, 00727. Cote 046162.

Marchand d'orviétan de campagne. *Seller of orvietan, Welcome library. London.* Domaine public. Iconographie collections-keywords Bonnet; P. Carème.

Sainte Barbe: chapelle Saint-Dredeno, Bretagne. Photo personnelle.

Cérémonial du toucher des écrouelles sous Charles II. Auteur: Landouzy, Louis Théophile Joseph. Ouvrage: Le toucher des écrouelles: l'hôpital Saint-Matcoul. Le mal du roi. Éd.: Paris: Masson, 1907. biusante-parisdescartes 02921. Cote 024139.

Mesmer Anton-Friedrich, biusante-parisdescartes.frhistmed/image? CIPBO86O.

William Hogarth. *The company of the undertakers 1737. Guest editorial essay Perception, 2008, V.37, pp. 969-72* (musée baroque?) ou The company of undertakers 1736. Gravure Thomas Cook (1744-London 1818). Derrick Coetzee *National Portrait Gallery.* Steve Bartrick Antique Prints & Maps.

Le microscope. Ouvrage XVIIIe siècle. Lettres, sciences et art. Auteur: Lacroix Paul. Ed: Paris; Didot 1878. Empl. Img: fig. 12 biusante-parisdescartes 00993.
Cote 023534.

Voltaire et Diderot au Procope. Le souper des philosophes. Jean Huber (1721-1786), eau-forte sur papier bleu, XVIIIe siècle. BNF, Estampes, N2 Voltaire. Autour de Voltaire, d'Alembert, Condorcet, Diderot, la Harpe, le père Adam, l'abbé Maury. Source http :/www.fbls.net/litterature.18salon. htm Wikimedia commons.

Histoire de l'Académie des sciences. Ouvrage: Histoire de l'Académie royale des sciences avec les mémoires de physique. Ed. Paris-Panckoucke, 1699. Gravure Frontispice. biusante-parisdescartes 08200. Cote 092001X4.

Colbert présente à Louis XIV les membres de l'Académie royale des sciences, 1667. Henri Testelin (1616-1695). Lieu actuel: Château de Versailles. Domaine public. Wikipedia CC-PD Mark, PD-Art.

Madame du Châtelet à sa table de travail. Huile sur toile. Auteur: Quentin de la Tour (1704-1788). Personne représentée: Gabrielle Émilie Le Tonnelier de Breteuil, marquise du Châtelet (1706-1749), mathématicienne et physicienne française. Collection particulière, Choisel, château de Breteuil. Domaine public. Source wikimedia commons.

La Peyronie-Graveur Forestier biusante-descartes 07974. Cote CIPB 0999.

Musizierende Studenten Collegium musicum Leipzig. 1727? Kupferstich: jpg Café und Museum zum arabischen Coffe Baum. Wikimedia commons. Source photograph-Avril 2008. Permission de l'auteur.

Zimmermansches Coffeehaus. Leipzig. Gravure Georg Schreiber de 1732 (détail) XVIIIe siècle, reproduction photo. Wikimedia commons PDArt (PD-old-100).

Französischer Dom und Friedrichtstadt auf dem Gendarmenmarkt in Mitte, Auteur Becloo 31 VII 2009 Wikimedia commons, creative commons paternité - partage à l'identique 3.0 (non transposée) Berlin.

Bibliothèque Mazarine. L'Institut de France vu du Pont Neuf. 30 septembre 2007. Travail personnel: Benh Lieu Song Creative commons parternité partage à l'identique.

Ancienne Faculté de médecine de Paris, rue de la Bûcherie. Auteur de l'image; Thorigny Félix. Gravure. Collection biusante-parisdescartes 00007. Cote CIB 158.

À Madame du Châtelet. Éléments de la philosophie de Newton mis à la portée de tout le monde par Monsieur de Voltaire. Ed.: Amsterdam: E. Ledet, 1738. Graveur: Folkema I. Empl. Image: Fontispice. Gravure. biusante-parisdescartes 07746 Cote 039524.

Desault Pierre Joseph (1744-1795). Chirurgien et anatomiste français. Gravure pointillée de Kimly-Graveur Gautier. Collection de portraits cote CIPC0029.

Courrier d'Avignon, 2 janvier 1733, n° 1 page. Auteur François Morénas (1702-1774). commons wikimedia. org CC-PD Mark. Source: gazettes 18e. fr/courrier.avignon/annee/1733/page 14013.

Voyages de Bach en Allemagne from Wikipedia, the free encyclopedia. File: JSB *Wohnorte*. svg.

Amphithéâtre des Écoles de Saint-Cosme où l'on fait l'anatomie de l'homme. Ouvrage: « L'anatomie de l'homme suivant la circulation du sang et les nouvelles découvertes, démontrées au Jardin royal ». Auteur: Dionis Pierre. Ed. Paris: D'Houry 1694. Auteur de l'image: Thomassin. Gravure, burin. biusante-parisdescartes 00013. Cote31584 A.

Ambroise Paré, Dictionnaire des Sciences médicales: biographie médecin. Auteur: Jourdan Antoine Jacques Louis. Éd. Paris, CLF Panckoucke, 1820-1825. Graveur: Forestier. Lithographie. Collection biusante-parisdescartes 02896. Cote 055029X6.

Vue aérienne des Invalides et de l'esplanade à Paris. Août 2005. Eric Gaba Sting. Wikimedia commons.

Médecins et chirurgiens militaires de Louis XVI. Français. État-major général des Armées du Roi, 1786 : Médecin inspecteur, Chirurgien inspecteur. 1847. Source geheugenvannederlan. nl/?/en/items/LEMUOL: 8771/&p=1&i. Auteur: Mogador. Wikimedia commons CC-PD-Mark PD old. inspecteurs des armées. État-Major Général.

Hôpital de la marine. Rochefort, bâtiment principal 1781. Auteur Dosvkka -17 GNU freee Documentation on License.

William Hunter. Portrait par Robert Edge Pine, (1730-1788). Domaine public. Wikipedia commons.

Albrecht von Haller (1708-1777)
Collection de portraits. biusante-parisdescartes CIPB 2090.

Swieten Gehrard van, 1700-1772. *Ausschnitt aus des Kaiserbild von 1773.* Peinture du XVIIIe siècle-photo 26X2008. Source: auteur Elbes. GNU Free Documentation License.

Jardin des plantes de Paris en 1730 sur le plan de Roussel. File Roussel 1730. Auteur; Roussel, ingénieur carthographe du roi. Bibliothèque du Museum national d'histoire naturelle. Photo 15 septembre 2010. Auteur Spiridon Manoliu. Travail personnel. Wikimedia commons PD-self.

Andrea Vésale. Andreas Vesalius. *De humani corporis fabrica, libris septem.* Ed: Bâle Joannes Oporinus, 1543. Gravure. Page de titre. biusante-parisdescartes, 00672. Cote 000302.
Frontispice *De humani corporis fabrica.* Bâle. J. Oporinus, 1543. Taille originale: in folio mm. Gravure sur bois biusante-parisdescartes/histmed/ 01034. Cote 000302.

Théâtre anatomique de Leyde. Début du XVIIe siècle. Dessin de Johannes Woudanus gravé par Willem Swanenburg. Wikipedia commons.

La leçon d'anatomie. Rembrandt (1606-1669), 1632. Huile sur toile. Localisation: cabinet royal de Peinture, Mauristhuis, La Haye (Pays-Bas). Domaine public. Wikimedia commons.

Cabinet de curiosité. Ouvrage: *Dell'historia naturale.* Auteur Imperato Ferrante. Éd. Naples: C. Vitale 1599. Gravure. biusante-parisdescartes 08678. Cote 020203.

Mannequin anatomique de Fontana Felice (Florence 1799), de dimension humaine, entièrement démontable en tilleul. Musée de l'histoire de la médecine. Directeur de la publication : M. Frédéric Dardel. Service communication E-com@parisdescartes.fr.

Lavoisier *führte ein experiment zur Atmung im Jahre 1770. Rechts : seine Frau* Susan Lesch. 12 décembre 2013. Récupéré de http :/commons-wikimedia. org-Creativecommons. Attribution-partage. Commons Wikimedia. org.

Germain Pichault de la Martinière. Graveur Forestier. Lithographie Collection biusante-parisdescartes 09723. Cote CIPB 111.

Description des écoles de chirurgie. Auteur de l'ouvrage. Gondoin Jacques. Ed. Paris : Cellot et frères Gombert, 1780. Graveur : Poulleau C.R.G. biusante-parisdescartes 00016. Cote 000645.

La salle des varioleux, à l'Hôtel-Dieu de Paris en 1718. Auteur de l'ouvrage : Clerc Alexis. Ouvrage : Hygiène et médecine des deux sexes, sciences mises à la portée de tous. Ed. Paris : Jules Rouff, 1885 (circa) Graveur : Quesnel. Empl. de l'image : livre XXII, p. 169. Gravure bois. biusante-parisdescartes.fr/histmed/images? 08573, Cote 02413X1.

Hôpital de la Charité et perspective de la rue de l'Université. XXe siècle.
Impression photomécanique. Héliogravure Collection biusante-parisdescartes 0145. Cote Cisa 145.

L'infirmerie de l'hospital de la Charité de Paris (XVIIe siècle). Graveur : Bosse, Abraham. biusante-parisdescartes /histmed/image? CISD0028.

Lettre de cachet Louis XV. File : Bastille lettre 1759. Source Bastille archives. Auteur Louis XV of France, utilisateur Hchc2009 (discussion) contribution. Wikipedia CC-PD-Mark.

Ambroise Paré arrachant de la blessure de Henri II le fer de la lance du sire de Montgomery. Graveur Meunier. biusante-descartes 00871 Cote CISB0375.

Art du coutelier. Des bistouris, des ciseaux et des pinces. XVIIIe siècle. Encyclopédie méthodique. Ed. Paris : Delatour, 1772. Dessinateur : Perret J.-J. Graveur : Haussard, Cne. Empl. Image. Ch 37, pl. 84 Gravure. biusante-parisdescartes 00090. Cote 008785.

Manche de couteau en buis sculpté représentant Flore et Pomone. Pays-Bas

XVIIe siècle, Musée de la coutellerie, Thiers, Puy-de-Dôme, 3 avril 2009. Travail personnel Jean-Pol Grandmont. GNU freee Documentation on License.

Pour la saignée du bras. Auteur de l'ouvrage : Pierre Dionis. Cours d'opérations de chirurgie démontrées au Jardin Royal. Ed. Paris : Laurent d'Houry, 1707. Empl. de l'image : fig. 43, pp. 539. Technique Gravure Burin. biusante-parisdescartes.fr/hist-med/images 04195. Cote 030622.

Accouchement à l'aide du forceps. Auteur de l'ouvrage. Beaudeloque Jean-Louis. L'Art des accouchements. Ed. Mequignon l'Aîné. 1781. Graveur Avril. Empl. de l'image pl. 9 collection biusante-parisdescartes 02562. Cote 04765381.

Écarteur et bistouri à la royale. Musée d'histoire de la médecine.

Coffre de mer : pharmacie. Collections du musée d'histoire de la médecine.

Instruments chirurgicaux : cataracte. Dictionnaire des sciences médicales par une société de médecins et de chirurgiens. Ed. Paris : C. Panckoucke. 1813 Dessinateur et graveur : Deseve. Emploi de l'image : Pl. 1. biusante-parisdescartes 05613.

Le jardin médicinal. Auteur de l'ouvrage : Mizaud Antoine, Mizaldus Antonius. Le jardin médicinal enrichi de plusieurs et divers remèdes et secrets. Ed. : Jean Durant 1578. Gravure bois. biusante–parisdescartes Cisa 1134.

Chirurgien transfusant à un patient le sang d'un chien. Ouvrage : *Appendix... ad Armentarium chirurgicum*. Auteur : Scultetus, Johannes/Schultes Johann/ Scultet Jean. Ed : Amsterdam : J. Van Someren, 1671. Empl. de l'image : Pl. 11, p. 28. Gravure-burin. biusante-parisdescartes 01069. Cote 086226X2.

Expérience de Galvani. Ouvrage : essai théorique et expérimental sur le galvanisme. Éd. Paris : Fournier 1804. Dessin. : Pecheux ; employ de l'image : vol. 2, pl.10. biusante-parisdescartes. 05334 Cote 039527.

Ambulance volante installée sur le dos d'un chameau conçue pour l'expédition d'Égypte. Auteur : Dominique Jean Larrey. Ouvrage : Mémoires de chirurgie militaires et campagnes. Ed. Paris : J. Smith et F. Buisson, 1812. Emploi de l'image : Pl hors texte. biusante-parisdescartes, 01076. Cote 033024X1.

Ambulance de Percy. Auteur : Dominique Jean Larrey. Ouvrage : Mémoires de chirurgie militaire et campagnes. Éd. Paris J. Smith et F. Buisson 1812. empl. de l'image : T. I, Pl. 16 biusante-parisdescartes O1075. Cote03-3024X1.

La patrie est en danger.1792. Auteur inconnu ; Wikimedia. org-CC. PD. Mark-PD old.

Jambe artificielle Les œuvres d'A. Paré. Prothèse XVIe siècle. 1585. Auteur A. Paré. Ed. Paris : G. Buron, employ de l'image : pp. 916 et 918. Gravure bois. Collection biusante-parisdescartes 01310 Cote 001709.

(I) Machine de M. Petit pour la compression de l'artère dans l'amputation de la cuisse, (2) Bandage, (3) aiguille à anévrisme inventée par M. Petit, (4) 4 ciseaux pour l'opération du filet. XVIIIe siècle. Auteur de l'ouvrage Diderot et d'Alembert. Encyclopédie, ou Dictionnaire raisonné des Sciences, des Arts et des métiers… Éd. : Paris, Briasson, David Le Breton, Durand 1763. Dessinateur : Goussier. Empl. image : chirurgie, pl. XIX. Dessin : Goussier Gravure burin. biusante-parisdescartes 01571. Cote 001186X3.

TABLE DES MATIÈRES

I. INTRODUCTION 9

II. BACH, HÄNDEL ET LA CATARACTE 11
De quoi se plaignaient-ils : quelle était la nature de leur trouble ?
Bach et Händel étaient-ils porteurs de cataracte ?
Cataracte : où en étaient les connaissances au XVIIIe siècle ?
Anatomie de l'œil
Techniques opératoires
Les opérateurs
Choix de Taylor

III. LES CHIRURGIENS-BARBIERS ET LES BARBIERS-CHIRURGIENS 41
Émergence de la profession
Rivalité chirurgiens-barbiers, barbiers-chirurgiens
Le monde médical au XVIIIe siècle

IV. L'ÉVOLUTION DES IDÉES SCIENTIFIQUES (XVII-XVIIIes SIÈCLES) 75

V. L'ACQUISITION ET LA DIFFUSION DES CONNAISSANCES SCIENTIFIQUES AU XVIIIe SIÈCLE 79

VI. LA FORMATION MÉDICALE AU XVIIIe SIÈCLE 117
Lieu et *Cursus studiorum*
Contenu de l'enseignement

VII. LES DIPLÔMES AU XVIIIe SIÈCLE 159

VIII. L'ORGANISATION DE LA PROFESSION MÉDICALE AU XVIIIe SIÈCLE 161

IX. LES MODES D'EXERCICE DES MÉDECINS ET DES CHIRURGIENS AU XVIIIe SIÈCLE 163

X. LA PRATIQUE MÉDICALE AU XVIIIe SIÈCLE 175

XI. L'ARSENAL THÉRAPEUTIQUE AU XVIIIe SIÈCLE 179

XII. LES PROJETS DE RÉFORMES DE LA SANTÉ AU XVIIIe SIÈCLE 197
Des études de médecine
Des hôpitaux

XIII. LES INTERVENTIONS À L'ÉPOQUE DES LUMIÈRES 205

XIV. CONCLUSION 209

XV. NOTES 211

XVI. RÉFÉRENCES BIBLIOGRAPHIQUES 213

XVII. TABLEAU CHRONOLOGIQUE DES ÉVÉNEMENTS 226

XVIII. INDEX DES PERSONNAGES 230

XIX. RÉFÉRENCES DES ILLUSTRATIONS 244

Remerciements

À mes fidèles conseillères et lectrices,
Dominique Gallet, Anne-Marie Hussein,
Patricia Jouffroy, Monique Trancart,

à Clémentine Jouffroy
dont l'aide a été précieuse,

au Docteur Brigitte Pelosse
qui a eu l'amabilité de relire
la partie ophtalmologique,

au Professeur Karl Behrmann
qui a relu la partie musicologique,

au Professeur Serge Baux,
qui n'a eu de cesse de m'inciter
à envisager la réponse
aux questions les plus insolites.

Sciences
aux éditions L'Harmattan

Dernières parutions

BAROMÈTRES, MACHINES PNEUMATIQUES ET THERMOMÈTRES
Chez et autour de Pascal, d'Amontons et de Réaumur
Locqueneux Robert
Cet ouvrage présente à la fois une histoire et une anthologie des travaux de quelques physiciens qui ont conçu et fabriqué des baromètres, des machines à vide et des thermomètres, instruments qui, en leur temps (XVIe et XVIIIe siècles), furent des inventions nouvelles. Les travaux de trois auteurs sont privilégiés : Pascal, Amontons et Réaumur avec une remise en contexte de leurs ouvrages, des événements qui les motivent, des travaux qui les inspirent, des questions qu'ils se posent et des phénomènes qu'ils veulent interpréter.
(Coll. Acteurs de la Science, 21.00 euros, 204 p.)
ISBN : 978-2-343-04995-3, ISBN EBOOK : 978-2-336-37182-5

MILLE ANS D'ASTRONOMIE ET DE GÉOPHYSIQUE
D'Aristote au haut Moyen Âge
De Felice Pierre
Le ciel et la terre sont observés depuis la plus haute antiquité. Ne disposant pas d'instruments de mesure appropriés, les hommes proposent des explications incluant l'action divine ou s'en affranchissant. D'Aristote (IVe siècle avant J.-C.) jusqu'à Isidore de Séville (VIe-VIIe siècles après J.-C.), les auteurs grec, latin, médiéval ont compilé et décrit les connaissances de leur temps sur les astres, les phénomènes atmosphériques et géophysiques en tentant de démythifier le monde qui les entoure. Ce livre illustre aussi le difficile processus de naissance de la connaissance.
(Coll. Acteurs de la Science, 14.00 euros, 128 p., Illustré en noir et blanc)
ISBN : 978-2-343-03816-2, ISBN EBOOK : 978-2-336-36544-2

CE MONDE QUI VIENT
Sciences, matérialisme et posthumanisme au XXIe siècle
Basquiat Jean-Paul - Préface de Paul Basquiat
Le monde qui vient sera ce que nous en ferons. Encore faut-il avoir le courage de regarder l'avenir en face. C'est à cet effort salutaire que cet opuscule invite le lecteur. Appuyé sur les recherches les plus pointues, il propose de décrypter sous tous ses aspects le monde nouveau porté par l'évolution des sciences et des techniques.
(Coll. Questions contemporaines, 10.00 euros, 66 p.)
ISBN : 978-2-343-05055-3, ISBN EBOOK : 978-2-336-36475-9

MANUEL DES PROBABILITÉS OU MATHÉMATIQUES DE L'INCERTAIN
Laloire Jean-Claude - Préface de Michel Delecroix
Ce manuel présente les aspects pratiques de l'analyse des données et les aspects théoriques des probabilités. Cela permet à la fois de comprendre les phénomènes observés, d'en déduire une prévision et ainsi de se projeter vers l'avenir avec un maximum de sécurité. Les méthodes proposées s'appliquent aussi bien aux sciences humaines qu'aux sciences biologiques et médicales et sont mises en pratique à l'aide de nombreux exercices corrigés.
(48.00 euros, 504 p.)
ISBN : 978-2-343-04627-3, ISBN EBOOK : 978-2-336-36043-0

VALEUR (LA) DE L'ESPÈCE
La biodiversité en questions
Lherminier Philippe
Philippe Lherminier est généticien; il propose de s'interroger sans faux-semblant sur la valeur de l'espèce. Que perd-on lorsqu'une espèce s'éteint ? Quelle valeur disparaît ? Il y a de multiples réponses : l'espèce vaut parce qu'elle est utile ou inutile, abondante ou rare, connue ou inconnue, ancienne ou récente, proche ou lointaine, ressemblante ou différente de l'homme, comprise ou mystérieuse.
(Coll. Acteurs de la Science, 13.50 euros, 128 p.)
ISBN : 978-2-343-04141-4, ISBN EBOOK : 978-2-336-35913-7

QUESTIONNEMENTS D'UN OCÉANOGRAPHE
Une immersion dans le monde de la recherche et les questions éthiques qu'elle soulève
Pichevin Thierry
Ce livre décrit de l'intérieur le travail de recherche en océanographie physique de Thierry Pichevin, son contexte, ses méthodes et ses enjeux procurant ainsi au lecteur une immersion dans le quotidien d'un chercheur. D'autre part, il procède à l'analyse éthique rigoureuse des questionnements rencontrés, tout en montrant que tout chercheur peut être confronté à des questionnements comparables.
(22.00 euros, 226 p.)
ISBN : 978-2-343-03444-7, ISBN EBOOK : 978-2-336-35786-7

À L'OMBRE DES FORÊTS
Usages, images et imaginaires de la forêt
Sous la direction de Philippe Billet, Claire Harpet et Jean-Philippe Pierron
Qu'est-ce qu'une forêt ? De quoi sont faites les forêts ? Nous construisons tous une image de la forêt empreinte de vécus et d'imaginaires, procédant d'une accumulation de souvenirs, de connaissances et de représentations médiatiques et institutionnelles. A l'aune d'une prise de conscience de la finitude des ressources naturelles et du changement climatique, il est fondamental de savoir ce que la «forêt» veut dire.
(Coll. Éthique, droit et développement durable, 26.00 euros, 248 p.)
ISBN : 978-2-343-02807-1, ISBN EBOOK : 978-2-336-35819-2

UN BOTANISTE AUTOUR DU MONDE
Afrique, Amérique, Australie
Delange Yves
L'auteur, botaniste, nous invite à la découverte des différents milieux naturels peu connus des Européens, notamment ceux encore peu altérés par la civilisation et caractéristiques de formations extrêmement riches sur le plan de la diversité biologique, tels que les mattorales ou hauts plateaux mexicains, le bush, le veld et le fynbos en Afrique australe, ou encore le mulga, le mallee et la jarrah forest australiens.
(Coll. Biologie, écologie, agronomie, 25.00 euros, 256 p.)
ISBN : 978-2-343-03492-8, ISBN EBOOK : 978-2-336-35415-6

CHERCHEURS, ÉTHIQUES ET SOCIÉTÉS
L'avenir de l'avenir
Patrice Thierry
Peu appréhendée par les décideurs, la biologie conditionnera nos sociétés, les rapports entre les hommes, entre eux et l'environnement. Le monde de la recherche est mal connu, parfois mal aimé ou craint. Il semble donc utile d'instituer un débat pour préciser les objectifs, les moyens, l'information et la vulgarisation, la propriété des résultats et l'appréhension des conséquences de la recherche en biologie.
(Coll. Ethique et pratique médicale, 31.00 euros, 298 p.)
ISBN : 978-2-296-57790-9, ISBN EBOOK : 978-2-296-50418-9

CAMILLE ARAMBOURG. UN PALÉONTOLOGUE, DE L'ALGÉRIE À L'AFRIQUE PROFONDE
Hadjouis Djillali - Préface de Yves Coppens
Depuis les plaines sahéliennes d'Oran à la Vallée de l'Omo en Éthiopie, en passant par les côtes du littoral atlantique, jusqu'au Moyen-Orient, Camille Arambourg aura fait connaître, au cours de ses recherches, non seulement les fossiles de l'Afrique mais également ceux des autres régions du monde. Ce livre retrace le parcours de cet homme qui identifia plus de 230 taxons (familles, genres, espèces) de mammifères et de poissons.
(Coll. Acteurs de la Science, 25.00 euros, 242 p.)
ISBN : 978-2-296-96391-7

POUR UN RENOUVEAU DANS L'ENVIRONNEMENT
De l'antiscience à l'Intelligence Artificielle des systèmes complexes
Bouché Marcel B. - Préface de Richard Moreau
Nos institutions écartent toute évaluation environnementale sérieuse par la promotion d'une démarche antiscientifique. Ce livre décrit au contraire les démarches sérieuses des sciences et techniques et la problématique environnementale. La rigueur, qui fait habituellement défaut à ce secteur d'étude, est indispensable pour permettre l'Intelligence Artificielle appliquée rationnellement à nos évaluations environnementales et à la méthode scientifique dans les systèmes complexes.
(Coll. Biologie, écologie, agronomie, 38.00 euros, 384 p.)
ISBN : 978-2-296-96826-4

VOYAGES D'UN BOTANISTE EN EURASIE
France, Scandinavie, Italie, Grèce, Japon, Inde, Cambodge
Delange Yves
L'auteur, botaniste, nous présente ici nombre d'espèces végétales, à travers ses récits de voyages, des pays du nord de l'Europe jusque dans la lointaine Asie, avec des séjours dans différents espaces méditerranéens. Il livre également de nombreuses informations recueillies au cours de rencontres avec différentes cultures, concernant les productions agricoles, l'alimentation, les traditions culinaires, mais aussi diverses spiritualités vouées aux cultes de la nature, en Inde et en Extrême-Orient.
(Coll. Biologie, écologie, agronomie, 21.50 euros, 224 p.)
ISBN : 978-2-343-03491-1, ISBN EBOOK : 978-2-336-35416-3

COELACANTHE (LE), UNE ESPÈCE ANIMALE À L'ÉPREUVE DES MÉDIAS
Barrère Florent
Le coelacanthe est l'objet de bien des fantasmes : affaire commerciale dans les îles Comores ; course au «spécimen» naturalisé dans les muséums ; étude anatomique dans le seul but de conforter l'hypothèse du «grand-père de l'Homme»... Devenu à ses dépens vedette médiatique, le coelacanthe s'extraira de ce marasme par un retour à son objet scientifique initial : dans les années quatre-vingt, le coelacanthe est enfin filmé dans son milieu naturel.
(Coll. Champs visuels, 20.00 euros, 192 p.)
ISBN : 978-2-296-99785-1, ISBN EBOOK : 978-2-296-53096-6

RÉSEAUX (LES) DE NEURONES DE LA CONSCIENCE
Approche multidisciplinaire du phénomène
Rollet Guy
Cet ouvrage vise à la compréhension de la conscience. Il apparaît que les neurosciences computationnelles apportent incontestablement des éléments décisifs. Un réseau de neurones original est conçu pour coder une conscience *stricto sensu*, capable de raisonnement et de prise de décision. Celle-ci peut être orientée par les émotions. La capacité d'agir, la composition du Soi et la verbalisation de la pensée peuvent alors être envisagées.
(Coll. Biologie, écologie, agronomie, 25.00 euros, 240 p.)
ISBN : 978-2-336-00597-3, ISBN EBOOK : 978-2-296-51375-4

SCIENCE (LA), SYMPTÔME DE L'OCCIDENT
Le «comment» des impasses de la recherche scientifique occidentale
Thiebert Lawrence
Et si les scientifiques avaient trop compliqué leur processus de démonstration ? Et si la démonstration, peu concluante, s'embourbait simplement parce qu'elle relève en vrai d'un raisonnement paralogique psychiatrique tel que celui que l'on rencontre dans le discours du paranoïaque, discours logique certes mais qui part d'un postulat faux ? Nous sous-entendons ici que cette hypothèse est fort probable.
(Coll. Pensée Africaine, 13.00 euros, 116 p.)
ISBN : 978-2-296-97025-0, ISBN EBOOK : 978-2-296-50278-9

UNIVERS (L') FASCINANT DES INSECTES
Nos amis, nos ennemis
Mariau Dominique
Cet ouvrage aborde tous les aspects de la vie des insectes et les rôles essentiels qu'ils jouent dans la vie sur terre. Comment définit-on un insecte ? Depuis quand existent-ils ? Que connaît-on sur leurs organes des sens, leurs migrations, leur rôle, qu'il soit positif ou négatif ?
(Coll. Biologie, écologie, agronomie, 22.00 euros, 182 p.) ISBN : 978-2-296-96144-9

SCIENCE (LA), CREUSET DE L'INHUMANITÉ
Décoloniser l'imaginaire occidental
Royer Jean-Marc
En 1610, Galilée promeut un mode de connaissance qui se veut une lecture mathématique de l'Univers. Face à lui, l'Église. Un long combat s'engage alors, lois contre lois. Un siècle et demi plus tard, tandis que naît la fabrique industrielle basée sur le charbon, les philosophes optent pour ces «lumières». Ce savoir qui voulait mettre la subjectivité à distance aura réussi au-delà de toute espérance : c'est l'être humain que la rationalité calculatrice a rendu obsolète.
(Coll. Questions contemporaines, 23.00 euros, 218 p.)
ISBN : 978-2-296-96233-0

NATURE, TECHNOSCIENCES ET RATIONALITÉ
Le tryptique du bon sens
Makanga Blanchard
La résolution des problèmes écologiques qui touchent notre planète ne peut être l'exclusivité des technosciences et de l'écologie en tant que discipline scientifique. D'autres disciplines sont capables d'apporter des savoirs aussi sûrs et surtout moins risqués que ceux des sciences expérimentales. La philosophie se propose donc de le faire à travers, notamment, la réflexion éthique basée sur la morale stoïcienne, en faisant de l'environnement un nouvel objet d'étude.
(Coll. Sciences et Société, 23.50 euros, 236 p.)
ISBN : 978-2-296-96960-5

UNDO THE MATH !
How semiotic gaps warp thinking
Idelson Marc
In a study inspired by author's observation of the spiraling out of control use of mathematics by bankers, financiers and economists, the Western world's reliance on arithmetic and geometry is traced back, with support from the works of Medieval historian Alfred Crosby and of Anthropologist of Knowledge Paul Jorion, to its Medieval and Antiquity roots. The author bases on different areas such as philosophy with François Jullien's Chinese thought and Michel Bitbol with his epistemological reflections.
(Coll. Recherches en Gestion, 20.00 euros, 190 p.)
ISBN : 978-2-296-96993-3

L'HARMATTAN ITALIA
Via Degli Artisti 15; 10124 Torino
harmattan.italia@gmail.com

L'HARMATTAN HONGRIE
Könyvesbolt ; Kossuth L. u. 14-16
1053 Budapest

L'HARMATTAN KINSHASA
185, avenue Nyangwe
Commune de Lingwala
Kinshasa, R.D. Congo
(00243) 998697603 ou (00243) 999229662

L'HARMATTAN CONGO
67, av. E. P. Lumumba
Bât. – Congo Pharmacie (Bib. Nat.)
BP2874 Brazzaville
harmattan.congo@yahoo.fr

L'HARMATTAN GUINÉE
Almamya Rue KA 028, en face
du restaurant Le Cèdre
OKB agency BP 3470 Conakry
(00224) 657 20 85 08 / 664 28 91 96
harmattanguinee@yahoo.fr

L'HARMATTAN MALI
Rue 73, Porte 536, Niamakoro,
Cité Unicef, Bamako
Tél. 00 (223) 20205724 / +(223) 76378082
poudiougopaul@yahoo.fr
pp.harmattan@gmail.com

L'HARMATTAN CAMEROUN
BP 11486
Face à la SNI, immeuble Don Bosco
Yaoundé
(00237) 99 76 61 66
harmattancam@yahoo.fr

L'HARMATTAN CÔTE D'IVOIRE
Résidence Karl / cité des arts
Abidjan-Cocody 03 BP 1588 Abidjan 03
(00225) 05 77 87 31
etien_nda@yahoo.fr

L'HARMATTAN BURKINA
Penou Achille Some
Ouagadougou
(+226) 70 26 88 27

L'HARMATTAN SÉNÉGAL
10 VDN en face Mermoz, après le pont de Fann
BP 45034 Dakar Fann
33 825 98 58 / 33 860 9858
senharmattan@gmail.com / senlibraire@gmail.com
www.harmattansenegal.com

L'HARMATTAN BÉNIN
ISOR-BENIN
01 BP 359 COTONOU-RP
Quartier Gbèdjromèdé,
Rue Agbélenco, Lot 1247 I
Tél : 00 229 21 32 53 79
christian_dablaka123@yahoo.fr

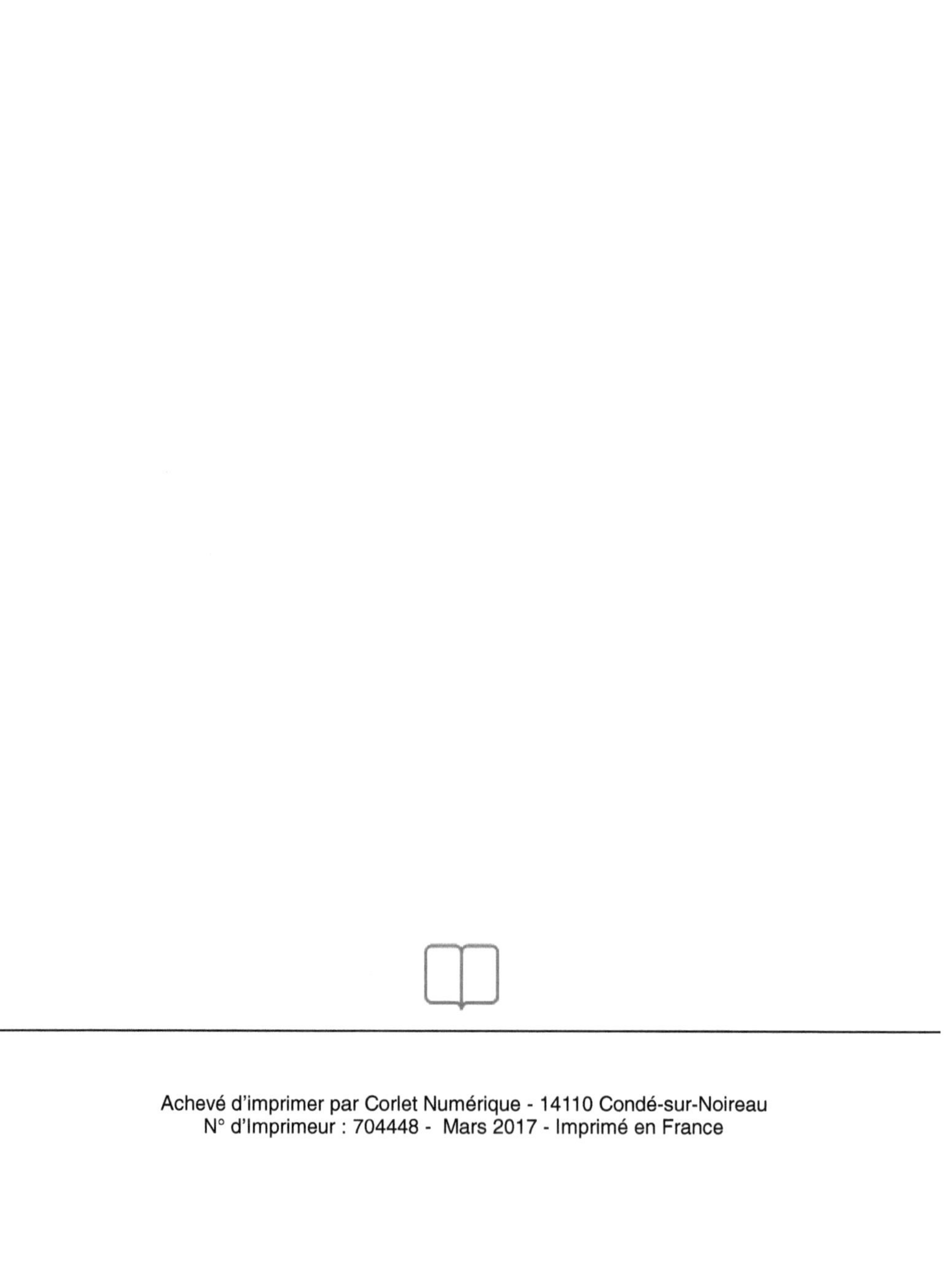

Achevé d'imprimer par Corlet Numérique - 14110 Condé-sur-Noireau
N° d'Imprimeur : 704448 - Mars 2017 - Imprimé en France